骑行，
健康才是正经事

慕景强　著

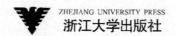

ZHEJIANG UNIVERSITY PRESS
浙江大学出版社

图书在版编目（CIP）数据

骑行，健康才是正经事 / 慕景强著 . —杭州：浙江大学出版社，2013.10
　ISBN 978-7-308-12306-8

　Ⅰ．①骑… Ⅱ．①慕… Ⅲ．①自行车运动—基本知识 Ⅳ．① G872.3

中国版本图书馆 CIP 数据核字（2013）第 231289 号

骑行，健康才是正经事

慕景强　著

责任编辑　张　鸽（zgzj33@gmail.com, zgzup@zju.edu.cn）
封面设计　续设计
出版发行　浙江大学出版社
　　　　　（杭州市天目山路 148 号　邮政编码 310007）
　　　　　（网址：http://www.zjupress.com）
排　　版　杭州立飞图文制作有限公司
印　　刷　浙江印刷集团有限公司
开　　本　710mm×1000mm　1/16
印　　张　18.75
字　　数　279 千
版 印 次　2013 年 10 月第 1 版　2013 年 10 月第 1 次印刷
书　　号　ISBN 978-7-308-12306-8
定　　价　38.00 元

浙江大学出版社发行部邮购电话（0571）88925591；http://zjdxcbs.tmall.com

骑行，一切为了健康

因为有路，所以我们选择骑行。

因为身体不再像从前那么健康，所以我们选择骑行。

因为要保持身体健康，所以我们选择骑行。

……

骑行，有人千里、万里，向南可以骑行到天涯海角，向北可以骑行到极北漠河，向东可以骑行到东海岸边，向西可以骑行到拉萨朝圣……

骑行，有人是因为沿途一路风光；有人是因为每天充满新鲜；有人是因为贪图口腹之欲；有人是因为迷恋风物历史；还有人就是因为已经骑行在路上，无法停歇，所以选择一直骑行……

骑行的目的有许多种。

可很少有人直白地跟你说，我骑行纯粹是为了健康。

但所有骑行者只能在一个目标前达成一致——健康。

健康是所有骑行者无需言说的目标和需求，无法理解一个人会为了另一个骑行目标而宁愿牺牲自己的健康。

骑行，健康才是正经事。

但并非所有骑行都能得到健康。

骑行，更要注意健康，避免不健康的方式。

健康骑行。

骑出健康。

请问：

你每天下班后感觉身心俱疲吗？

你早上要依靠闹钟才能起床吗？起来后依然精神不振吗？

你在为身体逐渐发福犯愁吗？

你明知自己运动不足却不知所从吗？

如果答案是肯定的（哪怕只有其中一条），那我告诉你，这本书是你解决上述所有问题的金钥匙。

大多数现代人最大的担忧不再是饱和暖，而是肥胖和运动不足。因为工作、学习繁忙抑或自身懒惰所造成的运动量不足，正成为一个隐形的杀手，慢慢地吞噬着人生中最重要的那部分——健康。

骑自行车是医学界及运动界所公认的最佳有氧运动之一，也是最简单易行又有趣的运动。自行车是一种交通工具，也是一种运动休闲、非常好的健身器械。它的健身效用是其他各种先进的交通工具所不能比的，它可以不限时间、不限速度、随时随地。可以说，只要有辆自行车就能达到锻炼的效果和目的。

现代人们在倡导低碳生活，而低碳生活除了保护环境之外，对健康养生也十分有利。低碳生活包括很多方面，其中一种最健康、最绿色的，那就是我们大家都很熟知的骑自行车。当大多数人在为有车有房的生活而奔波劳碌的时候，有一些人却选择了最健康、最绿色、最低碳的出行方式——骑自行车，即骑行。骑行也已经衍变成为一种健康养生的运动。

骑行好处多多，首先，骑行可以减肥塑形，你见过一个身材臃肿的自行车运动员吗？

骑行可以让你接触户外，放松心情，促进身心健康，保持心理年轻。

骑行可以增强心肺功能、降血压。

骑行可以缓解办公室综合征。

骑行还有助长寿……

有些人已经把骑行当作一种生活方式。

前提是正确地骑行。

关于健康骑行，有许多前车之鉴。

有人骑行时因发力不当、飙车等原因，造成关节损伤，甚至因此而惧怕上坡骑行。

有人骑行耍酷，不注意头盔等安全设备的使用，体表伤疤与日俱增。

有人不遵守安全规则，酒后或者夜骑等危险情况下骑行，一失足成千古恨。

有男人骑得蛋疼不已，有女人骑出难言之隐。

……

更有甚者，骑行操作不当，过分自信，一路冲下悬崖尸骨无存，或者下坡弯道遇货车，躲避不及，惨烈相撞……

害怕了吗？

不要害怕，以上前车之鉴都是因为操作不当，忽视健康骑行的原则及要求所致。

本书将教你如何避免上述的骑行隐患，达到骑出健康的目的。

本书所要面对的是所有骑行一族，无论是把骑行作为一种运动方式，还是把骑行当作生活的一部分，甚至是出于羡慕、虚荣、冲动，当然更多的是经过深思熟虑选择骑行作为运动健身方式而即入骑行一族的人群。无论你是朝九晚五的都市白领、工薪一族，还是企业老总、职场精英，甚或是有大把时间可以"挥霍"的自由职业者，抑或是让人嫉妒的教师、学生一族，骑行一族是我们统一的番号，骑行把大家带到一起，健康、安全骑行是我们唯一的目标。

本书内容主要来自作者的亲身体验，骑行途中的耳闻目睹，亦有少部分内容参考网上的骑行游记以及医学人士的专业解读。

本书关注一切与健康骑行有关的事。

骑行，一切为了健康

目　录

第二部分　骑行中你该熟悉的事
——健康骑行实用技巧

第三章　骑行，你准备好了吗？

第四章　健康、安全骑行，你会吗？

骑行，健康才是正经事

目
录

第五章　骑行休息策略，你懂吗？

第六章　骑行出了状况，你能搞定吗？

第三部分 骑行后你该记住的事
——健康骑行实战点评

目
录

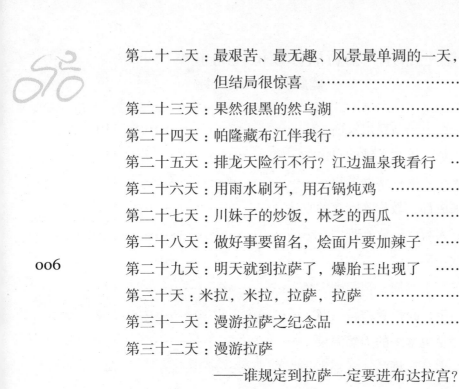

骑行，健康才是正经事

第一部分
骑行前你该知道的事
——健康骑行医学常识

  近年，国内骑行风气一片大好，有意加入骑行一族的人或许会说：我身体倍儿棒，吃嘛嘛香，买辆好车就可以上路了，还要了解什么医学常识啊？

  我只能用同情的眼光看着你。

  你知道半月板损伤吗？你知道膝关节积水吗？你知道腕尺管综合征吗？

  你知道腰肌劳损吗？你知道脑水肿及其后果吗？

  你知道脑震荡吗？

  男性骑友你知道前列腺炎和ED吗？女性骑友你知道会阴感染吗？

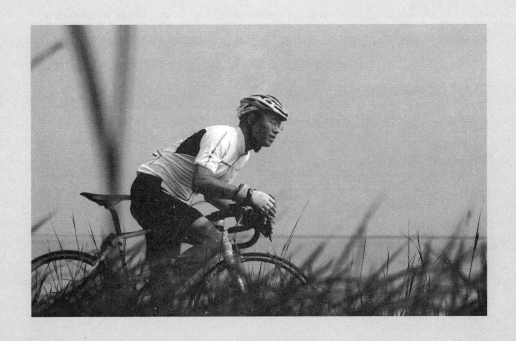

第一章　骑行好处多

你有下列想法或疑问吗？
犹豫什么，去骑行吧！

一、想健康减肥吗？来骑行吧

对于一直困扰现代人的减肥问题,骑行是最好的运动减肥方法之一。我没说最有效,因为减肥效果是因人而异的。

近年,在很多国家,骑行旅游已成为一种很普遍的外出游玩方式,既可锻炼身体,又能从容欣赏路两边景色。随着人们环保意识的提高,选择燃烧脂肪而不是燃烧汽油的出行方式更是大势所趋,自行车旅游在国内也日见流行。

> **注意**：是燃烧脂肪！这才是减肥的关键。运动时若只是流点汗，则与减肥无关。

在进行自行车运动时,人体所进行的是周期性的有氧运动。这样,锻炼者就可以有效地消耗较多的热量。我们知道,只有坚持运动超过半小时后才能消耗身体多余的脂肪,短时间的剧烈运动是没有效果的。而自行车骑行一般每次在数小时,根据科学研究,骑自行车半小时可燃烧约 150 大卡热量,长期坚持就可收到显著的减肥效果。

骑行，健康才是正经事

为什么说骑行是最好的、很有效的一种有氧运动和减肥方法呢？

1. 自行车作为一种交通工具，学起来简单，不需要额外的特殊技能。

2. 脚踏运动能使臀部及以下的肌肉得到充分锻炼，而下半身的肌肉占全身的 70%，能高效地消除下半身臃肿的肌肉。

3. 即使持续长时间每天骑行，对肌肉的损害也是最小的，可以避免运动过量而出现的问题。

4. 与同样是有氧运动热门之选的步行和慢跑相比起来，骑行更有速度感和时尚感。

骑行锻炼属于有氧运动，如果以减肥为目的，每次的锻炼时间应稍长一些，至少 40 分钟，不要骑得过快；蹬踏要有节奏，不能过于频繁，否则对膝关节伤害较大。刚开始锻炼的人，要先找到合适的频率。研究显示，普通人的蹬踏频率在每分钟 60～80 次左右。等到适应了，再慢慢加大运动量。

骑行健身，不仅可以减肥，而且可以使你的身段更为匀称迷人。藉运动减肥或边节食边运动人的身材比只靠节食减肥的人来得更好、更迷人。

二、骑行人永远心理年轻

骑行怎么又和心理健康扯上关系了？

原因很简单，骑行大多在风景绝美的户外。

如今在中国，北至漠河，南到三亚，西至三江源头、青藏高原，无论山间、路边、原野，你都能看到很多在路上的骑行一族。他们以自行车代步，骑行穿梭于喧嚣的都市抑或宁静的村庄。近途，可以随时随地访古览胜；远行，可以随心所欲游山玩水，带给你另一种生活的体验，大汗淋漓之时又是何等畅快愉悦的心情。

骑行不只健身，还可改善心理健康。

运动专家指出，由于自行车运动的特殊要求，手臂和躯干多为静力性的工作，两腿多为动力性的工作。在血液重新分配时，下肢的血液供给量较多，心率也依据蹬踏动作的速度和地势的起伏而变化。身体内部亟须补充养料和排出废料，所以心率往往比平时增加 2～3 倍。

由于骑自行车属于异侧支配运动，两腿交替蹬踏，还可使左右两侧的大脑功能均衡协调发展，从而提高神经系统的敏捷性。踩自行车还能压缩血管，使血液循环加速，大脑摄入更多的氧气，再加上吸入大量新鲜空气，会让人头脑更清醒。因此，骑在车上，你会感觉十分自由且畅快无比。这时的骑行早已不再是一种代步方式，而是愉悦心灵的方式。

除去那些室内骑行台、动感单车之类的健身，绝大多数骑行需要与大自然接触，可呼吸新鲜空气，欣赏美景。美国研究人员发现，这些户外活动能增加大脑安多芬物质，使人产生愉快感，是中年人减压的好方法。

另外，运动（包括骑行运动）使人分泌一种叫 β-内啡肽的激素，这种激素能使人摆脱忧虑、转移烦恼、开阔心胸、愉悦精神。特别在户外骑行时，人们心情愉悦，且沿途欣赏美丽的风景，这些对放松心情、减轻心理的压力及防止沮丧心绪都大有帮助。

即便抛开运动本身，周末约上几个好友或家人骑行去郊外，呼吸新鲜空气，将大自然的美景尽收眼底，人就会感觉到运动带来的心情之爽。

喜欢在路上的感觉，这是骑行一族最质朴的表达，是为了体验一种经历、一份心情、一种生活的态度。

　　骑行，既能以友好的方式融入自然，又能锻炼身体，实属一举两得的好事。

　　笔者在骑行途中遇到的如下美景是否勾起了你到大自然中享受骑行乐趣的愿望？

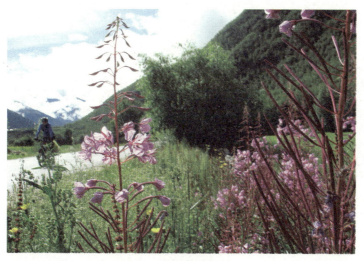

骑行路上，风景无限

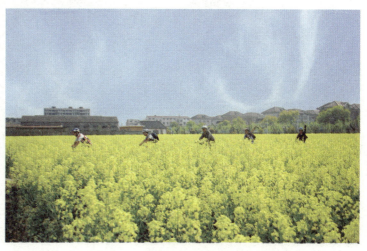

骑行在江南油菜花海

骑行前你该知道的事——健康骑行医学常识

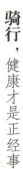

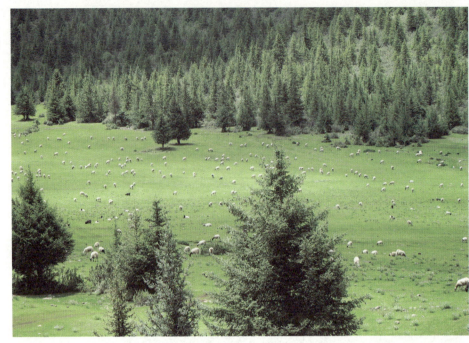

山上的羊群

骑行，健康才是正经事
....

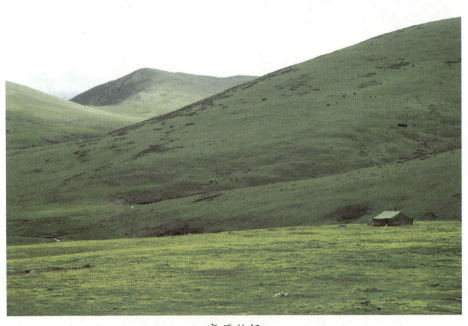

高原牧场

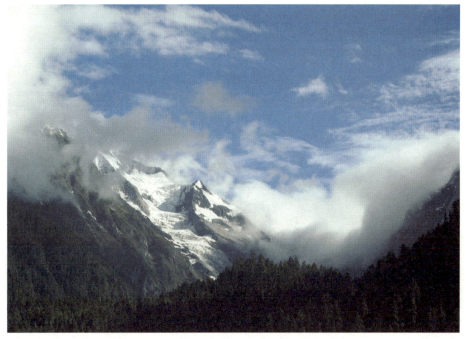

波密周边的雪山

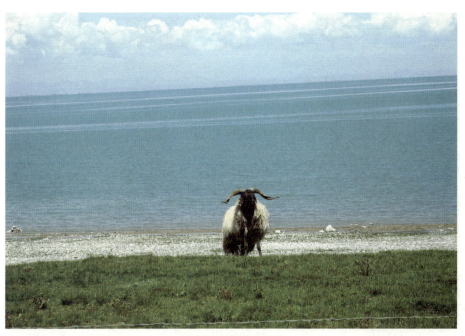

美丽的青海湖边

骑行前你该知道的事——健康骑行医学常识

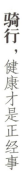

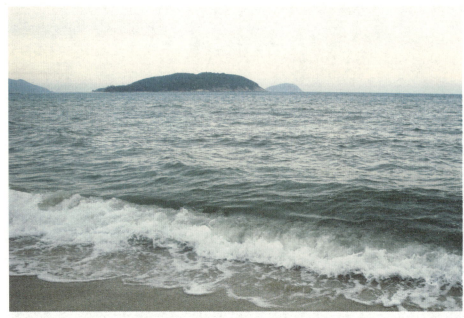

亚龙湾的海边

骑行，健康才是正经事

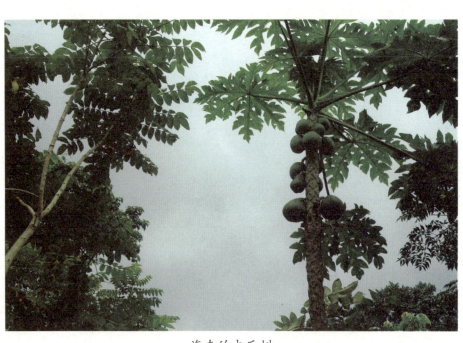

海南的木瓜树

三、年龄大了，好多事都想不起来了怎么办？

主动忘记一些事情说明你长大了。

被动忘记一些事情说明你开始衰老了。

骑行不但能强身健体，而且对改善记忆力有极大的帮助。

美国加州大学的一项研究发现，每天骑行有助于改善记忆力。该校学习记忆神经生物学研究中心科学家对 54 名参试者进行了研究。

研究方法很简单：参试者先观看一组图片，然后其中一半的人骑自行车 6 分钟，另一半坐着不动；1 小时之后，回忆所观看的图片，并提取参试者的唾液样本。

研究结果却令骑行一族振奋：每天骑自行车有助于改善记忆力。这是因为骑行组参试者的 α - 唾液淀粉酶水平明显提高，从而增加去甲肾上腺素分泌，而去甲肾上腺素水平的提高对改善记忆力具有重要作用。

研究人员还表示，不论对于记忆力较强的人还是较弱的人，骑自行车都具有提高记忆力的作用。

这也从侧面说明，不仅年龄大了需要去骑行，对那些面临中考、高考的学子来说，骑行也是一种一举两得的健身、放松方式。

四、女人更要骑行

平时骑行活动网上发帖召集的时候，召集人经常会以"有妹子"参与为噱头。

当然，这也是一种幽默。

这也从侧面反映出，骑行一族中女性不多。但女性骑行可以成为一道风景。

事实上，骑行的女性不仅仅是路上的一道风景。

德国科学家的一份研究报告称，每周适度骑行 3 小时的妇女，患乳腺癌的风险可降低 34%。而且骑行的时间越长，保健功能就越强，患乳腺癌的风险就越低。这是首项有关骑行与某一特定保健功能的研究。

参与这项研究工作的科研人员表示，患乳腺癌的风险之所以降低，

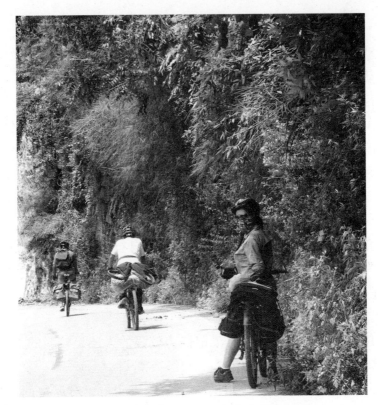

骑行队伍中的靓丽——酷酷的骑行妹子

可能是因为骑行可以改善人体的免疫系统。不过他们也强调，仍需要进行更多的研究，才能真正确认自行车对于抗乳腺癌的功效。

　　为什么会选择骑行这项运动来进行研究呢？因为对于参加这次试验的德国女性来说，自行车是她们的交通工具之一，也是主流运动。这也可以看出骑行运动在德国的普及程度，中国仍有很大的空间和距离。在美国、日本和欧洲的一些国家，骑行已被当作一项有益于健康的锻炼活动向公众推荐。在丹麦，骑行是人们最喜爱的环保交通方式之一。哥本哈根仅有540多万人口，却拥有超过420万辆自行车，人均拥有率名列世界城市前茅，更是一个"自行车王国"。

　　对于女性朋友来说，养成良好的生活习惯，坚持终身锻炼，可以很好地预防乳腺癌。当然，骑行是个很好的选择。

产后需要恢复体形的妈妈们也可以经常骑行，除了加强腿部的锻炼外，也可使腹部的脂肪消退，体形变得流畅。脚踏板对脚有按摩作用，促进血液循环，很多脚怕冷、微循环不太好的女士可以首选此项运动。

五、总坐着不是好事——针对办公室一族

请环顾一下你的四周：是否井然有序、恒温舒适、富丽气派、清洁明亮，身边是否电脑、复印机、打印机、传真机、扫描仪、电话、空调环绕？如果你每天都是坐着看到这些，恭喜你，你是多少人羡慕的办公室一族。

请再回想一下：容易疲倦、头晕眼花、头痛目眩、反应迟钝、烦躁不安、呼吸不畅、食欲减退、周身乏力、恶心呕吐、眼睛发红、喉头干燥。这些感觉，你有几个？

如果你经常有且不止一个，自我诊断像患了上呼吸道感染，又像是皮肤过敏，又似乎是血液系统和神经系统疾病的症状。

好，恭喜你，你很时髦，这是时下最流行的"办公室综合征"。

你可以带点自嘲，带点无奈，还带点骄傲地说："没办法，职业病。"

从医学上看，办公室一族常因久坐，头部处于前屈位，使颈部血管受压，特别是椎动脉受压而发生缺血、缺氧或动脉壁上的交感神经引起血管痉挛，导致大脑供血不足，出现头痛、头晕、耳鸣、听力下降或记忆力减退；并因椎动脉周围有大量交感神经节后纤维，可出现心慌、心悸、心律失常、胃肠功能减退等表现，这是颈性眩晕（也称椎动脉压迫综合征）的典型症状，也是办公室职业病中最为常见的综合征。

研究表明，大约 30% 常年坐办公室的人员有此病。分类总结，可以分为以下四类：

1. 办公室污染

封闭的室内空气中含有多种多样有害的物质，如建筑材料、办公

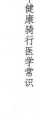

用品、空调、供暖设备等释放出来的毒性物质，加上烟雾、病毒、不合理的建筑设计等。

2. 复印机综合征

经常接触复印机的人易患"复印机综合征"。由于复印机的静电作用，使空气中产生一定数量的臭氧，经氧化作用生成氮氧化物。这种物质可损伤细胞生物膜，对眼睛、口腔、呼吸道黏膜有明显刺激作用，使人产生头痛、头晕、眼与鼻咽部发干等症状。

3. 低头综合征

脑力工作者长期伏案工作，会形成一种职业病，表现为出汗、颈肩与上臂酸痛或间歇麻木感，医学上称为"低头综合征"。现今那些整天玩智能手机的人被称为"低头族"。

4. 肌肉饥饿症

脑力劳动者体力活动相对减少，肌细胞容易缺血缺氧，神经兴奋性降低，其代谢产物乳酸不能及时排出体外，易产生疲惫无力感（时间久则会出现肌肉萎缩），称作肌肉饥饿症。

以上四种状态，当然各自有相应的解决办法，医生也会给你开出各种眉目的处方。但如果你想一招毙敌，缓解所有症状，那我告诉你，可以选择去骑行。

适当的骑行运动可以缓解甚至消除以上所有症状。

以1小时骑行为例：由于是室外运动，大多在山清水秀的城郊或农村，天然氧吧，当然可以使人心情放松，远离污染。中等强度的骑行后怎么还会有肌肉饥饿症，恐怕饥饿的是你的胃吧。另外，骑行时由于一直抬头向前看，特别是骑公路车，对缓解低头一族的颈肩麻木有奇效。

六、"没心没肺"才骑行

健康的人在正常状态下会忽略心肺的存在，因为心肺正常运转并不像体表器官那样明显。但运动后就不一样了，特别是不经常参加运动的人一旦稍剧烈运动一会，就会感觉心跳加快、呼吸急促，强烈地感觉到"心肺的存在"。

如果心肺有些问题的人更是不太敢参加运动，保命要紧。

事实上，合适的运动还是可以参与的。

人体科学专家就积极推荐户外自行车运动，因为骑行可以全面锻炼人的内脏器官、强化心肺功能和提高耐力，促进新陈代谢和血液循环，延缓机体的衰老。而自行车也被认为是克服心脏功能问题的最佳工具之一。

骑行是一种最能改善人体心肺功能的耐力性有氧运动。长期的耐力骑行可使骑行者安静，心率降低——窦性心动徐缓，这样可使骑行者提高心力储备，提高心排出量 2 ～ 2.5 倍，结果是在骑行过程中心脏耗氧低了而工作效率高了。由此可见，长期骑行可以提高心肺功能，增强身体免疫力；骑行时，腿部运动，肌肉收缩压迫血管促使血液流动，促进血液从血管末梢回流至心脏，同时还强化了微血管组织，改善了微循环。

自行车运动还是异侧支配运动，可以提高神经系统的敏捷性。两腿交替蹬踏可使左、右侧大脑功能同时得以开发，更可以有效预防大脑的早衰及偏废。有研究表明，相比于不骑行的人，每天骑行约 6.5 千米的人，患心脏冠状动脉疾病的概率低 50%，并能显著调节心肺功能。

> **小贴士**
>
> 心脑血管疾病被称为当今世界上四大健康杀手之一（其他三个为艾滋病、癌症及糖尿病）。我国每年有近 300 万人死于心脑血管疾病。骑自行车不仅能藉腿部的运动促进血液流动，以及促进血液从血管末梢回流至心脏，而且同时强化了微血管组织，即所谓的"附带循环"。强化血管可以缓解年龄对你的威胁，助你青春永驻。

另外，经常习惯性的骑行运动更能增强你的心脏功能。否则血管愈来愈细，心脏愈来愈退化，到了晚年，结果可想而知。

别到那时你才发现自行车运动的好，对不起，晚了。

现在就来骑行吧，让你有"没心没肺"的感觉！

七、帕金森病很遥远，但不等于没有

拳王阿里、希特勒……有什么共同点？

都是男人，都是名人。

不对，最大的共同点是他们有一种相同的病——帕金森病。

帕金森病是一种常见于中老年人的神经系统疾病。帕金森病给人最深的印象就是震颤和行动迟缓等运动症状，当然还可能有情绪低落、焦虑、睡眠障碍、认知障碍等非运动症状。经常感觉累也是帕金森病患者常见的非运动症状。

帕金森病与骑行有关系吗？

医学专家说有，而且是以实验测试为依据的。

有报道显示，美国克利夫兰诊所勒纳研究所神经科学家杰伊·阿尔伯茨博士及其同事对 26 名帕金森病患者的大脑进行一系列扫描测试后，开始让这些患者每周进行 3 次自行车锻炼，持续两个月。其中，一些参试患者以自己的节奏骑自行车，而另一些参试者接受强制性较快速度的骑行训练。结果发现，骑行（特别是用力骑行）可以改善与运动有关的大脑区域的活动情况。克利夫兰诊所研究员奇坦·沙博士表示，这项新研究结果表明，骑行是治疗帕金森病的有效且廉价的方法。

自行车运动大国——荷兰当然不甘示弱，在骑行与帕金森病的关系上也有研究。荷兰奈梅亨大学的研究人员不久前发现，能否骑自行车可以成为区别普通帕金森病和非典型帕金森病的简易方法。在一项试验中，大部分普通帕金森病患者还能骑自行车，而超过半数的非典型帕金森病患者丧失了这项能力。研究人员请 100 多名帕金森病患者尝试骑自行车，然后与其实际医学诊断结果对照。结果发现，在普通帕金森病患者中，只有约 4% 的人不能骑自行车；而在非典型帕金森病患者中，50% 以上的人丧失了骑自行车的能力。与普通帕金森病患者相比，非典型帕金森病患者往往在认知、记忆、动作协调能力等方面有更多问题，需要采取不同的治疗手段。研究人员表示，骑自行车需要良好的平衡性和动作协调能力，而非典型帕金森病患者往往丧失这一能力。

为什么单单要用骑行来诊断帕金森病呢?

因为常规的帕金森病医学诊断需要先给患者服用一系列针对普通帕金森病的药物,观察其反应;如这些药未显示出效果,再服用一系列针对非典型帕金森病的药物,再观察患者的生理反应,最终才能诊断出是哪种类型。这一过程繁琐费事,有时还会耽误治疗时间,而通过骑自行车诊断的方法虽然准确并非是100%,但简单易行,因此研究人员认为可将"骑行"诊断法与常规医学诊断配合使用。

英国帕金森病协会会长基兰·布里恩博士表示,自行车等运动好处很多,如提高患者总体健康状况、改善平衡能力和协调能力、缓解焦虑和抑郁等。但是,并非所有帕金森病患者都适合强度较大的运动,运动前应征求医生建议,根据病情量力而行。

八、骑行真是益处多多

上面具体说了骑行对健康的7个益处。其实,作为一种运动健身方式,骑行的益处远不止以上7种,科学和实践都证明了这一点。下面再简单罗列一下骑行健身的其他诸般好处。

1. 让血管变年轻

常识是:运动后,血液的流动速度加快,就会产生一氧化氮。一氧化氮的功用就是可以让包围在血管周围的肌肉变得柔软。血液的流动速度越快,产生的一氧化氮也越多。实验发现,骑行可以使血液的流动速度加快10倍。所以,有血管方面疾病的朋友们,可以考虑骑行来让血管变年轻。

2. 让肌肉更有型

有人说,骑行一直在蹬踏,腿一直在动,骑行久了,大腿会变得粗壮。

这纯粹是造谣,辟谣很简单,看一下专业自行车比赛直播即可,人家专业运动员,看到有一个大腿粗壮的吗?

骑行,大腿不仅不会变粗,而且会变得越来越有型。因为骑行可以改善并塑造肌肉,尤其是下半身——小腿、大腿和臀部的肌肉。另外,骑行对有关节疾病以及腿部或臀部有伤的人而言,可以减少这些疾病的发作。

3. 让寿命更长

骑行是长寿妙法，即便骑行的时候会增加伤害危险，但有规律地定期骑行与增加寿命密切相关。这可是科学研究的结果。

英国一项研究表明，经常骑自行车的人健康状况相当于比自己实际年龄年轻 10 岁的人，而那些到了 30 多岁仍坚持定期骑行的人，可以使自己的预期寿命平均增加 2 岁。

再给你举一个常见的例子。一项国际调查显示，在世界上各种不同职业人员中，以自行车为主要代步工具的邮递员寿命最长。

4. 让压力全无

骑行一般需要与大自然接触，可呼吸新鲜空气、欣赏美景。美国有研究认为，这些户外活动能增加大脑安多芬，产生愉快感，是中年人减压的好方法。

至于能否让压力全无，骑出去就知道了。

5. 让大脑更健康

骑行，即便是在空旷的野外，人烟稀少，骑手也要密切注意路况，况且骑行健身，绝大多数人在大多数时间是要过大街、穿小巷，应付各种交通情况，这也正好锻炼了神经反应的敏锐性和快捷反应能力，有利于健全大脑功能，起到预防大脑老化、提高神经系统敏捷性的作用。

另外，骑行还可加速血液循环，让大脑摄入更多的氧气，有助于保持清醒的思维。

6. 让下肢更强健

毫无疑问，骑行以腿部运动为主。科学家实验统计，每骑行 1 千米，下肢的 26 对肌肉需要运动 180 ～ 200 次。同时，下肢的 3 对大关节也都能参加活动，可以增强双腿的弹跳力，延缓下肢关节韧带的衰老进程。

7. 让神经功能得到调节

人的足部分布有许多神经末梢。当脚踩自行车踏板时，神经末梢受到踏板反复的摩擦及压力刺激，可以调节自主神经的功能，反射至体内外各相关器官，协调与平衡它们的生理功能。这种良性刺激会使全身放松、代谢旺盛、身心愉悦。

8. 让高血压降下来

骑行是一种周期性有氧运动，防治高血压的作用有时比药物更佳。这很好检验，骑行一段时间后，血压下不下来，一测就知道了。

另外，骑行对提高视力、听力、延缓衰老和提高生活质量均有良好的作用；骑行还可以让身体更协调，因为骑行的时候，双脚做圆圈运动，双手和身体掌控平衡，很显然，这十分有利于练习协调性；骑行可以增强免疫系统……

9. 有按摩功效

前面几条说的似乎都是西医的内容。在骑行中，中医怎么也得有一席之地啊。

骑行时，人体的脚掌心与车踏板接触；手掌心与车把手接触；臀部与车鞍座接触。

中医学经络理论认为：脚掌心和手掌心集中了人体肾、脾、胰、肝、心等器官的经脉，经常按摩脚掌心和手掌心，对于疏通经络气血、滑利关节、增强体质、预防衰老有重要的意义。在骑行时，鞍座有节奏地按摩着"会阴穴"。该穴位主肾水、气血阴阳平衡，按摩"会阴穴"，对于协调和改善泌尿、生殖系统功能，增强脑垂体、肾上腺、甲状腺、前列腺和性腺的作用也是很重要的。

看明白了吗?

中医的意思是说，骑行时接触哪里就对哪里有按摩作用。

前提是适当按摩，磨破皮、充血或肿胀了就不对了。

第二章 骑行不当，坏处也不少

上一章介绍了骑行的诸般好处，不代表骑行的人都身体健康，参加骑行后都获益多多。

所谓理想很丰满，现实却很骨感。

随便在大街上拉过来一个有一两年骑行史的骑友，身上因骑行（或摔车）而留下伤疤的不在少数，其中颜面、手臂、锁骨和大腿处居多，更不要说一些隐蔽性的不便向外人道的伤痛，最常见的比如膝关节疼痛、上坡无法发力、背部不适等。

笔者就有因骑行时疏忽所致的永久性、无法弥补的涉及颜面问题的伤痕（涉及骑行具体经验教训的内容详见后面章节），当然也有偶发的肩关节酸疼的毛病。

细细数来，骑行不当，带来的坏处还真不少。

一、不仅仅是"蛋疼"的事情

骑行，直观来看，身体与自行车接触的器官只有三个——手、脚还有屁股。严格来说，第三个应该是会阴部。先说这男人们很敏感的会阴部，因为这里涉及的不仅仅是所谓骑行会"蛋疼"的问题。

先说理论上的问题：

从勃起功能角度来看，骑行对男人的勃起器官不仅没有直接影响，而且还利于性功能的发挥和改善，尤其对于已经存在勃起功能障碍的人，还有积极的保健和调理作用。这是因为，骑行属于全身性运动，尤其对于会阴部和下腹部的肌肉、血管、神经等组织器官的运动，其中也包括对局部勃起相关神经反射的锻炼，这必然有利于性功能的发挥。同时，骑行时，自行车车座对会阴部皮肤、肌肉和其他组织器官有刺激与按摩作用，对阴茎勃起功能也有一定的改善作用。若能坚持每天适当骑行，且骑行姿势正确，坐垫高低适中，不仅对会阴部有好处，而且对改善阴茎勃起功能还有一定帮助。有调查发现，男性自行车运动员的勃起功能最棒。骑行特别是赛车时，若身体前倾，脚蹬踏板，自行车坐垫就会刺激到会阴部，起到局部按摩的作用。

以上运动医学理论的阐述中，有一句话至关重要，"若能坚持每天适当骑行，且骑行姿势正确，坐垫高低适中"。事实上，绝大多数骑行者忽略了这一点，健康骑行于是也就成了一句口号。因此，才有运动康复专家的提醒：男性不宜将骑行作为长期锻炼项目。因为自行车车座窄小，如果男性长时间骑行，睾丸、前列腺等器官受到长时间挤压后会出现缺血、水肿、发炎、充血等状况，影响局部血液循环，造成阴部不适，甚至引起前列腺炎和阳痿。

也确实有不少男士骑行后会感到会阴部胀痛、肛门坠胀、有便意、阴茎麻木，或发生尿急、尿频、睾丸不适等。

于是，就出现了涉及男性骑行最有争议的问题：骑行到底是"助性"还是"败性"？

如果说有损性功能的话，自行车对性功能的损伤主要来源于车座。当人们骑上自行车时，人体所有重量几乎都压迫在会阴部，这时会阴部所承担的压力要比平时高出 7 倍。相当一部分男性骑友由于长期忍受车座对会阴部的磨损，患上阴囊内部硬化。特别是车座的头端长时间压迫男性骑行者的性器官，会对男性性器官的勃起功能产生很大的负面影响。

有专家称，勃起功能障碍的原因虽然比较复杂，除情感、心理因素外，也可有病理上的原因。传统的自行车车座，特别是后部狭窄、前部尖突的车座可使男性陷入阳痿的难堪境地。另外，常年、长时间骑行，也会给男性带来一定的麻烦，这可能与局部的某些充血性疾病有关。

于是就有专家对车座进行了专门研究。结论是，如果你十分依赖于骑自行车这种交通或健身方式，不妨调整自行车车座。

研究人员将自行车车座的头端缩短，选择了90名常年以自行车为代步方式的巡警为实验对象。6个月后，受试者们虽然在阴茎硬度测试方面尚无客观的明显的前后差异，但他们感到会阴部的麻木不适感明显减少，而且性行为时快感逐月提升。

当然并不是所有的骑行者都会患上性功能障碍，这里有一个强度和时间的问题。中度的骑行运动类似于局部的按摩，无害有益。为了避免狭小车座对会阴组织的压迫，最简单的方法就是将车座头往下斜一些。有研究表明，车座前端向下倾斜10°，前端的压力将比水平时减少44%，这样男性会阴部承受的压力就会大幅度减小。

二、大会可以不发言，小会也可以不发言，但前列腺不能发炎

与上面"蛋疼"的问题相关联，男人骑行还有一个前列腺炎的问题。

前列腺是男性生殖器官中最大的一个附属腺。它分泌白色黏液，参与精液的组成。前列腺位于膀胱的后下方，呈一个粟子状，包绕尿道上端的四周。也就是说，它的位置刚好在人体盆腔的底部，靠近会阴的地方。如骑行不当，会过度刺激前列腺，使它发生肿胀、充血或损伤，使前列腺液排泄不畅，从而导致前列腺发炎。

> **小贴士**
>
> 前列腺发炎时，早期主要表现为会阴部发胀和疼痛，肛门有下坠感，有时在排尿完时，尿道口有少许白色液体滴出；时间长了，还可导致前列腺肥大，肥大的前列腺压迫膀胱，造成排尿不畅、排尿无力、尿线变细、分叉甚至断断续续，患者每次排尿都难以排尽，排尿次数增加，夜间更为明显。

骑行导致前列腺炎的原因主要是骑行姿势不正确。如车座太高，与骑行者身材不适应。这样，不仅造成骑行时骑行者身体不舒服，动作不协调，而且由于骑行者只能勉强上下、左右摇摆地踩踏，使会阴部与车座不断摩擦。特别是车座前部较高而使骑行者重心靠后，或道路崎岖不平使车子行驶时严重颠跛，更容易刺激会阴部，造成前列腺充血、肿胀和损伤。

　　另外，经常骑行者最好烟酒不沾，以免加重前列腺充血。

　　长途骑行后，可进行热水坐浴，以促进局部血液循环。

　　如前列腺有早期轻度炎症表现，应暂停骑行；如症状较为明显，应找医生及早进行治疗。前列腺炎如不及时治疗，还可能引起前列腺肥大、阳痿、早泄，甚至导致不育。加上前列腺的部位较特殊，药效往往很难达到。到时候严重了，就不仅仅是性福的问题了。

三、"误入骑途"的女人

　　骑行队伍中，女性骑友是一道靓丽的风景线。

　　运动瘦身已经是被公认的健康减肥方式之一，骑行减肥的秘密也已经被不少女性发现。骑行一族中，女性的身影也越来越多。

　　骑行的男人有"蛋疼"之类的问题，女性当然也有不愿张扬的难言之隐。

　　自行车车座的设计使得身体重量大部分落在车座前部突出位置，这就给生殖器区的神经和血管造成压力，使得一些喜欢骑行的女性有时会出现麻木感。有些女性骑友长期骑行，如果车座过高、过硬或者车把高低不适，身体重量就会过多地集中在车座上，通过狭窄的车座前端反作用于会阴部，压迫尿道上段、外括约肌，造成泌尿系统充血，引发排尿不畅或尿频、尿急，或导致阴部充血、肿胀等。

　　美国耶鲁大学研究人员曾发现，与参照组的女性跑步者相比，女性骑友的生殖器官感觉相对较弱。因此，一些科学家认为，骑自行车的女性与男性一样，在性问题上可能存在类似的风险。研究人员发现，车把相对车座的位置越低，女人越容易向前倾，这样会阴部所承受的重量比例就会越大。当骑友们身体前倾、背部挺直或者为了更符合空气动力学将手放在场地自行车弯把位置时，这个问题更有可能发生。

研究认为，经常骑行的女性生殖器敏感度会降低，从而影响她们的性功能。此外，女性骑友还会承受背痛等各种疼痛。这也是第一项评估长期或经常骑自行车对女性神经和性功能影响的研究。女性骑自行车时，外生殖器神经和动脉会受到直接挤压，女性生殖器周围承受长时间挤压可能会造成血液循环不畅和神经损伤。

这么多让人胆战心惊的伤害，是女人"误入骑途"了吗？

当然不是，那么女性骑友在骑行的时候应该怎么做才能降低自行车对身体的危害，充分享受骑行所带来的健康享受呢？

详见本书第二部分相关内容。

四、空气污染，防不胜防

一方面，出于环保的考虑，且为自身健康计，提倡绿色出行，于是有越来越多的城市人放弃以汽车代步的出行方式，改骑自行车出门；另一方面，大力发展汽车工业，鼓励人们过上有车有房的生活，于是，城市里的汽车越来越多，尾气排放当然也越来越多。

再于是，骑行者成了"炮灰"。因为有研究发现，在城市里，骑行比不骑行对健康的损害可能更大。

骑行者吸入的有毒颗粒主要来自汽车尾气。这些纳米级别的颗粒，长度只有1毫米的百万分之一。在城市中心地区，每平方厘米的空气中存在几千万个纳米颗粒。且骑行者比开车者或步行者的呼吸更重、更快，骑行者每次呼吸都要吸入大约1000立方厘米的空气。这意味着他们每次呼吸都会吸入大量的污染颗粒。仅仅骑一次自行车，就有可能吸入无数污染颗粒。

有研究人员测算过，同一段路程中，骑行者吸入的纳米颗粒是开车者和步行者吸入的5倍。关键问题是，吸入这么多污染颗粒，到底会对健康造成怎样的损害？

损害肯定有，但科学讲求数据说话，所以这个问题一直没有得到很好的解答。因为在"暴露于污染物""健康受损""产生疾病"之间存在着时间差。或许要经过多少年的对照实验、跟踪观察才能得到结果。

庆幸的是，现在，新研究方法的应用可能可以加快得出污染颗粒对健康损害大小的结论。英国一研究显示，暴露于高浓度纳米颗粒环境中，与心脏疾病的高风险有关联。这份研究同样也显示了较大的污染颗粒与呼吸疾病之间的关系。之前也有研究证明，暴露在污染颗粒物中会引起即刻的反应，比如哮喘。

最让骑行者头疼的是，研究者发现，戴口罩也没什么用：这些颗粒太小，任何防护物都无法阻挡它们。

这一研究结果与很多通行的提倡骑行的环保观点相悖：骑行，环保了别人，牺牲了自己。

前文我们还在说骑行好处多多，骑行比开车更健康。但看了以上资料，想到骑行可能比开车更不健康就很让人不爽。

没办法，为了自己的安全和健康，若坚持骑行，请尽量远离污染的城市道路。

五、最关键的地方——关节的损伤

抱怨膝盖问题的骑友不在少数，没抱怨出来但曾经感觉不舒服的骑友应该比比皆是。

也就是说，骑行者几乎都或轻或重，时间或长或短地出现过膝盖问题，有的严重的甚至因此而告别骑行生涯。

不仅膝关节，骑行不当还会影响其他关节，甚至是指掌关节，只是膝关节最普遍罢了。

每次骑行都会对膝关节造成一定的磨损，这是正常的，走路也是。膝关节一般的磨损，在休息时会自行恢复，这是人体自我修复的本能。但如果磨损得太厉害，人体的自我修复跟不上磨损，自然就会出现问题。

有的骑友自恃体力好，在爬坡时为了得到速度，就使尽全力蹬车。但人的膝关节强度毕竟有限，这么大的力量对膝关节产生影响是一点也不奇怪的。所以，膝关节损害严重的一般是那些体力比较好的人。

理论上，骑行是一项既健康又安全的有氧运动，骑行属于肢体末端固定的闭锁链运动，可以同时运用到的肌肉比较多，也比较不易产生伤害，所以常被列为适合膝盖复健的运动。但怎么又会有人因为骑自行车而使膝盖受伤呢？

骨科运动医学专家表示，从事自行车运动而造成运动伤害的患者并不多，且绝大多数伤害是髌骨软骨发炎。上面说的膝关节疼痛很可能就是髌骨软骨发炎。髌骨位于膝盖前方，在腿伸直时呈放松的状态；当腿弯曲得越多时，髌骨就会越来越紧，压力也跟着不断上升。所以骑自行车时，由于腿反复弯曲、伸直，使膝关节不断摩擦，髌骨软骨就容易发炎。而骑行的施力不当也是受损原因之一。由于腿部在自行车的踩踏过程中反复进行圆周运动，容易使膝关节的半月软骨负重过大而造成损伤。

除膝关节损伤外，另外一个经常出现的问题是，长途骑行时而会感觉到手指麻木甚至无法正常伸直，特别是无名指和小指。医学上，这叫做腕部尺神经卡压综合征，就是骑行的姿势不当或者手部的用力不当所导致的，属于神经受损的一部分。特别在长途骑行且下坡频繁的时段，由于手掌不能离开车把，紧紧地抓住车把、刹车所致。轻度的休息一段，不骑行了就会好转。严重的，如果长时间不见好转，神经会萎缩，轻则影响日常生活，也会影响握笔写字、用筷进餐，重则手部、手指畸形，后果可想而知。医生通常称这种情况为"腕尺管综合征"。

六、姿势不对，坏处多多

骑友们不必害怕，骑行造成的诸多伤害都是在姿势不对、骑行不当的前提下发生的。而骑行不当造成的伤害不仅仅就上面这些，只不过上面这些比较常见罢了。

下面再列举几种骑行不当可能造成的伤害：

1. 青少年脊柱损伤

青少年正处于生长发育阶段，骨质较柔软。如果为追求时髦而选用车把较低的自行车进行锻炼，时间长了就会影响脊柱的弯曲度，影响形体发育，所以青少年用自行车锻炼时应该注意正确姿势。

2. 腰颈部疾患

骑行者身体过度前倾(如骑公路车)时，为了观察前方，必然要抬头仰颈，这是一种强迫性姿势，可造成颈部肌肉紧张。骑行时，腰部的负担最重。因此，长期远距离骑行可能导致颈肌和腰肌劳损。另外，在长时间的骑行过程中，若骑行姿势不正确，还很容易造成颈椎、胸椎、腰椎损伤以及背部疼痛等。

3. 骨折和脑外伤

这说的是摔车或者撞车（包括被撞）的情况。从来没摔过车的骑行者几乎没有，伤害不可避免，轻则皮外伤，重则骨折和脑外伤。另外，在坎坷不平的道路上加劲骑行，上下颠簸、碰撞，还可能引起尾骨损伤。

4. 尿路结石

尿路结石不太常见，主要是骑行时大量出汗后，造成小便量少，尿液中的代谢产物浓度过高所致。所以骑行时及时适量补水很重要。

七、"你"，离自行车远点——不适合骑行的人群

骑行虽有益于人体健康，但并非人人皆宜。选择一项运动作为健身方式时，最好先评估一下自己是否适合这项运动，或者说这项运动是否适合自己。

以下一些人是不适合骑行健身的，须引起重视。

1. 高血压患者

虽然前文说过，骑行有助于降低血压，但对于高血压患者，还是不建议自行选择骑行运动。因为骑行速度快，骑行时思想高度集中，精神较紧张，会使体内肾上腺素分泌增加，引起血压升高，遇上意外情况，容易发生中风（脑出血）。

如非要骑行，应在医生或运动教练的指导下进行。

2. 冠心病患者

在 3 个月内有心绞痛发作的人不宜骑行。由于骑行时运动量较大，心脏负担加重，心肌供血不足，且精神较紧张，易导致冠心病发作。

3. 疝气患者

由于骑行时用力蹬车和车子在振动，易使更多的肠管或网膜掉入疝内，加重疝气病情。疝气修补手术后的患者在半年内也不宜骑行，以免复发。

4. 癫痫患者

癫痫患者常突然发作，猝不及防，如在骑行时发作则非常危险，故癫痫患者也不宜骑行。

5. 脑震荡后遗症患者

脑部受外伤后，患者如常有神志模糊、注意力分散、头昏、头痛、思维判断不敏捷等症状，也不宜骑自行车。

骑行这么可怕，还要去骑行吗？

答案是肯定的，前提是要有充分心理、思想、身体和装备的准备，对骑行运动有全面的了解，熟悉骑行时你该熟悉的事情。

本书第二部分说的就是这个事。

骑行，健康才是正经事

第二部分
骑行中你该熟悉的事
——健康骑行实用技巧

　　经过了第一部分的健康骑行医学常识的集中轰炸后，本部分将进入健康骑行的实用操作层面。有读者可能会发出疑问，本书通篇都在大谈骑行与健康，怎么不见骑行安全问题，唯道骑行安全不重要？或者说没有健康重要？

　　安全当然重要，安全是健康骑行的前提和基础，没有了安全做保障，健康就是空谈。

　　究其实质，安全问题也就是健康问题，不安全骑行的结果通常是身体损伤，甚至性命之虞，归根到底还是健康问题。基于此，本书不涉及基本的骑行安全常识，诸如骑行要戴头盔、过马路要看红绿灯等。即便无法避免的地方也只是一带而过，当然，一些常发的、严重影响到健康的不安全骑行，本书也会关注。

　　当然，是以健康的名义。

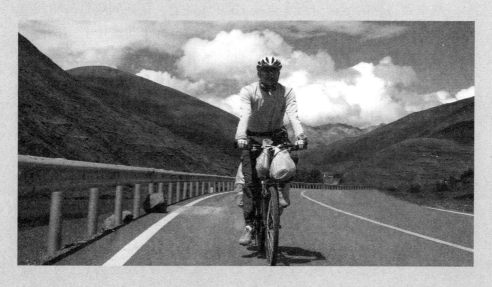

第三章　骑行，你准备好了吗？

骑行，有啥可准备的？不是买辆车，骑上就可以了吗？

骑行准备很有讲究。

先说第一种，打算选择骑行作为健身方式之前该准备什么。

民间一直有个说法，骑行者要具备三个基本条件：

1. 有点钱

骑行不耗油（汽油），但耗钱。

基本入门款的运动自行车也要 1000 元以上，复杂到炫目的骑行装备就不用说了，好的码表也要千元以上。有的自行车动辄几千、几万元。况且，随着骑行的逐渐深入，自己也会感觉到自行车升级的必要。笔者认为，性能、舒适度是要考虑的重点，没必要攀比。

2. 有点闲

骑行健身一般至少骑行 1 小时才有明显效果，城市中与汽车并行的污染路段肯定不行，一般至少要选择远离城市中心的市郊或野外。这样一来，骑行一次，至少需要半天时间。另外，选择了自行车运动后，中长途骑行便成为一种必需和诱惑。对上班族来说，周末的两天骑行计划是最常见的。

而整天忙于生计、生意的人可能不一定具备这个时间条件。

3. 有身体

骑行虽然可以骑出健康，但骑行每次少则几十千米，多则上百千米，会让一些人望而却步。许多人还没开始，就开始心中打退堂鼓。你一定看过了上文所列那几种不适宜自行车运动的人群，先自检一下。虽然是以健康的名义，但你自忖身体吃得消吗？

如果以上三个条件你都具备，恭喜你，可以选择骑行作为健身方式。

再说第二种，中高级骑友。

中高级骑友有什么需要准备的呢？有些人已经是"老油条"了，还需要我在这里絮絮叨叨吗？

答案是需要的。

每一个入门后的骑友都有一个长途梦，骑遍祖国的大好河山。

每一个资深骑友都有一个高原梦，骑上世界之巅。

有人骑行成功，深藏功与名；有人因此而选择了骑行在路上的生活，生活就是骑行。

但一直健康骑行，甚至没有留下任何隐疾的骑友并不多（笔者也未能幸免，详见本书第三部分）。

因此，本部分的骑行实用技巧主要针对中高级骑友在长途甚至高原骑行中可能遇到的健康问题。

一、极有必要——体能训练及储备

普通的日常健身骑行和 1 ～ 2 天的短途骑行不需要什么体能训练和储备。但对于要进行一次超过 1 周甚至 1 个月的长途骑行来说，尤其高原骑行（包括进藏骑行），体能训练和储备就显得很有必要了。不然身体会吃不消，健康就会受到影响。

一般来说，普通游客在赴高原旅游前不要刻意地锻炼身体。如果您在平时一直坚持锻炼，在赴高原前半个月也应停下来，因为锻炼后的身体耗氧量增大，增加了人在高原时的心脏负担，反而容易引起高原反应。

而打算高原骑行的人则不同，应该提前半年，更有甚者提前一年就开始进行身体准备，每周进行一两次适当的锻炼是十分必要的。通过每周的正确骑行锻炼，我们的有氧能力和肌肉耐力必然有所提高，才能经受住高原连续高强度骑行。

一般每周有一两天进行骑行锻炼就可以了，山路骑行也是必须训练的。每天总骑行里程在 100 千米左右就足够了。这样既能保证体力不透支，又不会影响第二天的工作和学习。不算过分的锻炼也可以让自己彻底放松地投入到大自然中，为将来的连续多日骑行做好准备。

出发前保持良好的身体状态是非常必要的。除骑行外，骑行者应当有计划地增强心血管功能，没有任何一个地方像高原这样可以检测自己的身体了。有条件的地方，专业人士推荐山坡跑训练，每次训练使心跳加速并坚持跑 1 小时左右。训练安排在海拔越高的地方越好。此外，为了锻炼包括上半身在内的全身体能，一个每周 2～3 次的体能训练计划也是不错的补充。虽然身体可能无法防止高原反应，但是身体锻炼却能帮你最大程度上适应一路的高体能消耗。

二、重视，但别背包袱——出发前的心理调适

长途骑行肯定艰苦，即便是平原上以游山玩水为目的的骑行，因为路是要靠脚踩出来的。每天大部分时间在自行车上度过，且天气、路况都不可预知，充分的迎接困难的心理准备是必要的。

如果计划骑行拉萨肯定更加艰苦，心理上更要有充分的准备。路再长也有终点，无论遇到什么困难，只要坚持。

进入高原骑行前，可向有高原生活经历的人咨询注意事项，做到心中有数，避免无谓紧张。各类骑行网站上有大量的骑行帖子，可以多读一些骑友的骑行日志以及各类骑行攻略等，积累一些应对的骑行知识经验。

心中有数，遇事不慌。

良好的心理素质是克服和战胜高原反应的灵丹妙药。大量事例证明，保持豁达乐观的情绪，树立坚强的自信心，能够减弱高原反应带来的身体不适。反之，骑友若忧心忡忡、思虑过度，稍有不适便高度紧张，反而会增加脑组织的耗氧量，从而使身体不适加剧，使自愈时间延长。

因此，最重要的就是不要背着心理恐惧的包袱骑长途、上高原。

三、如果可能，去仔细查一下——健康自检

要想健康地骑完计划，健康自检是必要的，尤其打算去高原骑行的骑友。

高原环境对身体会有一定的影响。因此，到高原骑行之前一定要去医院做身体检查，在确定自己心、肺等重要脏器没有问题的前提下，才能启程，特别是那些从未进入过高原的骑友。

1. 如前所述，下列人群不适合骑行，更不要说长途甚或高原长途骑行了：心脏病患者、高血压患者、癫痫患者、做过脑部手术的人、闭塞性脉管炎患者及孕妇。

2. 心、肺、脑、肝、肾有明显病变或严重贫血的患者，切勿盲目进入高原，乘飞机、火车进入高原都不行，更不要说耗费体力的骑行。如果你不清楚自己是否能参加长途或高原的骑行活动，建议你向有经验的医生请教，并且尽量本着稳健的原则进行。

3. 切记：进入高原之前，禁止烟酒，防止上呼吸道感染；避免过于劳累，要养精蓄锐，充分休息好；适当服西洋参等，以增强机体的抗缺氧能力；如有呼吸道感染，应治愈后再进入高原。

四、如果可能，尽可能备着——骑行装备

纯粹地谈骑行装备，专门一本书都写不完，本书只关注与健康直接相关的装备。

1. 专业范儿不是装——合适的装备保护你

关于健康骑行，什么样的装备才是合适的呢？

网络上也有大量探讨装备的经验帖子，可根据自己的需要和实力参考选备。本书在后述涉及具体的健康案例时，还会结合讲述装备选择技巧，所以这里只列清单，不详述理由。

必需装备：山地自行车（不推荐公路车和折叠车）、足够结实的货架（每年都有因货架断裂而中断骑行的骑友）、带防雨罩的驮包、手套、头盔、眼镜、码表、手电（车前灯）及尾灯。

必需的修车工具：组合工具、补胎工具套装、刹车皮（碟刹除外）、备用内胎、气筒、润滑油、魔术头巾及橡胶扎带。

备选装备：截链器、辐条扳手、变速线、刹车线、备用辐条、尖嘴钳、清洁布及备用外胎（不用每人准备，全队带一套即可）。

提高舒适度推荐装备：冲锋衣（裤）、骑行裤、防晒袖套、硅胶坐垫、车前包、保温水壶、雨衣、保暖用品（抓绒衣、抓绒骑行长裤）、瑞士军刀、插线板、电吹风、带导航的手机、相机、存储卡及反光贴。

以上装备都直接或间接与骑行安全、健康有关，下面专门探讨几种至关重要的、直接关乎健康、安全甚至生命的装备。

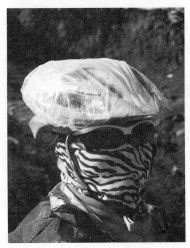

防风防雨又防晒

全副武装，绑腿也十分重要（骑行川藏线的战友小黑）

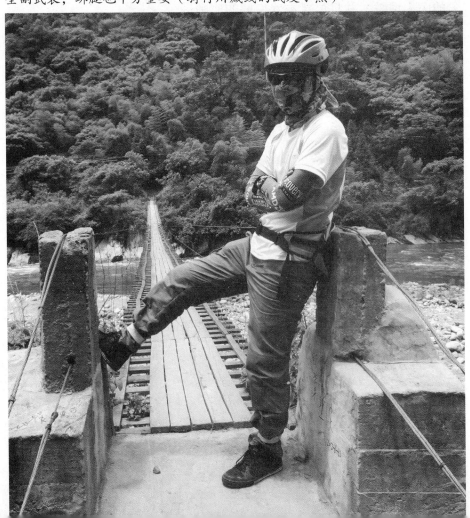

骑行，健康才是正经事

2. 比石头还硬的头盔是最好的吗？——骑行头盔的选择

身边许多骑友骑行坚持戴头盔并不是因为看了来自各方面的骑行安全说教，而可能源自某次侥幸捡条性命的惨烈摔车或撞车事故。现实中，依然有好多骑友把头盔挂在车把、放进背包，甚或不系束带就那么松松垮垮扣在头上，稍一低头就要掉的感觉。

有经验的骑友看着只能苦笑，寄希望于让他正确戴头盔的教训不要过于深刻，最不希望的是一次事故后，他已没有机会再戴头盔，不管正确与否。

曾有美国公路安全保险研究方面的数据表明，美国某年骑自行车死亡的人中有 98% 未戴头盔。而在撞击事故中，戴头盔的人头部受重伤的危险系数减少了 85%。

除了防撞，头盔在健康、安全方面还可以防止树枝、树叶击打，防止飞石击打、分流雨水，透气及提速。带有帽檐的头盔还能够防晒。在头盔上贴上反光标志还能在夜间骑行时防止误撞等。

这下知道头盔的重要性了吧！

头盔关键时刻可以保人一命，但我仍然希望在每一位骑友的骑行生涯中，永远没有机会去验证这一点。

头盔是保障骑友安全的第一装备。

那么怎么选购头盔呢？

曾有外行经销商拿起头盔狠命不停地砸向水泥路面，以此向顾客证明该头盔的质量过硬。但骑友是否想过，光是头盔够硬就够安全吗？如果你带着这款头盔以相同的力道撞向水泥路面，头盔没有碎裂，那和头部直接撞向地面有什么区别。

其实，上面说的是头盔的硬度问题，这只是安全头盔的要素之一。

在选购骑行头盔时，一定要检查选中的头盔是否贴有国家质检总局的

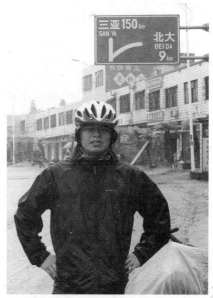

防雨时，要把雨衣帽子戴在头盔里

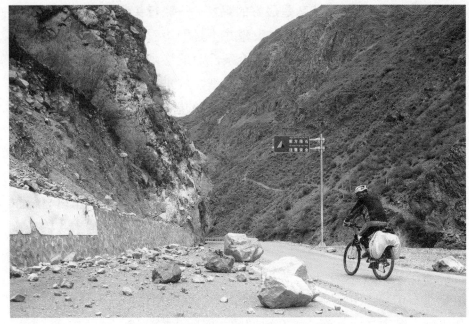

塌方飞石，显见头盔的重要性

标签。据法律规定，在我国销售的骑行头盔必须符合国家质检总局规定的安全标准，方可向顾客销售。否则属于不合法产品。另外，介于头盔的重要性，正规厂家的头盔都会有相应的标准认证标识，如美国材料试验协会(ASTM)或 Snell 基金会，通常还会有一些国际、国家或地区权威认证机构的认证标识，在购买头盔时也应该注意。

在排除了三无产品之后，我们再来看，在合格的众多头盔中，具有什么特征、要素的头盔才能更有利于安全、健康骑行呢？一般来说，好头盔要符合以下几个条件。

（1）材料质地（包括硬度）：头盔保护头部的原理是，在头部撞击地面时，不戴头盔者若往往会使大脑水肿造成出血；而戴头盔者能使被撞的头部得到缓冲，头盔中聚合的球状物可吸收该撞击力，避免不幸事件的发生。

头盔一般使用发泡材料(普通或者高密度的，两者的区别在于其防撞效果)，并有光滑的壳面。头盔作为安全保护设备，它的材料质地必须具备一定的硬度，在受到撞击时不易变形，能有效地保护人的头部。

（2）重量：头盔，在头上，不能太重，这也是骑行头盔没有采用合金材料的原因，若太重了，戴起来会很不舒服。一般构成安全头盔的最佳材料是碳纤维材料，它的硬度、强度都能达到保护标准，而重量又很轻。

（3）内衬：就是头盔内侧与头部接触的部分，它可以提高佩戴舒适感，而在头部受到撞击时又可以产生缓冲作用。做工精良的头盔内衬覆盖面大，质地很好，与头盔内侧粘合得也很结实，使得头盔内部具备良好的缓冲性。因此，不能只是头盔外部的硬度达到要求。头盔的内部还必须要有内衬保护，减轻头部在撞击时的伤害。否则，结果只会是硬碰硬。

像上文例子中的外行经销商只注重头盔的硬度，这肯定不行。

（4）佩戴舒适性：当然也与头盔重量、内衬有关。另外，系带以及头围是否合适也关乎舒适性。合适的、佩戴舒适的头盔可以极大地减轻骑行者头部及颈项受到的压迫，并在遭受撞击时最大限度地提高

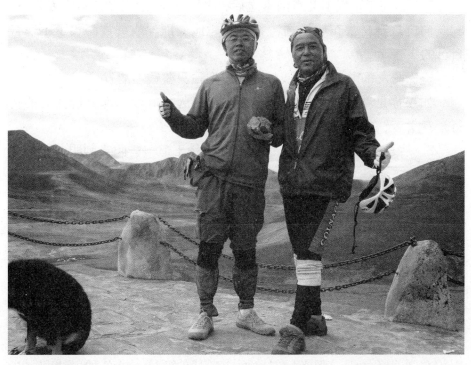

看哥俩的护膝、头巾、头盔，山太高不得不防（笔者与老王）

骑行中你该熟悉的事——健康骑行实用技巧

保护效果。

（5）透气性：在骑行过程中，需要长时间佩戴头盔，如果头盔的透气性不好，会很闷，头部甚至整个人都会感觉不舒服。头部长期处于不透气状态会对头皮产生不良影响，也会让骑行者感觉不舒服。因此，我们能够看到现在的自行车头盔都有很多道透气孔。好的头盔可能孔数比较多，或者孔的面积比较大，这都是为了提升透气性。

（6）风阻效果：头盔将人的头发收于盔内，本身就已减小了头部的风阻。而对于热衷于提高速度的朋友们来说，头盔造型对风阻的影响也是值得关注的。

（7）种类：骑行头盔一般分为公路专用（无帽檐）、公路山地两用（配可拆卸帽檐）等。帽檐的主要作用是遮阳，但一定的负面作用是遮挡视线。这是不可调和的矛盾，可根据个人喜好选择。

（8）颜色：要选较为鲜艳的颜色，让后面的骑友及路上的机动车司机能够很清楚地看到你，提高安全性。

最后，在考量以上几点因素之后，舒服与否，自己的头最有发言权。骑友们应该亲自去车店挑选，不要单凭他人推荐或赞赏而买了不适合自己的头盔。

资深骑友都说："什么钱都能省，唯独头盔钱不能省。"

如果你是新手，又嫌上面这些要素记起来麻烦，那就选择大的自行车专卖店、户外品牌店进行购买，肯定错不了。

3. 吸引眼球不是目的，保护眼球才是王道——阳光刺眼，骑行眼镜的选择

骑行一族中，炫目的骑行眼镜绝对是吸引路人眼球的地方之一。即便有的骑友认为过于炫目多彩的骑行眼镜装酷耍帅的成分多些。其实那只是注重了骑行眼镜的美观指标。在骑行眼镜的选购中，更应该注意的是安全、保护和舒适。这才是关系骑友健康、安全的关键点。要达到这个要求，必须注意对眼镜功能的考量。下面逐一述之。

（1）避光功能：避光其实并非像墨镜那样以将光线减弱为主，骑行眼镜避光要求主要是吸收和反射强光下的紫外线和阳光下的冷强光。因为在强光环境下，阳光反射路面或者其他环境下的各种射线和强光

会造成眼疲劳、眼酸涩等不适的感觉。常见的骑行眼镜并没有墨镜那种的，基本以淡色为主，以有效吸收和反射射线，防止眼疲劳。

骑行眼镜一般配有5种颜色的镜片。从专业的角度来说，不同的镜片对光线的过滤作用不同，它能适合的运动环境也不同。具体来说，深色镜片比浅色镜片要好些，能有效地隔绝紫外线和提高UV指数。比如，紫色的镜片可以降低可见光入眼程度，不影响视觉的清晰度；灰色镜片能提供最好的色觉感知度，属于专家推荐类型；黄色镜片能在雾天增加对比度；而黄绿渐进色和紫色镀金水银的镜片可以有效过滤蓝光，增加天空和地面的对比度等等。

（2）遮风防沙功能：在迎风和顶风的情况下可以防止眼睛因风吹而流泪或干涩不适，尤其在冬天冷风飕飕时，作用尤为显著。

在骑行过程中，特别是在风沙环境或者野外等条件下骑行常遇这类情况。骑行的速度大多能达到每小时几十千米，这时我们若把裸眼暴露在外，迎面袭来的风无疑是对眼睛的一大伤害。如果再遇到起风沙的情况，眼睛就很容易进沙子。如果不加以防护，就容易造成沙眼，眼睛也常常会充血，表现为眼睛红红的。

骑行眼镜还可以有效防止飞虫等进入眼睛。

选购骑行眼镜一定要考虑佩戴舒适。旅途奔波,若眼镜戴得不舒服，还不如不戴。这与骑行眼镜的质地、颜色相关。镜片的质地和颜色会影响紫外线隔绝的效果和透光度的效果。如果旅程比较远，建议选择带有不同颜色镜片的骑行镜。近视的骑友可以在骑行镜片后加近视镜片。

辨别镜片质量有一个最简单的方法，就是拿眼镜在眼前来回晃动，看物体是否与镜片一起晃动。如果是，说明镜片不平整、有凹凸，属于不合格镜片。当然这是对平光镜而言的。如果是近视镜片，这招可就不太确切了。

镜框选择要求柔软有弹性，耐撞击，运动时安全保护脸部不受到损伤。镜框的贴面设计可使眼睛紧贴镜框边缘，防止快速运动中强风对眼睛的刺激。 骑行眼镜不能选玻璃做镜片材料。因为在摔车时，玻璃镜片会大大增强受伤的可能，而使用树脂镜片能保护眼睛不被划伤。

在骑行眼镜形状的选择上，不同脸型对镜框的形状有着不一样的

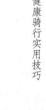

要求。记住互补原则——圆脸配方形镜框、方脸选椭圆形镜框。这只涉及美观，基本不涉及安全健康，所以本书就不详细讨论了。

> **注意**：普通太阳眼镜也能阻挡紫外线和强光照射，但是造型比较休闲，阻挡风沙和异物入眼方面的效果不如骑行眼镜，这就是业余和专业的区别了。千万不要小看了这个防风沙的功能，它能大大降低眼睛得结膜炎的概率。

4. 永远骑行在氧吧是个梦——都市 PM2.5 污染应对，口罩的选择

2013 年 3 月，国内许多媒体报道了以"老外自制空气过滤自行车在北京骑行引关注"为题的新闻。说的是英国某艺术家骑着他自制的"会呼吸的自行车"骑行在北京街头标志性的景点。其实那个装置就是一个飞行员呼吸面具加一个摩托车头盔。

这位哥们是否行为艺术咱们不管，其实这里边说的是大城市的空气污染问题。

对骑友来讲，城市骑行的空气污染也是一个无法摆脱的梦魇。PM2.5 也进入了普通百姓的字典。

PM2.5 测的是其中的有形成分，而无形成分包括一氧化氮、一氧化硫等。一方面，这些无形成分虽然不溶于水，但是属于强氧化剂，特别会对气管、皮肤黏膜造成急性炎症损伤。另一方面，其中的有形成分，特别是 PM2.5，能沉积到人体的气管引起一些不适。另外，这些有形成分中含有致病性强的重金属、放射性物质，除了对气管造成损害以外，也对肺造成损害。这种情况下，人体会觉得不舒服，出现咳嗽、胸闷等症状。另外，呼吸道症状可加重其他疾病，比如心脏病、脑血管疾病患者可能会觉得不适。这是此类物质对人体的最主要损害。

空气质量是影响人们健康的重要指标。像骑行等运动，需要更多的氧气供应，自然就需要大量的空气进行循环，而 PM2.5 等空气漂浮物的分布是不均匀的，公路上的密度明显要高于远离公路的地方。因此，骑自行车出行可以有效减少空气污染，但同时又是空气污染首当其冲的受害者。

骑行，健康才是正经事

那骑还是不骑呢？

对于那些视骑行为唯一正经事的骑友来说，没有什么可以阻挡我骑行。

有骑友认为，魔术头巾很有效。实在不成就戴两个。实话告诉你，每天上下班高峰期的时候，空气中的微尘、尾气等对人体的损害真的是太大了。魔术头巾，保暖倒是不错，但对于防范尾气的侵入几乎是没有效果的。而且若在炎热的夏天，还用来保暖吗？

资深骑友经亲身体验后推荐了几款实用的骑行防毒口罩：英国 RESPRO 活性炭骑士口罩；Biologic Pollution Mask 专用骑行面罩；FMJ05 型军用防毒面具；3M 6200 防毒面具；新加坡 totobobo 口罩；斯博瑞安巴固 B290 防尘、防颗粒防护组合面罩；SURVIVAIR 2000 系列硅胶半面罩。（由于有广告之嫌，此处只列名单，不详细解释，希望对骑友有帮助）

据说这些防毒口罩防污染效果各有千秋，价格先不提，但有一个共同特点，就是口罩外形都怪怪的。骑行时戴上它，回头率肯定是 100%。

医生说，不管怎样，千万不要戴可爱型口罩和医用口罩。许多口罩没有任何过滤空气的效果。遇到雾霾天气，比如 API（空气污染指数）都达到 300 以上了，千万不要再骑行，因为那不但不能健身，甚至有中毒危险了。

其实，只要是口罩，不论性能多么好，肯定对呼吸有影响，骑行时也一定会有气闷的感觉，与其勉强骑行，不如放弃。空气污染，我们惹不起，躲得起。

5. 与嘴亲密接触的东西要好好把关——骑行水壶的选择

骑行装备中，涉及健康安全的，除以上介绍的几种外，还有一种最易被骑友忽略，但却是与健康最直接相关的，那就是骑行水壶。骑行水壶无疑是骑行最常用的装备了。为了保持体力，防止出汗过多而脱水，很多骑友在骑行时每天要喝掉 3500 毫升以上的水，可以说水壶是骑友们最重要、最不可或缺的装备。

而这与我们嘴对嘴亲密接触的水壶，如果选择不当，那可真就是病从口入了。

什么样的骑行水壶最安全健康？

首先要考虑的当然是材质。

骑行水壶材质主要有软胶、硬胶、铝和不锈钢四种。

选软胶水壶一定要看塑料容器底部是否有一个小小的三角形标志，如果没有就不要选用。标志中间还有一个数字（从1到7），这些数字每一个编号代表一种材料，它们在使用上也存在不同的禁忌。一般软胶水壶用"2"号塑料相对稳定一些，能耐热至120℃。这种水壶是可以考虑的。硬胶水壶就选底部标志上写数字"7"的，"7"是PC的代码，因为它透明、耐摔，被广泛地应用于制作水壶、水杯及奶瓶。不过最近有研究称，PC制的水壶在遇热后会释放出环境荷尔蒙BPA（双酚A），对人体有不良影响。请骑友慎重考虑，参考选用。

纯铝水壶的内层都有一层涂层，据说能防菌和避免铝与开水直接接触生成致癌物质。但铝在遇上酸性液体（果汁、汽水等）时，会生成有害的化学物质，长期使用铝壶喝水可能导致记忆力减退、智力下降等。纯铝水壶最致命的弱点是纯铝比较软，最怕磕碰，一摔就凹凸不平。外形倒不是一个大问题，最怕涂层被拉裂，失去原本的防护功能。

那么，到底应该选择什么材质的水壶呢？

对了，我们还有最后一种材质没有介绍，那就是不锈钢水壶。

不锈钢材质几乎满足骑行水壶的所有要求，当然包括健康和安全：

（1）材质必须安全、可靠；

（2）喝起来没有胶味和其他异味；

（3）结构简单，谢绝内层涂层，因为涂层终有一日会脱落的，不锈钢水壶无此顾虑；

（4）能装开水，还能装其他饮料（如茶、牛奶、果汁、咖啡等），即便是滚烫的；

（6）易于清洗；

（7）经久耐用，日久常新；

（8）紧急情况下，能直接放火上烧水（这一点唯有不锈钢水壶能做到）。另外，保温壶和不锈钢壶是不同的概念，这里说的是单层的不锈钢单车水壶。

选择单车水壶，还有一个事关健康的重要指标，那就是壶盖与壶身连接的密闭性。由于为了取用方便，水壶大多放在自行车的水壶架上，暴露于空气中，且离地面近，高速骑行中路上的灰尘很容易侵入，细菌滋生在所难免。因此，壶盖与壶身连接的密闭性也是至关重要的。而且如果不能将水壶放在背包或者护套中，经常清洗也是必需的。

五、心中有数，路上不慌——合理的骑行计划

骑行计划有两种，一是长途骑行计划；二是健身骑行计划。

1. 长途骑行计划

可以说，现实中任何一次长途骑行，哪怕是只有半天的短途骑行，都经过了发起者的周密计划。在骑行圈，这已经是一个比较成熟的做法：出发前研究攻略，做好准备工作，设计一个稳妥的骑行计划。

一般来说，一个成熟的长途骑行计划基本应该包括以下几项内容（中短途也适用）：

　　骑行目的地；

　　骑行目的（环保宣传、健身等）；

　　骑行时间（某日—某日）；

　　骑行路线（最好有地图）；

　　骑行距离；

　　每日骑行计划（含每日骑行距离、强度、速度控制、休息及就餐计划等）；

　　骑行纪律（常规骑行纪律）；

　　骑行注意事项（本次活动独有的注意事项，如上坡多等）；

　　骑行装备要求（包括车型、骑行工具等）；

　　骑行生活必备品清单；

　　活动相关花费及使用原则；

　　领队、押队、联系人及联系电话等；

　　队员招募办法（入选条件）；

　　集合时间、地点；

　　安全提醒；

取消活动声明；

应急预案；

保险说明；

免责声明。

2. 健身骑行计划

选择骑行作为健身方式，当然也需要一个健身计划，执行与否是另外一回事。虽然现实中许多骑友没有健身计划，也不了解自己身体相关的内容指标，几乎处于瞎骑状态。

一个成熟的健身计划至少应该包括以下内容：

体检表：最近的体检表。

健身目标：对照体检表，有针对性地列出健身目标，比如想减肥，控制体重，计划体重减到多少；降血压或者减轻脂肪肝症状等等。

时间安排：具体到每天。

强度安排：阶段性指标，可以具体到每天的骑行量。比如可以采用罗勃·斯里亚克制订的训练强度五阶段法来安排健身骑行，骑行强度的五个阶段以最高心率为基础，通过对不同心率区的控制，达到健身目标。当然，这是针对专业运动员的，普通人健身可适当参考。

健身效果检验办法：定期检验。

替代策略（也称应急预案）：遇雨或者因事外出时的替代训练选择等。

当然，以上这些计划应该是在咨询健身教练、医生的综合意见后详细设计和制订的。

日常骑行中，不同的健身目的需要不同的、合适的骑行计划，有时不需要详细到每分钟怎么做，但至少要有一个相对合理的大致计划。

这里以骑行减肥为例，至少应明了以下几点。

（1）刚开始的时候，强度不需要太大，否则会令身体疲惫、肌肉酸痛，而应每天逐渐加量。

（2）心情放松，把骑行当作一项轻松的活动，太剧烈了，效果不

骑行，健康才是正经事

一定好，不能充分燃烧体内的脂肪。

（3）骑行的速度与卡路里消耗的效果没有直接的联系，以自己喜欢的速度慢慢骑，能让脂肪燃烧得更充分。

（4）平时抽一点时间来骑行，到周末就要加强了，要以每天1～2小时的强度来进行。

坚持很重要，饮食也要配合。

六、行有行规——健康安全的骑行姿势

骑行姿势，从字面上看是人的姿势，实际上是人和车的姿势。一个身材不高的骑手面对一辆型号偏大的自行车，无论如何也骑不出来正确的姿势来，当然就会影响健康和安全。

首先，安全健康骑行的最基本前提是：无论任何情况，都要穿专业的骑行服，佩戴高质量的头盔，还有骑行手套、眼镜、魔术头巾等。

理论上，对于正确的骑行姿势是这样讲的：

（1）上体前倾，头部稍倾斜前伸，背部要自然弯曲，就像拱桥一样。这种形状可以吸收震动，在颠簸时方便控制，在骑行时可以减小15%的风阻。而且这种姿势可以使会阴部与座位虚接，减小对会阴部的压力。

（2）目视前方，两臂自然弯曲，双手轻而有力地握住车把，肘部微屈可以吸收来自地面的震动，同时使手臂对车把的控制反应更快、更灵活。

（3）肩部向前，使上身向前倾斜，腰部弓曲，双脚做垂直的圆周蹬踏动作，避免两腿左右摇摆，将体重比较均匀地分配在臀部、两腿和双手上。

初学者估计会看得一头雾水，如果能把上面的理论姿势转换成具体的可操作的数据就好了。

当然可以，由于骑行者的身体数据（比如臂长、腿长等）是固定的，所以可调可变的数据当然是指自行车的，根据经验数据、身高选择一合适车架尺寸后，就可以微调姿势数据了。而车上可调节的部分也就是车座和车把。具体指标参数如下：

1. 坐垫角度

坐垫角度大致上要保持水平，一般目测即可，不放心可以选择一把尺子来辅助。

2. 坐垫高度

一般坐垫高度的计算公式为：

$$坐垫高度（中轴中心至坐垫）＝跨下长 \times 0.885$$

再依自己的骑乘感觉进行微调；由公式估算出的高度约是在踩踏到底时，大腿保持在 80% 伸直的状况。

简易确定办法如下：将脚跟放在踏板上，然后踩几下，慢慢地调整坐垫高度，等踏到最低点时膝盖正好伸直的状态，依照这样的标准调节坐垫高度，再将脚掌放回原来的标准踩踏位置。如此一来，膝盖在踩踏的最低点时自然就会有一点点弯曲。

坐垫的高度是自行车设定中最重要的一环，尤其与膝关节健康及踩踏出力息息相关。

3. 坐垫的前后位置

坐垫的前后位置其实也与膝关节健康大有关系，不容忽视。

设定方法如下：先在坐垫上坐好，将脚掌放在踏板上正确的位置，然后踩几下；接着将踏板摆成水平，这时前脚的"膝盖下点"所垂下的垂直线要刚好通过踏板的中心位置（也就是踏板轴），这就是标准位置。前后移动的位置偏差不可超过标准位置 2.5 厘米以上，否则就很容易伤及膝盖和肌肉。

4. 把立的高度长度

在设定把立的长度高度时，一定要记住"骑行黄金三角 333 配重原则"：正常骑行时，我们应该将身体的重量均匀分配在骑行的"金三角"，即"手把""坐垫"与"脚踏"上。

由于每台车子的上管长度不尽相同，所以把立长度也不是一个固定的数字。虽然把立的长度是新车设定中最重要的一环，但也是店家最不容易（或不愿意）调整而且是骑行者最不容易马上感受到效果的一项设定。有经验的车店技师会根据目测帮你选择合适的把立。除此之外，建议车友可以多购一些不同长度的龙头。偶尔更换一下，这样才能真正找到自己的"最好、最舒适的骑行黄金三角"位置，享受省力又安全的骑行。

5. 刹车把的角度和位置

刹车把手一般可以先设定在 35°～ 45°，以骑乘时手背与前臂可以放平为准。

刹车把手的位置也很重要，不能"指长莫及"。刹车把手的位置应依照你的手掌大小、手指长度作调整。基本上，食指与中指的第二节要可以稳稳地放在刹车把手上才算合格。

刹车的重要性就不要说了,这可以说是事关安全健康最核心的技术。

6. 把手宽度

自行车把手的宽度大概要比肩膀稍宽一些，至少要与肩膀同宽，这样操控时才能灵巧有力，而且胸部肌肉自然舒展，可以使呼吸顺畅。

以上6个数据都设定好了后,也就是说,人车已和谐相处,就去骑吧。

> **最后提示**：数据是死的，人是活的，如果骑行中感觉具体某些部位不舒服，可以进行微调。

七、吃饱不是目的——长途骑行食品储备原则

> **注意**：本节说的是长途骑行。对于日常的几小时以内的健身骑行，不需要考虑食品储备问题，无非是带些水和巧克力之类的能量补充品。即便带的量不足，路边也几乎能随时买到，本书就不专门详细讨论了。

但长途骑行就不同了，特别是一些超过1周，甚至长至一两个月的骑行，由于一般不可能一直沿着补给方便的大城市周边骑行，食品储备就显得非常必要。

以比较艰苦的进藏骑行为例，有些食品是进藏骑行开始之前就需要储备的。一般来说，除了新藏线、青藏线上某些路段沿途补给困难外，其余进藏路线沿途皆有成熟的补给点，完全可以满足每日的骑行需要。但骑行中，经常会有不可预知的情况发生，许多人多多少少会遇到因疲劳、坏车、天气、路况等情况而不能及时赶到预定的住宿补给点，甚至被迫赶夜路，这时候备用食品就成了"救命的稻草"。

另外，即便是正常骑行，也需要每隔一段时间补充能量。

骑行中你该熟悉的事——健康骑行实用技巧

带上一些藏区不容易买到的巧克力、牛肉干、榨菜、葡萄干、饼干及其他个人爱好的食品和零食是必需的，最好是含热量高的食物。还可以带一些口香糖、水果糖。

另外，建议再带上压缩饼干，万一有难还能起到救命的作用。

八、没用上是你的福气——长途骑行自备药品清单

药品不一定用得着，但一定要备着，切记。

常用药品建议如下：

口服补液盐：以防止大量出汗造成的盐分流失、体力下降或防止腹泻造成的脱水等。

板蓝根或小柴胡冲剂等：预防淋雨之后可能的感冒。如果在高原上感冒是很危险的，因为不及时治疗的话会导致肺水肿，而后者可能致命。

阿司匹林：人缺氧时，血液是比较黏稠的，而阿司匹林的作用之一就是预防血栓。除此之外，阿司匹林也算得上能"治疗百病"：具有良好的解热镇痛作用，用于治感冒、发热、头痛、牙痛、关节痛及风湿病，还能抑制血小板聚集，用于预防和治疗缺血性心脏病、心绞痛、心肺梗死及脑血栓形成。

鼻腔外用软膏和润喉片、草珊瑚含片：可缓解干燥带来的鼻喉不适。

头孢菌素、氧氟沙星、诺氟沙星（氟哌酸）、藿香正气水、泻痢停、小檗碱（黄连素）、感冒药以及头痛药等。

外用药：云南白药喷雾剂、万花油、创可贴、伤湿止痛膏、眼药水、药棉、纱布、绷带及白胶布。云南白药喷雾剂替代品如花红止痛酊等效果也不错。紫药水作为消毒药也必不可少。建议每个队伍带一支云南白药喷雾剂（用于瘀青等不见血的伤）和粉剂（用于见血的外伤）。

维生素类：泡腾片、金施尔康、善存片及其他维生素片。

还要准备防晒霜、润肤露和润唇膏。

对于很多进藏骑行者关心的高原反应问题，西藏当地人推荐肌苷口服液＋葡萄糖口服液。这个在西藏的药店或者卫生所基本都有卖，出现高原反应再用依然有效，具体最好询问当地医生。

骑行拉萨多半选择夏季，所以还应准备一些风油精、清凉油、痱

子粉等。

　　以上药品并非每样必带，因为要考虑行李重量问题，但至少是在每类中选择一样。

　　另外，所有药品建议放在一个防潮袋中保存。

　　如果是中短途骑行（比如 3 ～ 5 天的城市周边骑行），以上药品清单可缩减如下：板蓝根、防晒霜、草珊瑚含片、氧氟沙星、诺氟沙星（氟哌酸）、藿香正气水、云南白药喷雾剂及维生素片。

九、"三率"你有吗？——健康骑行的关键点

　　能否骑出健康或者一直健康地骑行，相关的因素有很多。前面讲了与骑行姿势有关的几个因素，都是自行车本身的指标。其实，与骑友本身密切相关的骑行指标也有三个。这三个指标更是健康骑行的直接体现。

　　具体是：骑行时的踩踏频率（简称踏频）、骑行时的心率以及骑行时的呼吸频率。统称骑行"三率"。

　　若想达到骑行健身或者骑行旅游中不损害健康的目的，"三率"是要控制的，每个骑手都有一套属于自己的健康"三率"。

　　下面简要说一下健康"三率"的原理和确定办法。

1. 踏频

　　踏频：就是每分钟踩的圈数，按一只脚转一圈为一次来计算。例如你在骑行中右脚踏或左脚踏（只数一边）在 1 分钟转过了 80 次，那么你的踏频就是 80 次 / 分。

　　对于骑友来说（本书内容不包括专业赛车运动员，只针对以健身为目的的骑行以及骑行旅行一族的健康问题），每个人都有一个最佳踏频区间。在你的最佳踏频区间内，可以长时间骑行，耐力最好、最省力、速度最快，也最健康。用很高或很低的踏频骑行都是不正确的。无论你骑行何种路况，不要理会速度，将踩踏次数维持在最优踏频上，你将获得最佳能量输出功率比。

　　一般来说，在平路骑行中，不断变换大小飞轮转速比，使车速最快（码表上可以看出车速）又可以长时间保持骑行速度，这时就是你

在平路上的最佳骑行踏频。一般人只有 50 ～ 60 次/分，健康骑行一般要到 70 ～ 90 次/分（专业人士 90 ～ 120 次/分）。

那么，怎么样才能确定你的踏频呢？

最简单的就是踏频表。如果没那么较真呢，可以去网上查询踏频的简易算法。

在骑行中保持较高频率的意义在于，它可以用较轻的蹬踏力量得到相对较高的速度，对保护膝盖很有好处。要保持相对较高的踏频，需要一个较长期的练习和适应过程，非一朝一夕。而你一旦适应了这种高频蹬踏，在骑行中会节省更多的力量，效率可以更高。骑行中最忌讳的是在低速下使用大齿比，左一脚、右一脚地慢慢蹬，这种骑行是非常容易疲劳的！

只要你掌握正确的踏频，长途骑行并不受罪！

2. 心率

心率是指心脏每分钟跳动的次数。这谁都懂，用手搭一下脉就能数出来。这里要说的是健康骑行或者说想达到某种目的（比如减肥）的健身骑行时的心率控制问题。

根据运动医学研究，心率与有氧运动的脂肪消耗之间有很直接的联系。如果在有氧运动时控制好心率，不仅可以保护和增强自己的心脏功能，还能最大限度地燃烧脂肪，达到很好的塑形和减脂效果。

人在运动时，心率应在一个合理的范围内。

一个通行的比较简便的算法是：一个人的最大心率大约等于 220 减去年龄。

运动时，心率达到最大心率的 65% ～ 85% 时，运动效果最好。心率超过最大心率的 85% 时要休息一下。有心脏病的人则应将心率控制在最大心率的 55% ～ 75%。

从骑行上来划分，可以分为四种：

（1）长时间的慢速骑行：心率一般不超过最大心率的 65%，持续 20 分钟以上，会"燃烧"更多的脂肪来供给能量。因此，这比较适合以减脂为目的的肥胖者。

（2）快速骑行：可使心率达到最大心率的 85% 以上。此时，机体主要通过糖原无氧酵解的方式来供能，可以提高全身尤其大腿肌肉的无氧运动能力，帮助提升无氧阈值。也就是说，剧烈运动后的身体不适感将会被推迟，有助于我们从事更高强度的运动，或在高强度运动时坚持更长的时间。此外，快骑对心肺功能也颇具锻炼价值。

（3）快慢结合的骑行方式：除了能兼顾有氧能力、无氧能力、心肺功能外，还能增加运动的乐趣。如能得到科学的指导，采用更合理的快慢结合锻炼方式，还会取得更好的健身效果。

（4）中速骑行：也就是把心率控制在最大心率的 65% ～ 85%，是锻炼心肺功能及身体有氧运动能力的好方法。

健身时最好将以上几种方式交替进行，但以其中一种为主，其他方式为辅，才能达到更好的锻炼效果。

骑行健身监测心率的最好办法当然是配个心率表。在骑行中，当你的心率低于或超过目标心率范围时，心率表会发出警示声音，让你调整运动强度，确保在设定的目标运动心率区运动，有效地控制运动强度。在运动中，自己学会数心率（脉搏）来控制运动量是非常必要的，它不仅为参加运动的人增加了一份安全保障，也有益于保证运动的健身效果。

另外，踏频与燃烧脂肪也有一定的关系。因此，骑行减肥的量化可以通过安装佩戴踏频表和心率表来进行有效控制。

3. 呼吸频率

先说个概念：腹式呼吸法，指的是吸气时让腹部凸起，吐气时压缩腹部使之凹入的呼吸法。

人靠呼吸存活，呼吸停止，人可能就会死亡，呼吸重要到几乎等于人生。然而一般的人大多只用浅呼吸过活(胸式呼吸)，因此只使用到 1/3 的肺，另外 2/3 的肺都沉积着旧空气。如果运用腹式呼吸法进行呼吸，肺就能够完全被使用。腹式呼吸能够让体内充分取得换气的功能，同时也摄取更足够的氧气。如此一来，既可净化血液，又能促进脑细胞活性化。

骑行时，除了踩踏、刹车、变速、转向外，还有一项相当重要的，就是我们的呼吸。很多人骑行，气喘吁吁，上气不接下气，心跳很快，猛蹬也使不上力，个中原因，很重要的就是——呼吸。

很显然，健康骑行需要腹式呼吸法，以助于提升我们的骑行功力。

有些骑友喜欢一上来就快骑，快到一定的程度之后就很容易出现腹痛，这就是呼吸不当造成的。

高原骑行时，高原反应症状会扰乱你的正常呼吸节奏。爬至 4000 米海拔时，出现咽喉红肿、扁桃体肿大、头晕脑涨是很正常的现象。原因很简单：空气稀薄，要加强呼吸来供血氧。这时，在鼻腔里涂一些凡士林油是非常有效的方法。

> 记住：正确的呼吸＋恰当的踏频＋合适的心率＝健康的骑行！

十、建立自己的健康骑行档案——骑行中智能手机及软件的应用

智能手机的普及加之越来越强大的应用软件，使得智能手机也成为骑行必不可少的利器，让骑行变得更有趣。与健康安全骑行直接相关的就是 GPS 记录软件。

智能手机的 GPS 定位功能可以让你无需携带纸质地图。这几乎已经成了智能手机的一个基本骑行应用，甚至许多骑友把手机固定在车把上，利用其导航功能，如机动车车载导航仪一般，在每个路口提供语音服务。

另外，有些骑行软件中用于记录骑行时运动信息的应用程序，能准确地记录你的运动信息。你可以在骑行过程中实时了解瞬时速度、平均速度、海拔、距离及时长等信息；也可以将自己的骑行地点及心得共享给微博、微信好友；也可以在骑行完成后，通过历史记录来查看 GPS 记下的准确运动轨迹（带地图），进而建立自己的健康骑行档案。

骑行在外时，万一有安全事故或健康问题，同伴、家人或朋友可使用 GPS 装置来追踪你的方位和计划骑行路线。

推荐：Endomondo V6.0

主要功能：

1. 即时追踪运动耗时、距离、速度及海拔高度。

2. 每千米/英里所用时间给予声音提示。

3. 接收来自好友的个人语音讯息。

骑行，健康才是正经事

4. 在 *Google Map* 呈现运动路线。

5. 完整记录锻炼历程和所用时间。运动过程中速度的变化可以在网站上以曲线图的方式直观地呈现，结合网站 *www.endomondo.com* 进行数据分析，与好友一同进行竞赛。

6. 可以外接心率传感器。

十一、潮到爆——骑行中其他事关健康安全的高科技应用

骑行，无论如何也属于一种"肉包铁"的移动方式，安全骑行第一位。在骑行运动中，要尽可能使用专业设备。所谓高科技应用，主要针对骑行设备，如头盔、车灯、监控摄像机等。举几个最近的新产品例子（为了避免广告嫌疑，此处隐去具体产品品牌名称）。

1. 带感应器的头盔

配合智能手机的应用，系统可以随时监测到运动的情况，知道运动中力的变化和相应的影响。当用户戴着特制的头盔发生撞击时，头盔会马上发送相应的数据到手机，发出警告，进行倒计时。如果在指定时间内用户没有做出反应，程序就会给紧急情况联系人发送信息，并发送出 GPS 坐标。

有了它，当你骑行远行时，家人、朋友也可以了解你的动态。

2. 运动摄像机

市场上有一款运动摄像机拥有超强的三防性能，而且你可以把它固定在自行车的任何地方。其支持高像素的照片拍摄、视频和全高清视频拍摄，具备出色的弱光环境拍摄表现，支持 WiFi 遥控器操作。避免了骑行旅游中遇到好的风景，又不方便随时停车录像的遗憾，更避免了一些骑友手持摄像设备，边骑边拍的极端危险。笔者在外骑行时经常见到有骑友做出这种高难动作，甚至双手撒把拍摄。

3. 骑行照明

照明前灯可以让骑行更加安全。有的新款照明前灯包括了无线设计、智能热管理和电量指示表，最大输出达 360 流明，重量也轻，照明时长可达 2 ~ 6 小时，灯体上带有电量指示表，还能够通过 USB 充电，可以通过安装托架固定在车把上。

4. 码表

码表几乎是骑行的必备，基本功能都是一样的，高科技应用的延展功能则不尽相同，价格空间也非常大，几十元到几千元的都有，有的甚至比一辆中档运动自行车都贵。

新近上市的潮流码表还具有蓝牙功能，可以支持无线连接到智能手机。用户可以邀请朋友在电脑前实时跟踪自己的路线。跟踪骑行轨迹的过程很流畅。这样当你约会迟到时，你的朋友就知道你在哪里了——只要你在手机信号覆盖区（喜欢到荒郊骑行的朋友需要注意啦）。

因为可以直接连接到智能手机，用户可以搜索及下载已有的线路到码表。在骑行之后，你也可以将数据直接上传。还能把天气数据从手机推送到码表显示屏——你会在下冰雹之前收到警告。

5. 高科技轮子

最近,美国的研究人员研发出一款智能轮子。将它安装在自行车上，可以让骑行变得更轻松愉快。这种车轮自带电池，可以储存能量，踩车、刹车的力量可以回馈成帮助你爬坡或使速度加快的能量，轮毂上的感应器则会测量你骑乘的方向。因而，当你用力往前踩车子的踏板时，车轮上的感应器会"告诉"车轮上电动马达，帮你往前冲；而当你踩刹车时，马达又会帮助你慢下来，并重新为电池充电。

这种高科技车轮，除了可以通过智能感应帮助骑自行车的人提速外，还可以与智能手机互动。在自行车轮毂内置有感应器与蓝牙功能，使它可以与架在自行车把手上的智能手机对话。通过智能手机的应用程序，骑行者可以确认自己的速度、方向以及骑行距离。此外，这种高科技车轮还可以探测交通状况，甚至追踪你的车友。

6. 智能车把

现在有非常智能的自行车车把，它集成了 GPS 模块，可以实时获得自行车所在地点的坐标，并通过蓝牙传输把相应的数据传输到智能手机上。你可以在手机的 Google 地图上规划骑行路线，而且还能通过两端的 LED 信号告知用户是否需要转弯。另外，车把还通过两侧 LED 灯的颜色变化，以直观的方式告诉车主大概车速。在默认的情况下，时速低于 15 千米 / 小时 LED 为红色，再快一点就变成蓝色。

7. 高科技防盗功能

上述这些高科技应用到自行车上，如果没有同样高科技的防盗系统，车很容易被盗。好在国外的科学家们也想到了这一点。如今，指纹识别、GPS 卫星定位、电子锁等高科技的防盗设备都安装到了这些特别"酷"的自行车上。

比如，一款安装有指纹识别系统的高科技自行车，就只有它的主人可以骑。这种自行车的车轮上没有辐条，减少了行进中风对它产生的阻力，而且这款自行车车胎也不怕被扎破，链条是隐藏的，框架也很简洁，完全颠覆了自行车的传统设计。

8. 自行车光网夜行仪

自行车光网夜行仪是一个 LED 网格投影机，而它将应用在自行车上，可以提高夜间骑行的安全性。它的用处其实很简单，就是在地面投射形成一个 18×18 的网格画面，如遇高低崎岖不平的道路，网格即会变形，告诉你前面的道路不太好，行驶要小心，注意避让。而它的供电完全由自行车自行发电，无需外部任何电力。网格大小有三种模式，即正常模式（140mm×180mm）、高速模式（140mm×260mm）、团队模式（300mm×200mm），适应不同的情况。

9. 旧时王谢堂前燕，F（Fitting）入寻常百姓家

如果你准备开始接触骑行健身运动，则必须了解 Fitting 的重要性。有人会问，Fitting 真的有那么重要吗？

直接告诉你结果吧。若是一辆不符合你身型的车子设定，会影响你将来的骑行安全，并可能带来运动伤害，骑行健身的目的也将化为泡影。Fitting 的目的是设定单车，让它符合人体工学、运动生理学，通过量测与了解你的状况再进行设定，之后可以降低运动伤害的发生率，并提升舒适度、改善骑行效率；更深一层面，可以针对专业选手的需求试着调整到预期中的骑行表现。正确的设定帮助骑手更好操控，增加稳定性，保障安全。

或许有些骑友会问，Fitting 可是只有高端车店才有的项目啊，我买个一两千元的入门车也要 Fitting 吗？车店会给我做吗？价格我能承受吗？

不用担心，Fitting 系统最近几年正在向两极发展，许多品牌看到了 Fitting 的潜在市场，开始开发和引入大众化的 Fitting 系统；另一方面，高端的 Fitting 系统最近也纷纷面世。之前比较高端的 Fitting 要做 4 小时左右。2013 年上半年，国内出现了更为高端、大气的 Fitting ——3D 动态影像捕捉，这真是最新的技术了。

据了解，人家的理念是"让自行车来与人体结合，而不是强迫人体去适应自行车"，所以舒适度成为最优先考量。但这并不会减少输出力量，反而能增加踩踏功率。同时，为了要减少（并预防）自行车运动伤害和疼痛，还需要用到医学知识，再辅佐对应的处理方式。

要健康骑行吗，还不去 Fitting？

第四章 健康、安全骑行，你会吗？

> 有了健康骑行的医学知识，有了健康骑行的装备及身体储备，下一步就是健康骑行的实践了。真正骑行在路上，面对不同交通路况、天气、地形及身体状态，具体该如何应对，才能健康骑行呢？
>
> 下面逐一详解。

一、炫不是你的错，得瑟就不对了——都市压马路

绝大多数骑行健身一族的骑行发生在都市马路上，最远延及市郊，平路居多，且机动车、行人并行，路口红绿灯无数。

这样一种常态交通下的骑行，更加需要重视安全，安全出了问题，健康也就无从谈起了。

特别在一些大车快速从身边驶过时，感觉车子和人都有点飘，一旦控制不住，后果不堪想象，安全是第一位的。在保证安全的基础上得到身体和精神的享受是骑行的目的，绝对不能只追求刺激。因此，交警部门建议，在半封闭的快速路及车流较大的国道上快速骑行是十分危险的，并极易发生交通事故，大家应当尽量选择在车辆较少的道路上骑行，并一定要控制行车速度。毕竟骑行运动不是骑行比赛，广大爱好者也不是专业运动员，难以应付路上出现的各种突发状况。

都市骑行，制定和遵守一些安全措施是必要的，也是必需的。

1. 原则

"无条件威胁假定"，也就是说，所有会动的和可能会动的物体，你都要认为它会对你产生威胁，并为可能产生的威胁做好充足的准备。

2. 防护

无论任何情况，都要专业打扮：骑行服、头盔、手套、眼镜、魔术头巾等。这种打扮不是为了招摇过市、引人侧目，主要目的是为了安全保护，要在骑行的人群中显得与众不同，让机动车、行人及交警注意你。

3. 超车

都市骑行，超车是难免的，怎么能与那些代步的菜车一个速度呢？

在机动车和非机动车混合的车道上，如果你准备变线或者从外侧超车，一定要先回头看清后方的情况。而且回头的幅度一定要大，最好是把整个上半身夸张地转过来。这样做，不但可以让你更清楚地看清后面，最关键是让后面的机动车司机或其他骑行者能够清楚地看到你的动作，让他们提前有所准备（在结队骑行时也要注意这点，切不可突然转向，这极易造成追尾事故！）。

4. 转弯

如果要转弯，不但要回头看，还要按照交通规则打转向手势。转身向后看的前提是，你要先确认前方不会有物体在你转身的时候突然出现或者刹车，这点很重要！另外，千万不要长时间回头注视！别怎么摔的都不知道。回头时，也要注意保持身体平衡和方向正直。

5. 十字路口

通过十字路口时，先向左后方看有没有准备右转的机动车，机动车司机往往想不到你的速度与普通自行车相差这么大，总想抢在你前面右转，而且有些司机不打转向灯。

6. 道路右边的路口

道路右边的小区门口、单位门口和小巷子口，是比十字路口更危险的地方！从这些口子可能突然杀出车辆、行人，而且因为路口很窄又无法提前观察。通过这些路口时，你只能假想每次都会有车辆、行人突然杀出，自己提前做好所有的准备（建议在这种路口多的路段，尽量靠左骑行以留出反应空间）。

7. 逆行的自行车、助力车

逆行的自行车、助力车是骑行安全的最大威胁。白天没有什么特别的办法，自己注意躲避。晚上的车前灯是对付逆行的最好方法。有这个灯能让他们趁早避开。

8. 留有安全距离

从任何停止的车辆旁经过时，一定要保留 1.5 米以上的安全距离。否则，一旦有人开车门，后果不堪设想。对于靠站的公交车以及出租车，一定要小心从下客门跳出的乘客！

9. 市区小心慢行

市区内交通拥挤混乱，骑行也要小心，尽量不要超过 15 千米／小时，因为突发情况实在太多；尽量不要上机动车道和人行道，不要竞速飙车，不要玩特技动作，这都非常危险。在人多的路段，要会观察行人意图，提早作出判断。尤其要当心儿童和老人，离得越远越好！

10. 不能埋下安全隐患

右边的裤腿记得绑好或者夹紧，如果卷入牙盘，裤子钩破是小事，安全是大事！骑行时，不要戴耳机或者听音乐，因为风声会让你把音量开得很大，阻断重要的口令或声音信息，这是很危险的。

11. 安全地过弯

转弯时，内侧踏板勿在下，务必将重心置于外侧踏板上（公路车更要注意）。要安全地过弯，在你接近转角时得停止踩踏的动作，让外侧的踏板朝下（如果你要左转，则将右踏板踏下；反之亦然）。踩着踏板的同时，将身体重心转移到车身外侧，并微提车座，确定内侧踏板在上，以远离伤害。另外，再把重心放低，才能安全帅气地过弯。

12. 红色闪烁的尾灯

天色变暗时，尾灯必开。在没有非机动车专用道的路段，白天也要开尾灯。

二、规则对所有人都适用——高峰期遇堵

上一条说的是都市道路上的常规骑行。这里说一种特殊情况——高峰期遇堵车。

骑行中你该熟悉的事——健康骑行实用技巧

骑行健身都想快速通过人流、车流密集的地段，才能放开速度达到健身目的。可有时不可预期地因事耽搁或者判断失误而堵在路上，车流、人流环绕，也是经常的。这种情况下，如何保证骑行安全，避免交通事故？

　　这里主要讲一下高峰期如何规避比自行车强势的机动车。注意事项有以下几点：

　　1. 训练自己眼观六路、耳听八方的能力，也就是说只用耳听、不回头看就能判断出后方来的汽车的车型和大概距离，用目测能够比较准确地判断出对面驶来汽车的距离和速度。

　　2. 在较窄的路面上，不要过早地靠边避让，让司机能够尽早发现自己，从而减速慢行，等临近时再行避让，这样可以从容地避免行车危险。

　　3. 当前后都有汽车驶来，且将在自己附近会车时，应采取加速或减速的方法，避开会车点。

　　4. 下坡时不要尾随汽车太近，以免汽车紧急刹车时发生危险。

　　5. 骑行服的颜色最好是鲜艳一点的，如红色和黄色，便于汽车司机发现自己。

　　最后再唠叨一遍：在城市道路中骑行，首先我们应当遵守《交通安全法规》，说句不好听的，如果发生交通事故或者意外，起码还有法律保护你。

三、酒精不管你驾驶的是机动车还是自行车——酒后别操车

　　就健康来讲，过量的酒精摄入对身体有害，这是公认的事实。近些年，对机动车酒驾更是零容忍。

　　近几年，酒后骑行被罚款的例子也屡见曝光。2012 年，就有关于某城市喝酒骑单车，罚款 50 元的报道。处罚依据是《中华人民共和国道路交通安全法》（以下简称《道路交通安全法》）第 73 条第 2 款第 3 项规定：醉酒驾驶非机动车的，处 50 元罚款。

交警提醒广大市民，酒后无论是驾驶机动车还是非机动车都是违法行为。并且酒后驾驶非机动车也存在极大的安全隐患，希望市民为了自己和他人的安全，不要酒后驾驶机动车和非机动车。

其实，目前刑法的规定只是针对酒后驾驶机动车。而当前我国法律法规中对于非机动车驾驶的主要限制体现在《道路交通安全法》及其实施条例中，条例中明确规定非机动车驾驶人不得醉酒驾驶，但这里的醉酒驾驶与酒后驾驶还有明显的区别。饮酒驾车是指车辆驾驶人员血液中的酒精含量大于或者等于 20 毫克/100 毫升、小于 80 毫克/100 毫升的驾驶行为。醉酒驾车是指车辆驾驶人员血液中的酒精含量大于或者等于 80 毫克/100 毫升的驾驶行为。根据《道路交通安全法》及其实施条例规定，其仅对醉酒驾驶机动车的可以予以处罚，对未达到醉酒驾驶的非机动车驾驶人是没有处罚依据的。

但是，出于对骑友自身安全以及公共安全的考虑，应该杜绝酒后骑行的行为，避免不该出现的危险。

醉酒和酒后的概念不同。如果喝醉了，达到以上醉酒标准，就更不应该骑行出门了。如果骑行，健身肯定不是目的，也达不到健身目的，只能徒增健康风险。

奉劝骑友，为了安全、健康，酒后别操车。

四、珍惜当下好时光——长途遇平路

一直在平坦的大路上骑行，这是长途骑行中难得遇到的，除非事先计划好了专门在平原骑行。

以最常见的国道平路骑行为例。一般来说，国道没有划分非机动车道，骑行安全原则是按照《交通法》规定，以路边 1.5 米范围内默认为非机动车道。这是安全范围，不可逾越。

平坦路面，也不要放松警惕，更要注意交通安全。尤其后方行驶车辆的速度一般很快，因此更需要及时观察后方状况。国道的交通状况概括如下：车辆速度快，空气质量较差。

正常骑行，应当避免忽快忽慢，尽量保持匀速，车身正直，不要走"S"形或者突然改变方向。遇到障碍物应提前改变路线。改变路线时，应当逐渐地小角度切换路线，避开障碍物。

平路骑行也会遇到井盖等障碍物，临到跟前突然改变方向都是造成事故的重要原因，如果遇到这样的情况倒不如正常通过，如果是必须躲避的应当减速或停车。

提前预警很重要，其实道路上的任何事物（包括行驶的车辆、走动的行人、路面的障碍物）都需要我们提前作出判断，并且提前采取措施，这样做会大大减少事故的发生。

如果你是骑行去拉萨，无论走哪条路线，平路都十分罕见，绝大多数时间处于要么上坡、要么下坡之中。所以，有限的平路要格外珍惜。

比如从成都出发，由川入藏，只有在开始的一两天有平路。对于从成都开始骑行的骑友来说，利用这两天熟悉队友、熟悉自行车、熟悉驮包负重的骑行感觉、熟悉对自行车的操控，适应逐渐增加的强度，非常必要。最主要的是磨合自行车，在深入藏区前发现隐患，在有专业修理店的地方排除隐患和故障。避免半路因车中断行程。

切忌一上来就兴奋（长途骑行的开始，兴奋是难免的），撒欢猛骑，平路飙车，你追我赶。危险不说，还容易拉伤肌肉。

骑行时用口呼吸在所难免，但不提倡大口直接呼吸冷空气，而应根据路况灵活调整。平路骑行，用鼻腔正常呼吸就可以满足需要。也可以在口鼻向下、避开风头的情况下，用口带动腹部呼吸。而上坡需要大量供氧时，就可以完全以口腔呼吸。这时，呼吸的技巧是，口部自然张开，舌头微微上卷，帮助加热空气，减少冷空气对内脏的刺激。

最重要的是，无论什么情况下，骑行呼吸都要求规律进行，不可频繁变化。

五、挑战是乐趣，技巧很关键——上坡骑行

一般来说，短坡应采用加速利用惯性上冲的方法完成。而长坡或

陡坡应变换不同的挡位，保持一定的蹬踏频率和力度骑行。

上坡骑行学会变速至关重要，许多人喜欢骑行越野或挑战陡坡，却不懂得善用变速器，常使用很重的齿比在爬坡，以为齿比踩得越重，就越能训练肌力，其实适得其反。如此不仅容易累，也会增加膝盖负担。所以在爬坡时，应变到较轻齿比，维持稳定踏频，这样不仅能维持长时间骑行，也能避免酸痛和运动伤害。

因为变换挡位需要有链条的带动，所以要在保持前进的状态下变速，特别是爬坡前或停车前记得要先降低挡位，以利之后骑乘的起步，也避免因变速不顺而使膝盖出力更大又伤链条。

平时在平原或沿海一带，爬坡是作为训练，连续坡一般也不会太长，10千米都算很长的了，拼体力冲刺也就上去了，累了回家休息。但在高原则不同，经常是连续几十千米的盘山上坡路，平均每两天就爬一座山。常规的应对短坡所用的加速利用惯性上冲的方法已绝对没有可能了。

变换挡位的时机视坡度和速度而定。一般情况下，不宜采用站立式骑行或提拉式骑行方法，否则会过多地消耗体力。

掌握换挡时机的原则有两个：①能够保持自己均匀的蹬踏力度；②比必须换挡的时机略提前一些，不要等到骑不动和速度完全降下来时才换挡，否则将完不成换挡的动作而被迫下车。坡度越陡，挡位应该越低。

一个队伍中，前后车不要跟得太近。因为上坡时，车子不可避免地会左右摇摆，容易发生事故。再者，上坡时速度很慢，大多是7千米/小时（甚至仅为5千米/小时），跟骑反而会使自己的骑行受到限制。

笔者的体会是，先按原来力气骑行，累了多休息几次，每次休息时间不要太长，5～10分钟就可以。遇到陡坡难上时，可以"之"字形线路走，这样可减小坡度。但上坡走"之"字形时要注意安全，往往在转弯处坡最陡，要注意来往车辆。在坡陡骑上不去时，应下车休息一会儿再上，老年人和体弱者宜下车推行。爬坡是很累的事，需要人的体力和毅力，但可以使骑行更有情趣与回味，一旦登上坡顶，则风光无限。

六、走得快的不一定都是好时光——下坡骑行

下坡爽死人，下坡也吓死人。

这是评价的两个极端，针对的却是相同的一件事。

前面说了，在去拉萨的路上，几乎每次大大小小的事故都是出现在下坡时，包括为数不少的飞下悬崖、尸骨无存的大事故。2013年上半年，川藏线的几次骑友身亡事故都是发生在下坡。

冲动是魔鬼，速度是把刀。每次下坡前都该默念：我的目的是安全骑行。

事故大多发生在容易冲动、自信满满的年轻骑友身上。路面一条裂缝、一处坑洼、一个小石子、转弯突然出现的汽车、突然窜上路面的一条狗、一头牛，都可能让飞速下坡的骑友躲闪不及。

下坡的态度是至关重要的，把速度控制在可控范围内是必需的。在此前提下，还是有一些下坡骑行技巧需要掌握：

1. 在下坡之前仔细检查车辆，特别是刹车，使其保持灵敏可靠。如果是长下坡，最好在下坡前把车座适当调低，降低重心。

2. 前刹车能给你提供非常好的制动力，但是也可以让你变成空中飞人。刹车时，应用点刹的方法逐渐减速，以后刹为主，前后刹同时使用，但使用前刹的时机要滞后于后刹，要求前轮的方向与车子前进的方向相一致，避免单独使用前刹和急刹车。否则，会因骑行者的体重和车子惯性受到限制而导致摔跤。

3. 目视前方至少在30米以上，精力集中，不要东张西望，发现情况要提前减速，例如路面颜色有变化时就应引起注意。

4. 与前车应保持较大距离（不少于30米），以防前车影响视线，遇到突然情况来不及刹车而发生意外。

5. 如果坡道过长或太陡，应适时下车休息并检查车辆。下车时，尽量降低速度，身体后倾，保证停车时的身体平衡。

下坡有危险，悬崖下坡路段靠近深谷一侧确实令人心惊胆战，但也不要恐慌，路上卡车很少的时候，可以选择靠近山体一侧下坡，万一有状况发生，倒向山体总比冲下悬崖好得多。

最后着重说一下下坡时弯道的应对，因为下坡中最危险的地方就

是弯道。

通过弯道时，身体与车应保持在一个平面上或称保持在一条直线上，人与车同时向弯内倾斜，用以克服离心力，倾斜的角度视速度和弯道的半径而定，但一般不超过 28°，最好不在下坡时超车。

遇到极陡的弯道，比如通常我们说的"胳膊肘弯"，90°～180°弯，很多骑友不知道如何处理。而处理不当，容易发生血的教训。

首先，我们进入弯道前一定要减速行驶，减速到我们能够掌控车辆的状态才可以。每个人的水平不同，入弯的速度也不同，所以要根据自己的能力来处理，切忌互相追逐。在过弯道的整个过程中，我们都必须在自己的行驶界限内，禁止越过界限。过弯道的时候，朝哪边拐弯，哪边的膝盖就应该在最高点。这样做，一是为了防止脚踏触碰地面；二是为了更好地控制车辆。减速的时候，应当前后刹车共同作用，进入弯道后避免使用刹车，依靠向心力过弯，如果遇到特殊情况可以使用点刹的方式。

弯道的状况下，道路上如有碎玻璃、沙子、石头，都很可能导致我们摔车。如何防止呢？即便我们进入弯道遇到这样的情况也不要紧张，此时我们的车身是倾斜的，应当及时校正我们的身体，迅速改变车身的倾斜状况，尽量使得车轮以垂直的角度经过危险地带。

弯道的最根本原则：绝对禁止超车（无论超越自行车或汽车）。

七、看不见，但不能当作没有——骑行遇到大雾

雨后、早晨、山区骑行经常会遇到或大或小的雾。如果这三个条件都满足，那么遇到大雾的机会就更大了。比如山区雨季，大雾弥漫的时段经常有，有时快到垭口时，也会突然间就几米外不见人。

骑行遇雾特别要注意，这时候，速度肯定要降下来。上坡还好，本就没速度。在能见度极低的情况下，下坡则更加危险，甚至十几米外是否有转弯都不知道，快速相当于自杀行为。

这时除了降速外，唯一可做的就是让附近的队友及后面的汽车司机知道你的存在。以下几个对策是要采取的：

1. 自行车尾灯调至闪烁挡，如果尾灯还不够闪亮，打开强光手电，

固定在货架上，朝后打开。当然，手电还有其他用途，后面还会说到。

2. 如果随身携带了便携音响，此时就需要开大音量，外放给大家共享，主要是告知骑友你的存在。

3. 不要跟随大货车骑行。不赞成有些骑友说的跟随大货车骑行。如果恰好前面有一辆货车，也不要跟得太近，保持安全距离。因为有些路段，货车好走，骑行不好走，万一对向来车会躲闪不及。

4. 如果有反光背心一定要穿上，如果没有则应选择颜色鲜艳的易于被识别的衣服。也就是说，尽可能突出你的存在。

这里讲一下骑行服的选择。许多人说长途骑行或者进入陌生地界不要太惹眼，应该穿得入乡随俗一点，多有建议穿迷彩服的。但从安全考虑，骑行应该穿颜色鲜艳的衣服，要很容易与周边环境区别开来的颜色；而迷彩服恰恰是隐藏了自己，不利于后面的汽车司机一眼就发现你的存在。

> **锦囊**：若雾实在太大，几米外都看不见，休息一下，等雾散吧！

八、恭喜你，中奖了——骑行遇到大雨（冰雹）

有骑友可能会说，大雨天或者下冰雹还骑什么车，确实，如果出发前就下大雨或冰雹，那就建议不要出门了，估计也不会有骑友冒大雨出发。但若在骑行途中遇大雨或冰雹，第一选择当然是找地方躲起来避雨，遇到有村庄当然是幸运的。

事实上，长途骑行途中经常有可能遇到无处可躲的路段，比如有时路两边要么高山峡谷，要么原始森林，要么寸草不生、碎石遍布，要么是落石、泥石流路段，这时若停下来反而更危险。怎么办呢？打开尾灯或者手电，戴上头盔，穿上厚衣服，外面罩上雨衣，下车推吧，无论上坡还是下坡。

九、并不温柔，也不浪漫——小雨中骑行

对于中短途的健身骑行来说，若在出发前发现下雨，一般就会取

消计划。很少有冒雨骑行健身的。

而对于长途骑行来说，阴雨天骑行几乎是家常便饭，如在山区，有时一天就会有好几场雨，有时这里下雨，转过一个弯就阳光明媚了。

阴雨天对于自行车来说，挡泥板用处不大，遇雨或者泥水路无论怎样防护也会脏乱不堪，万一遇到烂泥路还会成为你的噩梦。陷在泥里，车轮不能转动时，你的第一选择就是拆掉挡泥板。雨天也比较费刹车皮（V刹），特别在下坡，夹带泥沙的轮胎有时会刹车失灵，控制速度至关重要，出了降雨带或者雨停了应马上找地方清洗自行车，调试刹车。

长途骑行时，雨衣的选择很有讲究，下面分别述之：

有人选择分体式雨衣，风阻小，防雨效果好，但是穿脱麻烦，遇到时断时续的雨苦不堪言。因为雨衣不透气，平路或上坡骑行时，里面的衣服实际上也会被汗水浸湿。

有人图轻巧或者临时购买使用一次性雨衣，薄薄的一层，无风天还好，能挡小雨；遇大风则风阻增大，防雨效果几乎没有。下坡时也不能用来防风御寒。

还有普通雨披，下半身都露在外面，防雨效果虽然不好，但是方便，也是一种选择。缺点是遇到大风或者下坡时很危险，容易被吹翻。

还有人用冲锋衣代替雨衣，冲锋衣体积大，重量沉，价格低廉的防风防雨效果也不好。或许那些贵的才有可靠的防雨效果。

个人推荐长款带袖雨披，或者叫长雨衣，类似男士风衣，穿脱相对方便。无风或风不大时，可以当作普通雨披用，前摆压在车把上，保护大腿不淋雨；风大或者下坡时，可用绳子系在腰间，防风防寒效果极佳，也很拉风。

骑行鞋子以轻便的帆布鞋最好，干得快，雨停后继续穿着骑行一会就风干了。不必穿防水的登山鞋，笨重不说，雨水或汗水湿透了很难速干。

在雨中骑行，车圈刹车面和刹车块之间会形成一层水膜，延长制动时间。骑行要考虑到这一点。

此外，道路的标线遇水也会变滑，所以骑行压过它们时要格外小心，尤其在转弯时。避开它们当然是最好的主意，但如果没有其他选择，可以预计一下自己的线路和速度——因为在标线上高速急转弯很容易摔车。

下雨时，同时且等力地使用前后刹车，前后各50%——尽量靠近路中间骑——这样还能避免压到那些可能导致扎胎的小石子。

> **小贴士**
>
> 平时的骑行，你的膝盖即使没有任何的保护，也不会得风湿的，因为它处于不断的运动中。但下雨时骑行，对膝盖绝对是一次摧残，谁的膝盖也抵挡不住湿淋淋雨水加风吹。所以，尽量减少雨中骑行的机会。

十、简直就是逆天——路遇逆风

强风有时被称为"隐形的山"，能让一条平坦的道路变成无尽的爬坡，让缓坡变成大山。

任何尝试过的人（或者看过职业车手们比赛）都知道，与风对抗的最好办法就是编队。

骑行姿势上，肩膀下垂，身体向车把弯曲，降低迎风面积，减少风阻。如果是猛烈的阵风，选择一个较低的齿比，稍微移动到路中间，车把握得更紧一些，以备在突然刮风时控制好自行车。

骑行遇上逆风是最头痛的事。逆风上坡虽难，但接下来就是下坡，可以轻松一阵子。而逆风下坡时，有时也不好骑，这时可弯曲双臂，也可靠在车把上，并低下头，降低身体重心，以减小风的阻力。但低头后，视野缩小，要时时注意安全。尤其在遇到横逆风时，特别要小心，应注意来往车辆，因为这时无论是前面来车还是后面来车，尤其是大型卡车（我们最担心的是过来的集装箱车，有的驾驶员车速快，而且又靠你很近），都会使自行车左右晃动，容易发生意外。而且，这时往往由于体力消耗很大，人很疲劳，手脚又没有平时灵活，容易发生意外，希望骑友们一定要注意安全。一般六级的逆风还能骑，八级以上的逆风应考虑休息。

在逆风骑行时，冷空气直入呼吸道，到达肺腔，咳嗽、流涕等症状在所难免。这时，你应该考虑用鼻吸气，用口呼气，借助鼻毛、鼻腔对空气的过滤和暖化作用，减少对上下呼吸道的刺激。魔术头巾的作用这时便很明显了。

十一、飘飘然的感觉是危险的陷阱——山区侧风袭来

同样是大风，如果在山区下坡遇到侧风，则要特别当心，那简直就是妖风。

遇到侧风尽量选择靠近山体一侧骑行，远离悬崖一侧。

如果下坡遇到侧风，那会带来很多额外的危险。侧风和顶风会让你在直道或者压弯的时候失去抓地力。刮风天时，在山上，风不会一直刮，可能会在一个拐弯处突然来一阵大风，自行车在高速下左右飘动，很难控制，因此如果是刮风天一定要提前注意，全程控制速度，一定要比平时慢些，下车更有把握。

希望骑友们对这种情况有所警惕。

十二、人品爆棚，挡也挡不住——顺风骑行

顺风，是骑行中最舒服的享受。当然，如果是以健身为目的的骑行，是不希望遇到顺风的，这会达不到预期锻炼效果。

但在长途骑行旅行中，如果遇到顺风，这里说的是平缓路段的顺风，遇到当珍惜。然而，下坡遇到顺风可不是享受，是恐怖，剧烈下坡再遇到顺风就是灾难了，这样的路段极少见。

十三、人受得了，车不一定受得了——颠簸路面

随着国内城市化的推进，城市及周边已经很少能见到颠簸的所谓农村土路了。有些骑行发烧友，为了体验山地车的避震效果，常常为找不到一段有颠簸效果的骑行路而懊恼不已，只好偶尔跑到人家正在修路的工地去体验。也有的骑友会选择一处小山，费时半个小时扛车上山，然后用3分钟冲坡下山，就为体验那剧烈的颠簸中骑行的快感。当然，性能优良的避震车会抵消一部分的颠簸震动，使得骑行刺激而又可操控。

对于长途骑行，难免会不期然地遇到几段颠簸路面，因此提前了

解一些正确的应对知识是必需的。

正确的骑行姿势应该是上体前倾，头部稍倾斜前伸，双臂自然弯曲，背部微微拱起，而不是向下塌陷或挺直。只有这样，才不会在道路颠簸时给背部带来伤害。如果是向下塌陷的姿势，颠簸时会更塌陷，脊椎造成过度拉伸而使背部感到疼痛；如果是挺直的姿势，颠簸时会使脊椎相互挤压而造成疼痛。因此，应该降低身体重心，同时防止由于车子颠簸而产生的冲击力传到全身；双手轻而有力地握把，臀部坐稳车座。

骑行时，保持灵活的状态并且时刻观察前方道路，寻找最佳路线。

试着在通过颠簸路面时使用更大的齿比以保持骑行的动量和稳定性。在颠簸路面上，高节奏的弹来弹去是你所不愿意面对的。你骑得越快，就越顺畅。

一般来说，颠簸路面上骑行时，如果有石子的话，路两侧的石头是最锋利的，也就是说只有骑在路的中间才是最安全的。

确定你有好的车架和货架。经常听说有骑友在经过颠簸路段时货架断裂。同时，保护好车上的其他物品，比如水壶及系在车体其他部位吃的用的东西。下坡加颠簸后，经常有骑友停车后发现有系不牢的物品不翼而飞，回头寻找是不可能的。切身体会，作者本人丢过绑带、水果、辣酱等。

十四、要安全不要面子——泥泞（冰雪）路面

一般修路、年久失修或者偏离国道的路段才有泥泞路面，城市中的一些豆腐渣工程遇雨也可能形成泥泞路面，但以上情况总是难以避免，提前做好心理准备是应该的。

骑行在泥泞的路面，不妨拆下前后挡泥板，以免泥堵死挡泥板和车轮间的缝隙。前文说过，最好不带挡泥板；或者用简易制作的挡泥板（有骑友用大可乐瓶做成挡泥板就很好用），拆卸也方便。

泥泞（冰雪）路面要慢速骑行，大家对这一点都比较清楚，无须赘诉。在这种路面上尽量不刹车。如果没有把握骑过去，就干脆推过去。

在车辙及偏脸坡要小心慢速通过。车辙容易把自行车别倒，偏脸坡容易侧滑，没有把握时应该下车推过去。有很多骑友在这样的路面

上摔跤，原因在于不清楚这两种路面的危险。

有碎石、细沙、浮土的路面要低档低速通过，如果快速冲入这种路面很容易滑倒摔伤。在这种路面上刹车要格外小心，由于地面摩擦力变小，刹车时用力稍大，车轮就会抱死，导致摔车。在特殊道路条件下行车，车速的把握尤为重要。纯粹的泥泞路面（泥水下是硬地）别习惯性减速，快车速反而易顺利通过。

泥泞路段，个人形象就顾不上了，安全顺利通过第一。

十五、"抗日"像战争——烈日下骑行

真正的骑友很少在意是否烈日当头照。烈日下，骑友们会说这是阳光明媚的日子，正好骑行。

事实上，不管是明媚的阳光还是烈日下骑行都是经常的，但须防晒伤和脱水。

如果时间允许，当避开烈日当空的时段骑行（比如午后两三点钟的时段），选择树荫以躲避太阳直接照射。

防晒霜真的有用，一般是防止晒伤，而不是防止晒黑，当然也有防晒黑的功能，但不要对此功能有过高期望。且要在出门前半小时擦上，路上要不时补充。

防脱水很简单，多带些水就是了，早上出门前了解一下当天的天气情况，熟悉一遍当天的行程及路途的补给情况。除了用魔术头巾围住口鼻气道防晒保湿外，在比较干燥的路段骑行时，应在鼻腔内涂抹一些油脂，避免鼻腔干燥，保障呼吸顺畅。烈日下骑行时，如感到头晕头痛、全身无力、烦躁心慌、恶心呕吐、舌干口渴、出虚汗、心跳加快等症状，要迅速到阴凉处躺下休息，马上服用一些十滴水。等身体恢复后再继续骑行。

切记不可用扇风法降温。

十六、头顶碎大石？要不得——山里骑行遇落石路段

这种路况似乎只有在进入藏区的几条路线上才经常遇到，有些路段的山还是非常脆弱的，路上经常有飞落下来还来不及清理的石头，

多大的都有，特别是前一天夜里暴雨过后，横亘在路中央的甚至有几千斤的石头。别说是人，汽车也会被砸翻。

这些路段都会有标示及文字提醒。

对于骑行者，头盔是必不可少的。平路或者森林中骑行时，经常有骑友把头盔挂在车把上。但到落石路段，所有人都毫不犹豫戴上头盔。血的教训不是谁都能遇到或看到的，但明晃晃的石头就砸在路中央可不是示威，是真有可能落头上。

头盔不仅进藏骑行需要，其实平时骑行也一定要戴头盔。

不建议大雨及夜晚时骑行在落石路段，那太危险。另外，即便是在刚下过雨的早上，骑行此路段也应加倍小心，千万不要听音乐，无论是外放的还是耳塞式的。此时，需要的是竖起耳朵，听山上的声音，石头从滚动到落至路面不但有声音，而且中间有几秒钟的时间差，所以听到山上有异响，应马上判断方位，加速通过或者选择停车，并与前后的骑友保持呼应，互相提醒。

落石路段切不可流连拍照。

十七、电影是艺术，小说是文学，这是玩真的——骑行遇泥石流、山体滑坡

这都是极端天气加极端路况，平时健身骑行不可能遇到，即便是沿海地区的长途骑行也不会遇到，似乎这是进藏骑行的独有路况。好在每一位骑友都有一个拉萨梦，事先了解一下应对之法，可以做到心中有数。

七八月份是西藏的雨季，有些路段可能会发生泥石流、山体滑坡等自然灾害，骑行前建议了解当地的天气情况。如果已经预报前方发生了严重泥石流，交通中断，需要多少天之后才能抢通，那就不要贸然碰运气式地向前骑行了。

泥石流、山体滑坡多发路段一般有标示。正常通过时，参考落石路段通过办法。还有两种情况要注意：

（1）骑行到刚发生小型泥石流的路段，路面被毁，泥石流填塞了道路，如何通过？这种情况下，一个人时千万不要自作主张而独自推

车或扛车从泥石流上通过。泥石流下泄到路面后，路表面看是较硬的石头或者硬地，那只是表面现象，路下面其实是烂泥，人很容易陷进去，根本无法自拔。万一这时发生二次泥石流则大难临头。

所以，泥石流、山体滑坡路段应该结伴骑行，即便你不习惯结伴，此时也应跟着别的队伍前行。遇到小的泥石流则发挥团队的力量，互助前行。一般头夜发生过泥石流的路段，第二天都会有护路的武警官兵赶来清理，维护交通，这时就要听从武警的指挥。毕竟他们最有经验，常年在当地处理此类事故。切不可不听劝阻，一意孤行。

（2）遇到泥石流如何逃生？虽然很少有这么倒霉的，正骑行时泥石流冲下来，但了解一下逃生知识也是必要的，凡事就怕万一。

泥石流来临时的应对技巧：首先迅速弃掉自行车，然后立刻往与泥石流成垂直方向的两边山坡上爬。跑得越快、爬得越高越好。来不及奔跑时，要就地抱住河岸上的树木。一定不要往泥石流的下游方向逃生或者顺着泥石流方向奔跑。

如果泥石流发生地离自己还有一段距离，也一定不要站在泥石流岸边观看。

同样，遇到山体滑坡时，可躲避在结实的遮蔽物下，或蹲在地坎、地沟里。应注意保护好头部，可利用身边的衣物裹住头部。一定不要顺着滚石方向往山下跑。

一般来说，连续长时间降雨后，可能发生泥石流。暴雨过后，山谷中若出现雷鸣般的声响，预示将会有泥石流发生。

十八、走过路过别骑过——过水（积水）路面

过水路面指的是平时无水或流水很少的宽浅河流上修筑的在洪水期间容许水流浸过的路面。

长途骑行，过水路面不常见，但一般会有。稍做准备，便可顺利通过。

首先不可独自通过，一定要等有骑友过来结伴通过。

长途骑行一定要带一双轻便的凉鞋或者拖鞋，拖鞋为佳。前面有湍急水流漫过路面，应先观察流速及深浅，可根据机动车通过情况判断。赤脚通过不现实，激流下的石子划破脚趾可不是闹着玩的。拖鞋可派

上大用场。

即便是看着很浅的水流，也不要冒险骑行冲过去，推行通过是正解。

十九、天黑，别闭眼，也别害怕——骑行隧道

按照地点，隧道可分为城市隧道和野外隧道；按照隧道照明情况，可分为有灯隧道和无灯隧道。

一般来说，城市里的隧道都有照明，骑行通过前首先要查看交通标志——是否允许自行车通过。得到肯定的信号标志后才能进入隧道，不然十分危险。因为有些隧道不允许自行车通行就不会设立非机动车道，而只能骑行在机动车道上。而且隧道内光线又与隧道外明显不同，刚进入隧道的机动车司机都在努力适应路况、光线，对不期然出现的自行车会躲闪不及，易发生危险。

进隧道前，一定要把速度降下来，因为进入隧道后，眼睛一下子还不适应黑暗，且隧道内严禁超车。另外，隧道内道路狭窄，一般是双车道，很黑暗。从日光下到隧道内，起初可能什么都看不清。汽车进出隧道时声音回响很大，即使只是一辆小拖拉机也会让你感到如火车在身旁隆隆而过。所以希望大家进入隧道后多多小心。这里不是衡量胆量的地方。毕竟安全第一，到达目的地最重要。

再说另一种隧道——无灯隧道。说起来，许多人可能不相信，隧道内怎么可能无照明。确实存在这样的隧道，而且连续几个，长的有几千米长，还有逆天的下坡，很难控制速度。

这样的无照明隧道，我经历的是在川藏线上，除了著名的二郎山隧道外，还有海子山到巴塘那90千米的长下坡途中，6个恐怖的无灯长隧道。

通过无灯隧道应注意以下要点：

骑行结伴编队通过，不能并排，两人的距离保持在5米以内，车多的时候一定要注意周围的情况。

打开尾灯及身上戴的所有能发光的物品。如果有反光条，则一定要在自己的背包和后背贴上。

强光手电是必不可少的，如果你带的只是普通的手电就排在队伍中间。

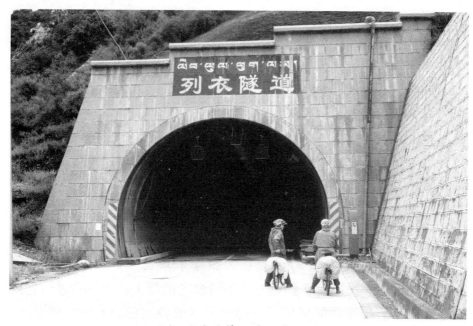

无灯隧道要等人多一起通过

摘下骑行眼镜或者墨镜。

控制速度，不要慌乱。

如有可能，可请过路机动车开大灯慢行护送通过。

二十、拉风之地，别太拉风——垭口通过原则

骑行爬山是一大乐趣，不仅仅是因为山上有风景。

垭口指的是山脊上呈马鞍状的明显下凹处。垭口在《辞源》里的解释是"两山间的狭窄地方"，即连续山梁的一块平坦、相对较低的位置，也可以说是高大山脊的鞍状坳口。

这里依然以进藏路线为例。

进藏所有路线上经过的垭口都有明显的标志——经幡飞舞。垭口是骑行者每天的终极目标，是固定需要拍照留念的标志物，是愉悦骑行的起点。因为垭口是骑行的最高点，那里有海拔标志，过了垭口就是长下坡。

一般来说，垭口的风会特别大，垭口的天气变化无常，垭口温度会很低（相对山上的其他位置）。

到垭口不存在骑行技巧问题，因为上到垭口大多精疲力竭，骑友一般会停车拍照休息，然后是下坡。此时，骑友需要做的只是防风防寒。因为在垭口，人极易感冒，所以临近垭口时应马上加防风御寒衣物，不可大意。

二十一、惹不起，躲得起——恶狗挡道

郊区或野外骑行，遇狗的概率非常大，被狗追咬的机会并不大，但不表示没有。

边远地区人家多喜养狗，野狗亦多。

遇狗攻击应该是骑友最害怕的事情之一。也许你无法避免被狗追，但你可以了解"狗的心态"，以便机智地对付它。

绝大部分的狗追逐骑友只是为了防御它的领土。当你骑过，它只想着你会不会侵犯它的领域。假如你没有威胁到它们天生的领域性，它们对你就没有兴趣。

对应的措施，首先当然是快速骑行通过了，前提是路很宽又下坡。

你可以从狗的姿态看出它只是虚张声势或真的要咬你：如果它小跑步、吠叫、耳朵及尾巴竖直，那它只是做做样子，别担心；如果它四脚狂奔，耳朵及尾巴朝后，露出牙齿，老兄，它是玩真的！

如果实在跑不掉，就要和狗战斗了。停车和狗对峙，守住前轮很重要，以前轮为武器躲闪，同时大叫，大多数狗知道人类对它们凶的感觉，突然地大叫"停""站住""喂"，会让它们迟疑几秒钟。如果它听不到，举起你的手假装手中有石头做投掷状，通常狗可以深刻体会人类这个姿势接下来会有个东西痛击它们。

如果多条狗围攻，那就只有自求多福了。自行车已无法当作武器，狗会撕扯驮包，其余的狗会向你身体发出攻击，这时除了大声呼喊求救外，注意千万不能被狗拉倒，否则有性命之忧。保持站立，伏在树上或墙上抱住脑袋是上策。

晚上碰到狗则可以用头灯照射它，它不会接近你的。因此，夜晚出门最好还是带上足够亮的头灯或电筒。

藏獒比较凶狠，估计以上方法可能都不会奏效。

小贴士

（1）有些骑友会准备辣椒喷剂绑在车把上，这东西效果很好，尤其边骑边喷，骑友保持在上风而不受影响，通常会痛击狗的眼、鼻和嘴巴，但不会造成持久的伤害，对坏人也很有用。

（2）驮包上用绳子系上一根小木棒，大概50厘米长。当有狗出现的时候，你就从后面把木棒拿出来，这样狗就不敢上前了。

二十二、并非越夜越美丽——夜骑

夜骑分两种：健身骑行的主动夜骑和长途骑行中的被动夜骑（一般是被动的）。下面分别述之。

1. 健身夜骑

健身夜骑一般多见于城市晚上，常规骑友聚集地，一众骑友，全副武装，炫彩夜灯，爆闪风火轮呼啸而来，呼啸而去，引路人侧目。

诚然，和三五个骑友一起夜骑是一件很惬意的事情，毕竟不是所有骑友白天都有时间健身骑行。相对于白天骑行来说，夜晚骑行反而有他独特的魅力和韵味。不过呢，在夜间骑行也同样存在很多危险因素，稍微不注意，就会出现危险而受到伤害，重则后果不堪设想。

因此，遵守交通规则就不用说了。此外，夜骑还应注意如下事项：

（1）解放耳朵，注意听

夜间视线变差，这时耳朵的听觉就更重要了，不建议戴耳机听音乐。路上车很多，戴着耳机，等到发现机动车靠近时，可能已经只剩下数米了，很容易因紧张而发生意外。

（2）各种发光设备，让司机看到

夜骑务必配置头灯、尾灯，头灯越亮越好。戴头盔，尽量使用警示车灯，佩戴反光条或其他警示装备。要知道，在夜间路面上，骑友几乎是不可视的，只能依靠反光条、灯光显示自己的位置。所以，如果要夜骑，就多贴一些，多一些发光点。很多自行车发生意外不是前撞、后撞，而是侧撞。因为没有人会在侧面装灯，所以要增加侧面的反光，如轮胎或轮圈上的反光条。反光贴纸要选对地方贴，建议贴在把立左侧。贴左侧是因为我们靠右骑，其他车辆的灯光主要从左侧来。

（3）骑熟悉的路

这一点从本人了解的情况来看，各地骑友掌握得比较好，一般每一地都有成熟的夜骑路线。因为不常骑的路线路况难以掌握，凭借旧印象而骑相当危险，加上治安问题，就算携带防身用品，遇到突发状况可能也无用武之地。

（4）速度务必要比平时慢

很差的路面，白天可以清楚分辨，晚间即使有路灯也不能清楚分辨。有的车友晚上的车速跟白天的车速一样，但夜间对路面的反应时间需求绝对大于白天，尤其公路车碰到一点小坑洞，很容易就弹飞。但有些人要等到有事故（自己或别人）发生，才知道要降低车速，时间一久又故态复萌。一般来说，夜骑维持白天速度的 7～8 成即可。

（5）夜骑不上强度

有些骑友以健身为主要目的，夜晚也需要一定的强度来完成锻炼计划。但骑快了自然危险，强烈建议快乐骑，不要强度骑；走平路，不走山路。

（6）遵守编队骑行纪律

夜骑一般人较多，在公路上骑行时，请尽量不要并肩骑行，尽量跟骑；前车队员尽量走直线，刹车请打手势，不要随意变更骑行路线，不要紧急刹车；后车队员与前车保持 2 米左右距离，下坡适当加长距离，保持安全的刹车响应距离。团结很重要，统一行动，队员下撤须通知领队。在复杂的环境中比较容易迷路，所以尽可能头尾兼顾，让熟悉路况的人领队、收尾。

2. 长途骑行被迫夜骑

首先申明：尽量不在晚上赶路，晚上视线不好，路上有什么石头、坑洞都不容易看到，旁边是深谷还是激流都不清楚。

走夜路很恐怖，尤其下雨时。所以每天最好早起早出发，到达目的地后有足够的时间休整，尽量避免赶夜路。若迫不得已赶夜路，也没办法，比如车坏、没有休息点，亦没有人家可以借宿、没有帐篷可搭、没有车可搭。这时，夜骑除了上文健身夜骑提到的注意事项外，还应特别注意以下几点：

（1）心态放平

若为赶路，必定着急，着急之下出错的概率就加大，且体力也没之前那么好，注意力容易分散。因此，我一直认为：累了就应该休息，将要赶的路留到明天体力充沛时去骑，这样带给你的将会是另一种感觉，骑行是一种放松而不是强求。

（2）让自己亮起来

长途骑行的路线有时在郊野，经常没有路灯，所以在夜间骑行，应该打开所有能发光的物体，使自己可视的同时也要能看见前面的路。

反光贴很实用，车上的反光标记会因汽车灯照射形成光点引起注意。夜骑时遇到会车灯光强烈时，不要抱怨，这也是没办法的办法，并非人家想看你，而且会车那一瞬间，也根本看不清你是男是女，仅仅是为了彼此的安全。

另外，相比深更半夜伸手不见五指，清晨太阳未升起以及太阳刚落山时更加危险，这时的自行车与背景反差非常小，汽车司机不如夜间注意力集中，这时最容易出事。

夜骑危险，的确是危险。

我认为，不是火上房的急事，就别赶夜路；即便是火上房，也要做好充足准备再夜骑。

二十三、一个人的美丽与哀愁——独行侠的健康锦囊

经常见到路上有独自骑行远行的骑友，而且拒绝路遇骑友搭伴的善意要求。这样的骑友，我们称为独行侠。

独自骑行要考虑的事情就要多些，要带的东西也相对多些。

1. 独行侠要做的事

轻便实用的驮包。驮包太大，你会受累的，长途骑行会疲惫不堪。包里当然是骑行的必需品，需要牢记的原则是：不要想着把家也搬着走。比如衣服，之前有骑友以为骑行时是骑行裤配快干裤最好，但实际上

万能的牛仔裤可应付各种状况。

除常用食品、药品外，还须携带地图、旅行草图、防雨衣及修车工具。当然还需要必要的防身武器以及打发寂寞的迷你音响等。另外，带上紧急联系人的电话号码，说的是选最重要的电话号码，写在小纸片上，放在贴身的地方，确保即便手机丢失或被偷被抢也不会与家里失去联系；即便出现意外，别人也能通过这张纸片联系到你的家人。有某种疾病的单身骑行者更应当做好防范工作。如有心绞痛或癫痫史者，可将病名和治法用简明的语言写在橡皮膏（胶布或风湿膏）上，贴手腕桡动脉处，为他人抢救时及时发现赢得时间。

独行侠还要会简单的自行车维修技术，包括补胎换胎、部分配件的简单调试（如刹车变速器）等。

2. 独行侠不要做的事

骑行中少与陌生人搭讪，不管拒绝什么，语气要和善。

一个人在路上千万不要露富，装得越穷越可怜，人就越安全。

缺乏独自骑行旅行经验的，可以遵循以下安全原则：不围观打架骂仗，不争睹事故现场，不聚众好奇，不参与别人的"游戏"，不加入别人的赌博，不被便宜利益所诱惑。

切记：一个人不要赶夜路。

二十四、心领神会的手势很必要——团队骑行

骑行是很多人会选择的一种健身、旅行方式。团队骑行时，编队骑行会让你觉得很好玩，感受到集体的力量，可以轻易地达到30码的速度。当我们做好骑行的准备之后，在团队骑行中又应该注意哪些健康、安全事项呢？

1. 下长坡严禁飙车。骑友们要依次下放下坡，保持车距，隔50～80秒分别下坡。骑下坡时，不要什么都不蹬踏或脚踩脚踏板不动弹。如这样，你的下坡速度会很快，车很飘，会有危险。应该是骑下去及时调整变速，把齿比加大去踩踏，就是说高速齿，使用前大盘对最小齿飞轮。这样，你的下坡速度遇阻会慢，但你的车会平衡，很安全。

2. 遇山口与岔路口须停下等待后面同伴。

3. 任何情况下不得单独行动。任何情况离队须告知两人以上。以队伍为重，个人需服从队伍，服从大局。如果遇到重大意见分歧，先以大局为重，包容为先。

4. 出发前必须签署免责协议，保险不强制购买，但出现问题须自行承担。

5. 单列骑行并保持一定车距，严禁三人并骑。超车时，必须先看前后有无来车，避免与前后车发生碰撞；从左侧超车，靠右侧停车；队员在骑行中出现状况需自行处理或报领队（如掉东西、爆胎、体力下降等）时可以示意后方队员从左侧超车，后方队员若要超车应喊话通知前方队员，待前方队员回应后方可从左侧超车。

6. 如夜骑，需保持紧密队形，匀速前行（每人一个照明工具）。

7. 身体有疲倦不适等情况要告知队友，以便相互扶持保护。要避免车友间推行帮助骑行等方式，这样做会给他们一种依赖感，也不太安全，困难让他们自己去克服，我们在心理上、语言上给他们加油！给他们自信。每个人都要自强，团队才能更加进步。

8. 心态要平和，心情要舒畅，戒骄戒躁。

9. 若遭遇匪帮，是投降、逃跑，还是反抗，大家须齐心协力，切忌冲动。无论何时，找适当时机报警求助，但不要完全依赖他人。

10. 如遇重大疾病或上述情况致伤致残而不能继续骑行者，如生活不能自理，由当事人选择通知家人接回或者不通知家人私下返回。如领队出事，选新领队。

11. 如有重大伤亡事故，尊重每个人自己的选择——放弃或继续。只要有人选择继续，领队将继续担负自己的职责。

12. 不要依赖队友提供的安全保障，健康、生命只掌握在自己手中。
特别注意：户外活动具有一定的危险性，若发生生命财产损失，组织者不承担责任（除非组织者为直接责任人），但其负有尽力救助的义务。

13. 注意来往车辆，提前躲避，不要戴耳机听音乐，以免听不到汽车鸣笛。遇有需要拍照或其他离开马路活动事宜，最好结伴停车，把自行车停放于路边，以便其他队员可看到或等候。遇当地人要友好打招呼。遇兜揽生意者尽量不要停车或结伴停车。

14. 注意沿途环保问题，不要自损形象随意丢弃垃圾，将产生的垃圾扔到垃圾桶或带到晚上的住宿点集中处理。

15. 在团队长途骑行中，一定要严格把好新人参加骑行的关口，不是说他们不行，而是为了团队顺利骑行。车队在骑行中，队员素质的分配并不是前面强，后面弱，像胡萝卜形的梯队。而是前强、中弱、后强，像橄榄球状的形式力量骑行。

16. 当领骑人员对路况不了解时，及时用手势与后方骑友沟通，随时替换领骑，并且自己从左边撤出排到队伍后边。明确路况的骑友积极替补，以节省全队人员体能消耗。组织领导者可以在队伍当中 2/3 位置骑行，使自己可以了解全队的骑行状态，看到车队出现问题及时出动调整。

17. 严禁扒车，遇到大上坡时宁可推车上去，绝对不允许扒机动车。

18. 从任何停止的车辆边经过时，一定要保留 1.5 米以上的安全距离，防止车门突然打开。如果道路太窄无法保留足够的安全距离，则把速度降到 15 千米 / 小时以下。

最后，请大家务必牢记：一切行动服从领队的指挥！

编队骑行时，由于有领骑队员破风，跟随的队员能够减少 30% 的体能消耗，轻松地达到较高的平均速度。但是编队骑行因为排列紧密，一旦出现突发情况处理不当便容易出现"骨牌效应"——大家撞车到一起。因此，领骑队员不但要对自己负责，更要对跟骑队友负责。也就是说你必须要让你的队友清楚、明确地知道车队目前的情况和前面的路况，而唯一有效和直观的方法就是骑行手势。

规范、准确、利索、到位的骑行手势也会大大增强队员的信心。以下以右手为例（左手反之）：

1. 右手手掌向地面斜伸出，说明右边地面有障碍或有车有人需要注意。

2. 右手手掌向地面斜伸出并上下摆动呈拍球状，提示右边路面颠簸或有斜穿的车或人，需要减速。

3. 右手食指斜指向地面某一具体位置，表示该位置有碎石、玻璃或坑洼，提醒大家避免从该处通过。

4．右手水平伸出，掌心向前表示右转弯或右变道。

5．右手放到身后，往臀部方向前后摆动，提示后面队员保持队形，靠拢跟随。

6．手向上方高举一下，掌心向前，表示前面有障碍，需要减速，并且同时散开队伍。如高举同时握拳，则表示前方出现红灯或紧急事故，需要立刻停止前进。

7．领队通过复杂路口，不能保证路口车辆和行人是否移动的时候，向来车方向水平伸出手，掌心对向路口可能移动的车辆和行人提醒其停止移动，注意让行。

8．右手在身后侧往内横向摆动，说明右侧有大型障碍物（譬如逆行的人和车辆），队伍要向左侧靠。

9．右手在身侧快速前后摆动作泼水状，换领骑，领骑队员完成提示动作后加快两脚，然后在队伍左边退下，后面队员应迅速补上，原领骑队员要慢慢跟到队伍最后。

10．一指高举，请大家单列骑行。

11．两指高举，请大家双列骑行。

二十五、女性骑手如何保持风采？

人们常说，男女有别，骑行也有别吗？

当然有，前面不是讲过女性骑行的难言之隐了嘛，除此之外，女骑手还应该注意什么呢？当然是与健康有关的注意事项。

1．骑行时间较长时，要注意变换骑行姿势，使身体的重心有所移动，以防会阴部某一点长时间着力。换换姿势，也能防止疲劳，更能享受骑行的乐趣。

2．女性不要骑男车，以防上下不便。女性的私处比较脆弱，应该以健康为重。因此，选好车是关键，女性骑友在购买自行车时一定要根据自己的身高、体重甚至身材比例来选择适合的自己的自行车，而不是只看自行车的外观。就算买到并不是很适合的自行车，也可以根据自身情况调整自行车。

3. 买个柔软的车座。车座太硬的话，会加大车座对阴部的摩擦力，长久骑行更会感到阴部不适，甚至疼痛。我们可以买个柔软的车座，或者可用泡沫塑料做一个柔软的座套套在坚硬的车座上。在骑行时，若发觉会阴部有不适症状，要及时查明原因。若因车座有问题，要及时排除或改进，并要注意休息，症状消除后再骑行。

4. 调整车座很重要。如果车座太高，而骑行的人个子比较矮，这样不仅造成骑行时身体不舒服，动作不协调，而且由于骑行人在骑行时只能勉强上下、左右摇摆地踏，臀部左右扭动，可能发生"车祸"，也会导致阴部与车座不断摩擦而影响性器官发育。

5. 注意车把的位置。若将车把位置调低于车座，会阴部软组织将承受更多压力，骨盆底的感觉也会降低。研究人员发现，车把相对车座的位置越低，女人越容易向前倾，这样会阴部所承受的重量比例就会越大。我们不应该把车把的位置调得太低，这样身体会不舒服，更会对性器官产生损害。

第五章　骑行休息策略，你懂吗?

　　具体骑行实战中，学会了怎么骑只是第一步，还要学会骑行中怎么休息，所谓文武之道，一张一弛。本章所谓的休息策略，主要针对的是长途骑行。

一、休息如心仪的姑娘，要掌握主动——骑行途中休息策略

长途骑行途中，怎样更有效地休息，分两个方面：

　　1. 休息间隔时间问题。总体来说，休息要有规律，编队骑行则要照顾体力稍差的。长途骑行时，一般路边到处是风景，休息也是看风景的一部分，即便不累遇到好的风景也要停车欣赏；如果路边只是枯燥的谈不上风景的景象，想想陌生的地方总有可看的。一般来说，平路 1 小时休息一次；下坡则半小时休息一次，以缓解紧张地抓着刹把的手臂；上坡则要看各人的感觉了，由于爬坡异常艰苦，建议爬坡以千米计休息，也就是说按照路碑数字来休息，比如每爬 2 千米（甚或 1 千米）休息一次，体力好的可以 5 千米休息一次。而休息时间一般为 5 ~ 10 分钟。阴雨天或者天冷时，休息时间不要过长，身体因为这种休息冷却了，再骑时反而比之前更慢进入运动状态，也容易受凉感冒。休息间隔的时间也要结合你骑行路线的情况。

　　2. 休息方式的选择。停下来首先要补水、补充能量。长途骑行

一般遇到补给的小商店都要休息，顺便补给；在人烟稀少地段骑行时，若知道前方不会有太多的小店，就要抓紧看到的第一个小店了，或者在早上出发前就一定要补足水、多带吃的东西。

长途骑行后，两脚会充血肿胀。休息时要平躺，尽可能把脚垫高，以促使血液循环。如有坡度不大的斜坡，也可头朝下地躺下休息片刻或把脚放在自行车上休息一下。缓解下坡紧张而休息时，则最好做一下四肢拉伸运动，活动手掌、腕部等。

二、千万别等口渴——水的补充原则

骑行是很消耗热量及体内水分的运动。水分通过汗液排出体外。骑行一般在户外进行，骑行的时候感觉出汗少，而停下来汗水就会感觉增多。其实这是因为骑行的时候，我们的汗水几乎很大部分被风吹干了。如果遇到烈日当头、潮湿、闷热、低气压等天气时，我们的汗水就会像下雨一样，会流失很多水分和电解质。因此，如果不及时补充水分和电解质，我们就会有口渴的感觉，严重的话会有抽筋、虚脱等严重的生理反应。

> **小贴士**
>
> 大家来看看水在我们人体中是如何实现生理运作的吧。人体的60%是水分。虽然水本身不具有营养的效益，但却负有更重要的任务：给人体提供营养（血液）运输、补充、平衡、排毒（流汗、排尿及排便）及调节体温等功效。只有摄取足够水分，人体的生理运作才得以顺畅。所以，多喝水，不但可以养颜美容、湿润皮肤、防止衰老、解决便秘，甚至还可以治疗感冒、预防结石、膀胱炎、尿道炎及安定神经等等。多喝水，实在好处多多。

自行车运动，本来就是水分消耗较大的运动。尤其骑行在炎热的高原上，如果没能及时补充水分，则血液中水分减少，盐分浓度提高，不但体温上升，运动能力低下，而且因血液黏稠，影响血行，导致心脏疲惫，体力衰弱。常喝水的人比不喝水人的直肠温度低，而且不易疲惫。那些没有喝水习惯的人的直肠温度在运动前就高，且随着运动时间增加而急速升高，在运动 4 小时后，就因高温而进入疲惫状态。所以正确喝水还有防止疲劳的作用。 但要注意，你还要喝"适当"的水。能快速通过胃，让大肠易于吸收的水是：①水温在 9 ～ 16℃（冷水具备降温功能，直接就给喉咙及胃肠降温）。②纯水及运动饮料，使水经胃的通过及大肠的吸收更快。

水分的摄取时间也很重要。绝对不可以等到我们口渴了再喝水，那时已经太晚了。因为人体失去 1% 的水分时才会有口渴的感觉，而从喝水，到水经由小肠的吸收进入血液，并运输到全身各部组织，大约需要 60 分钟。因此，如果等到口渴再喝水，就晚了。

补充水分要遵循"及时"和"少量多次"的原则。在骑行的前后，要养成喝足水再上路或休息的习惯。在骑行中，每 15 分钟要补充约 200 ～ 300 毫升的水分，就像喝大约 1/2 矿泉水瓶容量（500 毫升左右）的水。每次不要喝过多，可以分多次喝。这样就可以及时地补充蒸发流失的水量。

葡萄糖水、淡盐水、茶水、果汁、运动饮料与白开水间着喝，骑一段就喝一小口。应该避免的是骑行后喝含有咖啡因的饮料，例如咖啡、汽水等，因为咖啡因也有利尿的作用，而使体内水分流失。虽然汽水也可以提供水分和糖类，但它不是合适的骑行后饮料，最好避免。

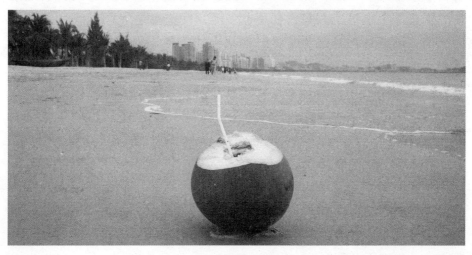

喝了吗？

骑行中你该熟悉的事——健康骑行实用技巧

忌服过冷的水。因为平时人的体温在 37℃左右，经过大量运动后，可上升到 39℃左右，如果饮用过冷的水，会强烈刺激胃肠道，引起胃肠道平滑肌痉挛、血管突然收缩，造成胃肠功能紊乱，导致消化不良。

另外，针对计划去高原骑行的朋友，给你个小贴士：高原独有的酥油茶是好东西，喝了这玩意，保证你高原骑行口不干，呼吸通畅，还能提供非常多的能量，所以不要放过任何灌满水壶的机会。

三、心中有数，兜里有货——吃什么

在经济繁华的沿海城市及周边做长途骑行，吃饭不是大问题，至少很容易找到吃饭的地方。网络上经常召集骑行的帖子，经常就是打着"腐败"的名义，一般会应者云集。这样的骑行不用担心吃的问题，一般早事先踩好点了。

本节内容针对在艰苦地段（如高原藏区）长途骑行时如何解决吃的问题。

先说正餐：

入乡随俗在藏区并不适合骑行人。特别是藏餐，许多骑友反映吃起来并不习惯。骑行拉萨一路上最多的就是川菜馆了。如果亲自去后厨（路边小店大多厨房开放，所有菜品明档摆在那里）确认卫生质量过关，是要荤素搭配的（这一点很好，一路上经常是不怎么熟悉的骑友也聚在一张桌子上吃饭，人多，点菜也多样，反正都是 AA 制嘛）。荤菜以回锅肉、蘑菇炒肉片最为常见。如果上述条件不能满足，那就多吃鸡蛋吧，番茄炒蛋是第一选择。一大盆青菜豆腐汤也是必不可少的。

骑友饭量名声在外，老板则见怪不怪，米饭是大盆上的，一般随便吃，管饱。饭前不要喝大量的可乐、雪碧等饮料，免得肚子胀得吃不下东西。

再说骑行途中吃什么，怎么吃。

开始骑行大约 1 小时后再吃东西，然后在每次休息都适当补充一些，骑行后比较容易接受各式饮料或流质的食物，还同时可以补充水分。当然也要吃固体状的食物补充糖和蛋白质，比如高纤饼干、葡萄干、巧克力、牛肉干及新鲜的水果等。

这里特别提出遇到县城"腐败"的问题。进藏的路线上有规模的县城不多，经常是在山里的一个村庄小店过夜，难得遇到一个县城，犒劳一下自己毫不过分，我本人也乐此不疲。但是，过量的暴饮暴食对身体绝对没有好处。因为一般"腐败"多集中在晚餐，长期处于饥饿的肠胃根本无法立刻吸收大量的食物营养，从胃酸的匮乏分泌到恢复正常需要 5 小时。因此，我建议"腐败"可以，但是要少吃、精吃，吃到味觉得以满足、肚子不再饥饿即可。

下面单说说水果。在地广人稀地带，骑友应珍惜每一次遇到水果的机会，一定要买上一些，在经济、体力能承受的范围内带在车上，吃水果最好与休息结合起来，途中吃水果感觉会很好，因为如果你只带了矿泉水，喝多了会觉得很淡。而且吃水果还可以补充糖分。

还有就是红牛和八宝粥的问题，红牛被骑友尊为长途骑行第一饮料。但单纯从能量上来讲，八宝粥是红牛的 5 倍，价格还比红牛便宜一两元。对于长途骑行来说，红牛的作用还是比较有限的，综合性价比不高。但红牛额外具有精神激励作用，不可小觑。

四、不洗又何妨——高原上的洗澡问题

每日的健身骑行和在交通、经济发达地区的长途骑行，洗澡不是个问题，根本就不需要讨论，骑行结束当然要洗个澡。

这里主要针对计划高原进藏骑友的洗澡问题。

原则是：有洁癖每天不洗澡就无法睡觉的人就不要骑行去拉萨了，不介意用冷水洗澡的除外。

骑行拉萨沿途能供应热水洗澡的地方不多。许多地方根本不具备洗热水澡的条件，甚至连洗冷水澡都没地方。

以川藏线（318 国道）为例，沿途只有有一定规模的城市才有洗澡的地方。一般县城的星级宾馆的标准间有独立的卫生间，有热水，可洗澡；许多招待所及各类骑友之家也有公共浴池，定时供应热水，洗澡还算方便。

初到高原时，建议 3800 米海拔以上不要洗澡，感冒不要紧，要紧的是别在高原感冒。洗澡会加速血液循环，增加身体对氧气的需求，没必要因洗澡过度消耗体力而引起或加重高原反应。

在藏区骑行多天后，身体已适应高原气候，洗澡一般没有问题了，但洗澡时间也别太长。因西藏的空气干燥、水分蒸发快且晚上气温较寒冷，人在西藏一般不是特别想洗澡，并且不会感觉不舒适。

不洗澡会臭么？有骑友调侃："不会臭，每天照射大量紫外线，细菌几乎都被杀死了，不霉不臭。"

这是真的。

五、骑行中的亮点，有机会就得泡——骑行遇温泉

骑行途中遇到免费温泉。

这种好事在去拉萨的路上经常能碰到。即便收费，也极为低廉。

于是就出现了骑行中的一个问题：遇到温泉，泡还是不泡？

当然要泡，除非你的身体不适合泡温泉。

现在，在海拔最高的"世界屋脊"上泡温泉似乎也越来越为游客所了解和喜爱。除了名声最大的当雄县羊八井温泉外，西藏较著名的温泉还有墨竹工卡县的德仲温泉、堆龙德庆县的德庆温泉、曲松县的沃卡温泉、拉孜县的席钦温泉、工布江达县的米拉山温泉及亚东县的康布温泉等。这些温泉又因矿物质含量和水温不同，各具有不同的保健和康复功能。

> **小贴士**
>
> 西藏温泉资源相当丰富，高原上遍布的大大小小温泉不计其数，几乎是在有人居的地方不出百里就会有温泉。有资料表明，温泉热浴不仅可放松肌肉、关节，消除疲劳；还可扩张血管，促进血液循环，加快人体新陈代谢。

对于骑友来说，每一个触手可及的温泉都不应错过，特别是那些攻略上被广泛吹捧的免费野生天然温泉。

泡温泉是享受，但也有讲究，而且是很有讲究：

（1）肚子饿的时候，不可以马上泡温泉，因为空着肚子泡温泉很容易有头晕的感觉，甚至有恶心及疲倦的情形。

（2）骑了一天的车已经非常累了，不可以马上去泡温泉，不然会越泡越累。

（3）刚吃饱饭或喝完酒也不可以马上去泡温泉，不然易发生消化不良及脑出血的情形。

（4）有感冒或者轻微高原反应症状的人，最好不要去泡温泉。

（5）泡温泉的时间要根据温泉的温度来定。温泉太热时，不可以泡太久。如果中途感觉不舒服，应马上中止。一般以 15 ~ 20 分钟为宜。

（6）泡温泉后，人体水分迅速蒸发，要记得及时喝水补充水分。

六、不怕睡不着，就怕睡不醒——睡觉问题

平原骑行一般不会有睡眠问题，除非没骑行之前就有睡眠质量或者睡眠障碍问题，那基本与骑行无关。

还是说高原上的事吧。

骑行每天都比较累，睡眠不成问题，很少听说哪个骑友失眠，大多倒头便睡。这时，最该注意的是睡觉时的保暖问题。

高原的昼夜温差非常大，而且早、晚气温偏低。一般海拔每升高1000 米，温度降低 6℃，所以一定要注意保暖，即使在夏季也必须准备外套或一套秋衣在睡觉时穿。遇到卫生条件一般的床铺，也不要顾忌那么多，把所能找到的被子都盖在身上是必需的。另外，保持身体的干燥也很重要。

白天骑行时没啥感觉，有时候晚上睡觉时会发生呼吸困难的情况。如果出现这种情况，不要担心，可以打开窗户，这是因为空气中含氧量实在过少，所以一定要保持空气流通。如果有出现恶心的情况，那么建议你买瓶氧气吧。你不要觉得不好意思，因为很多人使用，我就亲眼看见有骑友躺在那吸氧。

另外，晚上睡觉时在床头放杯水可以使房间湿润一点，你可能会比较舒服一些。

七、与心情无关，与海拔有关——高原喝酒

"腐败"可以，但得分地方。

喜欢喝酒的骑友一定要根据自己的高原反应情况及所处海拔高度，适度饮酒，不会喝酒的最好不喝。因为喝酒会加剧缺氧，重者可能造成昏迷和脑死亡。

本人建议海拔超过3500米，再大的酒瘾、再喜庆的事，也别喝了，还有比命更重要的事吗？

还有一种是藏族的礼节酒。骑行进藏难免会住到藏民家里，主人或许会请你喝青稞酒。不经蒸馏的青稞酒近似黄酒，酒精度数一般为15°～20°。在西藏，几乎男女老少都能喝青稞酒。喝酒时，客人必先喝三口再一满杯喝干，这是约定俗成的规矩。酒席上，主人端起酒杯先饮一口，然后一饮而尽，主人饮完头杯酒后，客人才自由饮用。

同样，还有喝茶的日常礼节：客人进屋坐定，主妇或子女必来倒酥油茶，但客人不必自行端喝，得等主人捧到你面前才接过去喝。这样，才算懂得礼遇。

第六章　骑行出了状况，你能搞定吗？

> 　　本章所列条目是骑行中最可能遇到的几种病痛，没有人希望遇到，比如被狗咬、摔车、骨折等，但有些时候并非所有骑友都能一帆风顺地到达目的地，骑行途中总会有大大小小的健康问题，提前了解一下应对策略是必要的。本章只讲应对策略，不讲预防，因为前面已经讲过如何准备和骑行了。

一、骑睡着了不是笑谈——疲乏的缓解

先说明，第一条并非病痛。身体什么病都没有，或者说都没反应出来，就是太累了。这就是经常所说的运动性疲劳。对于健身骑行来说，产生疲劳是训练的正常反应，没有疲劳就没有训练，疲劳是检查训练效果的一个标志。

那么如何快速恢复呢？

下面说几种行之有效且易于操作的缓解和消除疲劳的办法：

1. 简单拉伸

骑行结束直接倒地休息不可取，最好做些肌肉伸展动作，有助于缓解肌肉纤维痉挛，改善肌肉血液循环，减轻肌肉酸痛和僵硬程度，加速乳酸的消除，使迅速消除疲劳。

2. 饮食调节

运动营养专家表示，消除疲劳的最好方法是通过饮食来调节。因为运动中产生疲劳的重要因素之一，就是能量供应不足。一般骑行结束后的 15 ～ 60 分钟内，应尽快吃点东西，主要包括能量和维生素，尤其是糖、维生素 C 及维生素 B_1。夏季或出汗较多时，还应补充盐分与水。

体现在具体的食物上就是：

（1）运动后补充流食（比如果汁、粥、汤）及水分较多的果蔬（如西红柿、葡萄、橙子、西瓜、生菜和黄瓜），这些食物带有大量的水分和丰富的维生素，能迅速帮助身体得到补充。

（2）食用含钾及维生素的食物，如豆、香蕉、橘子、橙汁和葡萄干等含有丰富的钾元素、维生素 B 和维生素 C，有助于尽快处理掉人体内积存的代谢产物。食用富含维生素 B 和维生素 C 的食物，能消除疲劳。

（3）多吃碱性食物，如新鲜蔬菜、瓜果、豆制品、乳类和含有丰富蛋白质与维生素的动物肝脏等。这些食物经过人体消化吸收后，可以迅速地降低血液酸度，中和平衡达到弱碱性状态，从而消除疲劳。

3. 心理调节

心理调节主要是意念活动，通过一定的套语暗示进行引导，使肌肉放松，心理平静，如暗示性的睡眠休息、肌肉松弛、心理调节训练。实践证明，上述方法能帮助尽快消除身体疲劳，加快身体的恢复过程。另外，休息时听听音乐也是不错的消除疲劳的辅助手段。

4. 足够的睡眠

睡眠是人体最好的休息方式，是消除疲劳的最有效途径，每天应保证 8 小时以上的睡眠。

睡前尽量使精神状态趋于平静，避免外界刺激；室内空气保持新鲜；睡觉前应洗脚，使大脑得以休息，有助于尽快入睡，使疲劳能快速消除。

5. 理疗按摩

物理疗法，特别是按摩，可以促进血液循环，加快消除疲劳及恢复身体功能。

负担量最大的部位应是按摩的重点。肌肉部位以揉捏为主，交替使用按压、抖动及扣打等手法。

6. 温水浴

温水浴也是理疗的一种方法，是最方便、最快的消除疲劳的方法之一。水温以 42℃ 左右为宜，时间一般为 10 ～ 15 分钟，最长不超过 20 分钟。

7. 药物

有些中药（如黄芪、刺五加、三七等）有调节中枢神经系统的功能，能扩张冠状动脉和补气壮筋，对促进疲劳的消除有较好的效果。

二、骑完就是浑身痛，肌肉酸痛

运动医学上，一般将运动引起的肌肉酸痛分为两种：一种是运动后疼痛立即出现，但其消失也快，这种称作急性肌肉酸痛；另一种是在运动后几小时或一夜之后才出现，并伴有疲倦乏力，甚至会出现肌肉痉挛、僵硬等症状，这种肌肉疼痛消失比较缓慢，常常 3 ～ 4 天甚至 6 ～ 7 天之后才能完全恢复，这种症状则称为延迟性肌肉酸痛或运动后疲劳。

这里介绍几种简单的消除肌肉酸痛的方法：

1. 休息

休息能减缓肌肉酸痛的现象，并可慢慢促进血液循环，能加速代谢产物的排除，并能消除肌肉酸痛部位营养的供给与修复，使之恢复正常。

2. 伸展练习

静态伸展牵拉肌肉可加速肌肉的放松和拮抗肌的缓解，有助于消除肌肉痉挛。对酸痛局部进行静态牵张练习，保持伸展状态 2 分钟，然后休息 1 分钟，重复进行，每天做几次这种伸展练习有助于缓解痉挛。对酸痛局部进行拍打按摩，也可使肌肉放松，促进肌肉血液循环，有助于修复损伤及缓解痉挛。

3. 热敷

对一些较轻微的肌肉酸痛，热敷是最有效的一种方式。对酸痛的局部肌肉进行热敷，可促进血液循环，提高新陈代谢水平，加速肌肉酸痛的缓解。尤其若配合轻微的伸展运动或按摩，更能加速消除延迟性肌肉酸痛。或者洗个热水澡，也可达到消除肌肉酸痛的目的。

4. 药物治疗

每天服用100毫克维生素C对防止和缓解肌肉酸痛有一定作用。维生素C缺乏可大大降低人体的耐力运动能力。补充维生素C可明显降低运动诱导的氧化应激，对提高人体机能有一定的意义。

维生素E是细胞膜内重要的抗氧化物和膜稳定剂，补充维生素E可提高机体的抗氧化能力，减轻骨骼肌拉伤所引起的肌肉酸痛；对保护细胞膜、缓解运动后肌肉酸痛具有重要的作用；在维持肌肉组织的正常结构和代谢，特别在肌肉收缩期间的能量供给、钙离子摄取和释放中有着重要的作用。

运动医学家们发现，甘草根、蒲公英和藏红花等具有中和乳酸、恢复肌肉活力的功效。将这些草药用开水浸泡10～15分钟即可饮用。

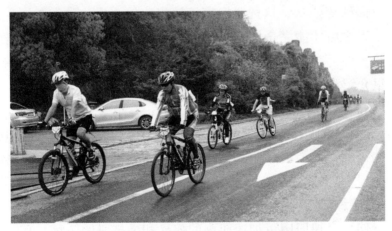

业余比赛也很累，好好休息很必要

（笔者在2012年"三江两湖"挑战赛途中）

三、可以无视，但不能忽视——屁股痛等骑行中的疼痛与不适

在长途骑行过程中，身体上几乎任何关节、部位都可能产生一些疼痛与不适，比如腰痛、膝盖痛及手腕手掌痛等，一般通过人和车的

调整可以避免和缓解。最常见的问题是屁股痛。常出现问题的部位还有膝关节。

下面就分别讲解几个常见问题的应对。

1. 屁股痛

仅以骑行途中最常见的屁股痛为例。这里就不分析屁股痛的医学原因了，骑友读者关心的是如何避免屁股痛。

几乎每个人在骑行的过程中都有屁股不适的体验。接触坐垫的部位有时会有不适或者疼痛。幸好这些都可以通过以下 6 点来避免或减轻。

（1）仔细地感受：如果你的下臀部开始出现僵硬的感觉，那么就不能忽视坐垫给你带来的伤害了。如果认为这只是一个过程，慢慢练出"铁屁功"就会适应的，那么就大错特错了，不顾身体发出的危险信号而继续骑行的话会造成更加严重的后果。

（2）选好坐垫：每个人的臀形不尽相同，也没有一个坐垫能适合所有人。不要简单地认为那种又大又肥的坐垫最适合屁股。有时候那些瘦小细长的非常轻薄的坐垫反而更舒服。虽然随着时间推移，坐久了的坐垫也会慢慢地开始发生变形从而适合你的臀形，但这恰恰是因为它原先不适合你的屁股，也是造成后背和腰骶部疼痛的元凶。

（3）检查坐垫的位置：仔细而正确地调试车辆，特别是合适的坐垫高度往往会明显改善乘骑感觉，也可以防止人在坐垫上东扭西歪。

（4）把屁股从坐垫上抬起来：即使不爬坡，每 10 ～ 15 分钟站起来离开坐垫也会有助于血液顺畅流通。

（5）穿上合适的服装：根据我的体会，一条合体的带有护垫的骑行裤会起到非常好的保护作用，用一点护肤霜可以进一步地减少摩擦，从而起到明显的保护作用。

（6）保持个人卫生：保持个人卫生可以防止各种细菌感染的发生。每次都应该穿洗干净的骑行裤，而且当汗水把骑行裤浸湿后避免到处乱坐。另外，有些护肤霜本身就含有抗菌成分（比如各种草药的提取物）。

当然，骑行姿势也很重要。在高速骑行时，身体的重量主要在两条腿上，这时候屁股不容易受伤；骑得慢反而会感觉伤得更快。

> **特别说明**：有些男性骑友把卫生巾作为必需品，据说缓解屁股痛有奇效，本人没试过，有待验证。

2. 膝关节损伤的应对

其实，骑行中，就算是人与车的问题都注意了，伤害还是有可能发生的，尤其是因过度运动而产生的慢性伤害，特别是膝关节。

一旦受伤，初步处理可依 PRICEMM 原则——保护、休息、冰敷、压迫、抬高患肢、物理治疗、药物治疗（Protection, Rest, Ice, Compression, Elevation, Modalities, Medications）。冰敷可以消炎、消肿、止痛及减少乳酸堆积，是一项极有效的急救与治疗的方法，骑友也可随身携带冰敷用具；压迫是穿上护膝或以绷带绑紧来保护膝盖，减少关节的活动；抬高是要让患肢高于心脏。如果状况仍没有改善，赶紧在第一时间寻求专业医师治疗，并在安全没有副作用的前提下展开复健，将可尽快恢复正常。

等到发炎疼痛现象减缓后，再借由复健慢慢恢复正常功能。这过程勿操之过急，否则变成永久性伤害就划不来了。当然只要有疑虑，还是要找专业医师咨询，千万不要道听途说或轻信坊间偏方。

3. 手指麻木

许多骑友在长期骑行中时而会感觉到手指麻木，特别是无名指和小指，甚至无法正常伸直，这其实是一种学名称作腕部尺神经卡压综合征的病例，简单地说就是骑行的姿势不当或者手部的用力不当所导致的。

治疗的方法有以下几点：

（1）在极其轻微症状下，可以用温水浸泡手部得以放松。如在一周内未好转则选择以下第（2）点。

（2）服用"甲钴胺片"。各大药店都可买到这种药，这是维生素 B_{12} 的一种补充剂，其主要适应的症状是身体各部分的神经病。服用 1 个月后仍无症状的缓解，则选择第（3）点。

（3）严重者及时就医，可在医院进行理疗，如果仍无效果则可能需进行该方面的手术。

> **建议**：骑行中如果一旦出现此类似症状，建议马上停止骑行。

四、不是小事，特别是在高原——感冒

感冒患者由于身体机能被破坏，抗病能力减弱，又增加自身的抵抗能力负荷，因此若带着严重的感冒上高原极易转为其他高原病，特别是肺水肿，一种特别危险的高原疾病，不及时治疗很容易有生命危险。建议感冒患者在出发前将感冒治好后才上高原，不要带感冒病菌上高原。

到了高原再感冒的骑友一般没有太大的问题，因在高原已经有一定的适应性和抵抗力，身体基本上调整过来了，及时治疗即可（直接空降到高原进行骑行的除外）。而且，高原地区的医生治疗感冒都非常有经验。也可随身带一些感冒药，一旦有感冒征兆，也不必害怕，自己服用一些常用感冒药品，一般 1 ～ 2 天症状即可消失，建议休整至少 1 天。建议严重感冒者撤到低海拔地区，去正规医院接受治疗。不可冒险继续骑行。

五、脑水肿，吃不了可要兜着走——高原反应应对

很显然，本条只针对高原骑行。

高原反应因人而异，未上高原前很难预知。身体弱者未必反应大，体魄健壮者未必无反应。每个人的反应表现形式也各不相同。一般情况下，瘦人好于胖人，女士好于男士，矮个子好于高个子，年轻者好于年老者。

高原地区一般县城或有一定规模的城镇都有医院或卫生院。轻微的高原反应建议通过自我调节来适应它。出现高原反应后，应多休息，少活动，坚持进食，可服用一些缓解高原反应的药品。

必须注意，如果在骑行进入高原后，反应的症状愈来愈重，特别是静息时也十分明显，则应该立即吸氧，并到医院就诊。及时服用氨茶碱或舌下含服硝苯地平。若出现严重的胸闷、剧烈咳嗽、呼吸困难、咳粉

红色泡沫痰，或反应迟钝、神志淡漠甚至昏迷，除做上述处理外，应尽快到附近医院进行抢救，或尽快转往海拔较低的地区，以便治疗恢复。

高原肺水肿和高原脑水肿的患者，建议一定到医院输液、吸氧等治疗，并尽快离开高原。在拉萨比较方便，每天都有进出拉萨的航班，可乘航班离开。高原反应患者一上飞机或一到平原，症状一般便消失得无影无踪，并且无后遗症。

还有一条，一路骑行上高原的极少有高原反应。

骑友不要背上恐惧的心理包袱。

六、自己也能搞定——车摔，人骨折

骑行界，没摔过车的骑友凤毛麟角。摔车后，人能全身而退，连最轻的皮肤擦伤都没有的骑友更如彩票中大奖般，极为罕见。也就是说，摔车后人受伤是很常见的事情（车摔坏与否及坏的程度均不在本书讨论之列）。

一般来说，摔车事故处理，首先应救护伤者，有条件的尽快送到医院处理。摔车后如果伤者清醒没有昏厥的，原姿势不动片刻后，逐渐主动缓慢活动四肢、头颈、腰部，无明显不适、剧烈疼痛时，被动（在同伴帮助下）再次活动其上述部位，无明显不适、疼痛时方可缓慢坐起、站起。其他人应避免触碰伤者，主要是防止其伤势恶化，尤其是骨折的情况，如果发生昏厥、重伤、大出血，则应尽快报警，请救护车救助，或者同伴拦车施救。

在野外长途骑行中，情况则有所不同。比如在高原骑行，如果遇到长坡、陡坡多，与机动车刮擦，处置不当则摔车时有发生，皮外伤和骨折在所难免，附近又找不到救援人员及医院。此时，骑友如果具备识别、处理骨折的常识和技能，无论对自己还是对同伴都非常有益，至少可以赢得抢救时间。也就是说，学习一下骨折的前期处理，我们自己也能搞定。

摔车或者车祸后，如果伤者表现局部疼痛，活动受限，但将伤处固定并使之制动后或安静时疼痛减轻；检查时发现伤处局部肿胀、畸形，甚至缩短、成角或旋转；轻轻挤压伤处或检查时出现骨擦音，则应怀疑发生了骨折。对于畸形不明显的损伤,现场难以与扭伤等损伤区别时,最好将其当成骨折来处理,以免因判断错误、处理错误造成再度损伤。

户外急救"三不"原则:

(1)不冲洗。冲洗易将污染物带入伤口深部甚至骨髓,造成伤口感染,引发骨髓炎。骨折也会出血,冲洗开放性骨折时可能将已经产生的血痂冲开,导致再次出血而难以止血。

(2)不复位。盲目复位极易造成二次损伤,将污染的骨折端回缩易造成深部感染。

(3)不上药。以免增加处理难度。

户外急救注意事项:

(1)发现或可疑骨折,现场人员首先要使伤者受伤部位制动!用制式夹板或就地取材(如木棍、竹片、树枝及手杖等)做成的夹板进行骨折固定。如果这些条件均不具备,伤者自身身体也是良好的夹板。固定的目的是避免骨折处再次受损,减轻疼痛,减少出血,易于搬运。

(2)上夹板前,凡是与身体接触的地方要用棉花或其他软物垫好,避免进一步压迫、摩擦损伤。骨的凹凸处、四肢、躯干的凹凸处及因骨折造成的畸形处,一定要加够厚的棉织品软垫才能避免再度损伤。

骨折固定绑扎时,应将骨折处上下两个关节同时固定,才能限制骨折处的活动。所以,夹板长度要超过骨折处上下两个关节。而大腿骨折时夹板的长度是从腋下至足跟,因为大腿肌肉丰厚,仅仅固定髋及膝关节,难以固定牢固。

骨折固定绑扎的顺序是:应先固定骨折的近心端,再固定骨折的远心端,然后依次由上到下固定各关节处。下肢骨折和脊柱骨折时,要将两脚靠在一起,中间加厚垫,用"8"字包扎方法固定。绑扎松紧度以绑扎的带子上下能活动1厘米为宜。四肢固定要露出指(趾)尖,以便随时观察末梢血液循环状况。如果指(趾)尖苍白、发凉、发麻或发紫,说明固定太紧,要松开重新调整固定压力。

七、仔细应对,小意思——皮外伤

皮外伤相对于伤筋动骨明显要轻得多,一般不会影响继续骑行。

但如果处理不当，也会留下后遗症。

骑行摔伤后要尽可能快地冲洗伤口。清洗的时候要用医用棉签轻微地刷一下伤口，把那些黏在上面的细沙清理干净。洗干净后，坐下来晾干一会，然后就可以擦红药水或者喷止痛消炎类的喷剂了。

千万不要用纱布包裹伤口，尤其在夏天。因为在那样的条件下，细菌滋长得很快，且每次换纱布的时候都会粘到伤口，使得伤口又要重新愈合。正确的做法是将伤口裸露在空气中，保持干燥。切莫怕丑而穿上长衣长裤，一是不通风，容易局部流汗，给细菌提供生长环境；二是纺织物会不停地摩擦伤口，加重损伤。

如果只是刮擦出了细小的一点伤口，创可贴即可。

万一遇到伤口较大较深、血流如注时，要根据人体主动脉流向，按压几个关键部位，可起到应急止血作用，如肘关节内侧、膝关节内侧、颈部外侧都是人体几个关键主动脉止血位置。遇到这种紧急情况要在平时学习揣摩熟练，关键时候就可派上用场了。实际操作时，可用手指最好是大拇指试着寻找正确位置，以看到伤口出血减少为准确位置，压迫血管时还要注意压的时间不要过长，过几分钟要松开观察一下，不然血是止住了，但若损伤其他组织，会得不偿失。

> **偏方**：受伤后尽快用新鲜人尿冲洗或淋在伤口上，尿液要全部覆盖伤口，等尿液干后，就是下水都不易感染。若自己当时没有尿液，用别人的也可。用此方要注意两点，一是仅对伤口不是很深的表皮伤有效；二是要用新鲜尿液。

此方法经骑友验证确有奇效。其原理是，人体尿液中的蛋白酶覆盖伤口后形成一层保护膜，具有保护作用，比用红药水等都有效。当然，若是有良好的医疗条件，就不建议用此方法了。毕竟这是在野外没办法的情况下应急使用的。

八、拉稀如下坡，控制不好会出大问题——拉肚子

这只针对长途骑行的骑友。

一般的市区健身骑行在外就餐的机会不多。即便"腐败"骑行也都会选择卫生条件成熟的馆子，不然怎么叫"腐败"呢。

而在边远地区，比如高原骑行，某些路段卫生状况还不能完全达到令骑友满意的程度。有时"病从口入"，因污染的食品和饮料等引起拉肚子（学名腹泻）在所难免。关于如何避免拉肚子，无非是安全进食、喝瓶装或罐装饮料、养成良好的卫生习惯等等，骑友都懂。

下面主要说明骑友不幸中招，如何治疗和控制拉肚子。

最新版《中国腹泻病诊断治疗方案》提出新的腹泻病疗法包括预防脱水、纠正脱水、继续饮食和合理用药。

治疗时，最重要的是水分及电解质的补充。补充水分和电解质的最佳液体是口服盐液（各大药店和医院均有销售）。每次拉稀后饮 200 毫升口服盐液，经常地小口饮入，这样效果最好，是能免用药物又能尽快恢复的妙法。骑行途中没有医院药店，也可自配口服液：在 100 毫升水中加入 8 匙糖和半匙盐。也可饮矿泉水、淡茶、果汁及清水补充体液，目标是每天至少饮 4 升液体。有时，腹泻每日失水达 8 升或更多，则需要补充更多液体。诀窍是饮足量液体补充丧失的体液。这样就会感觉良好。

现推荐饮用液体和吃淀粉，可吃任何种类淀粉，如粥、小米、麦片、烤面包、土豆泥等，加少许盐更有益。也可吃香蕉，能补充钾。少吃乳制品，直到大便正常。不吃香辣刺激的食物。还应避免传染他人。

腹泻时发现下述情况，必须就医：发热超过 40℃，大便带血，突发大量水样便；在几小时内即可脱水、不能饮下足够液体以平衡腹泻时水分和电解质的丧失；腹泻持续超过两周。腹泻后，多数专家推荐：等待、休息和饮水。多数情形下，腹泻在 1～5 天内可自愈。

在没有实验室检查和医生指导的情况下，如果想要服用抗生素来缓解症状，相对较为安全的选择还是诺氟沙星（氟哌酸）。服用抗生素后，若在 24 小时内未见改善，特别是有发热时，应立刻就医，以免贻误治疗时机。但抗生素服用不当，有时甚至使病程迁延，或者掩盖了一些重要症状，使以后的治疗更为困难。慢性腹泻就常由于抗生素的治疗不当引起。

偏方（骑友提供的）：首先，患者平躺，露出肚脐（在中医叫神阙穴），如果带有食盐，将食盐填满肚脐，弄平。点燃香烟，和肚脐保持垂直，在自己能忍受的最近范围内，让热量传入肚脐，30分钟的样子就好了。一般腹泻拉肚子2次即可痊愈，配合喝点姜水更好。

如果严重的腹泻，在肚脐正中心，左右2寸（用自己的大拇指最宽处当1寸），量2寸，这个穴位是天枢穴，左右各一个，用香烟继续灸，每边15分钟，这样神阙穴和天枢穴配合，什么拉肚子都搞定。

这个方法其实是中医针灸中的温灸法。

九、实在不通就上开塞露——便秘

边远地区骑行，蔬菜水果种类偏少，价格稍高，有些骑友由于年龄、经济等原因营养失衡，也容易发生便秘现象。老年骑友发生便秘的偏多，另外，平时就有便秘习惯的更易诱发。

便秘的治疗首选食疗，很多人知道要多吃蔬菜水果，但是不知道吃这些食物的目的是什么。多吃蔬菜水果就是要补充膳食纤维，但是蔬菜水果并不是含膳食纤维最多的食物。含膳食纤维丰富的食物，如菌类（蘑菇、木耳、银耳等）、海藻类（海带、紫菜等）、粗粮类及薯类等。

发生便秘后要多喝水，每天喝水2500毫升以上。少食辛辣刺激性食物。

养成良好的排便习惯，每天不管有没有便意，固定选择一个时间，去厕所蹲3～5分钟，目的是培养排便反射。

如果经过饮食调理，效果不好的，尽快就医检查或者使用一些润肠通便药物治疗（如开塞露），防止便秘进一步加重。

骑友偏方：尽情开怀地大笑，大笑时，震动肚皮，有利于防止一两天内的便秘。这对肠子有按摩作用，能帮助消化，且能缓解压力与紧张。

骑行，健康才是正经事

十、不仅仅是面子问题——晒伤

如何防晒这里就不讲了，无非防晒霜、头巾、墨镜及唇膏等。所有防护都做好了，但还是一不小心晒伤了，怎么办？

轻度晒伤是指皮肤被晒黑或者晒红，可自行处理，如：冰敷；到药店买治疗疼痛的药物，如对乙酰氨基酚、布洛芬，或者阿司匹林效果也很好，但是阿司匹林不能给孩子用；多喝水；用清爽型润肤霜，不要用局部麻醉剂、凡士林油或者各种油类和黄油，因为这些物质会阻碍皮肤的康复，使症状更加严重。

如果晒干的死皮积聚皮肤表层，会使皮肤看起来像鳞片一样，出现浅色的斑驳情况、起屑甚至脱皮。这时，绝对不能用手去抠，也不要试图擦掉这层曝晒的死皮，而是要保持患处的高度湿润，可以将一些专业的晒后修复露、修复霜涂抹在脱皮起屑的地方，局部修复。同时做好补水，不能用过于油腻的产品，精油也不能使用。如果脱皮现象很严重，而且很疼，就要去找专业的皮肤科医生进行治疗。

晒伤比较严重的，比如疼痛红肿，急救办法是采取冰敷，镇静皮肤，不要擦任何护肤用品。如果起疹子，说明皮肤已经晒过敏了，最好找医生进行护理。如果起了水疱，这时什么产品都不能用，还应避免摩擦皮肤，否则会使水疱破裂。可以试着用冰水非常小心地拍患处，让皮肤凉快一下，然后找医生处理。例如一般水疱要用生理盐水或牛奶液湿敷。大部分水疱不必处理，少数可以用消毒针刺破，放液后用3%的硼酸溶液湿敷。

> **骑友绝招**：其实对于医疗条件不完全具备的某些高原地区来说，无论哪种晒伤，最有效的方法是用凉水浸过的毛巾敷，帮助毛细血管收缩，减轻症状。处理的原则与一般烫伤是一样的：立刻用冷水冲洗受伤的部位，洗掉油性物质，不要弄破水疱。

由于接触到紫外光与皮肤出现红痛的症状之间约有4～8小时的时间差，所以许多人白天晒了一天，到了晚上或隔天早上才出现晒伤的现象，于是错过了冲冷水的最佳时机。尽管如此，当你感到红痛的

骑行中你该熟悉的事——健康骑行实用技巧

时候,常冲冷水仍是减轻症状的好方法。最好是当你觉得晒太阳过多时,就开始用冷水冲洗,或用湿冷的毛巾敷在相应部位。

如果情况比较严重,例如出现水疱脱皮或疼痛难忍,就应该找医师处理,以免因用药不当,造成皮肤进一步伤害。

十一、不要离群——中暑

夏天,在太阳当头照的地方长时间骑行时,身体内产生的热量无法靠流汗散发出去,很容易中暑。中暑的症状:头痛,脉搏快而有力,脸部皮肤燥红,体温升高,过后或许会很快失去意识甚至导致意外。因此,骑行高原一定要备有清凉油、人丹、十滴水、藿香正气水等,而且要多喝水,条件允许的话,还可以带些水果等解渴的食品。

发现有人中暑,应尽快将其移至阴凉通风处,抬高头肩部半躺下,脱掉外衣用水湿润患者内衣,不停扇风并用冷毛巾擦拭患者身体使得患者的体温降低。患者清醒时,应给他喝一些凉开水,体温正常后,将湿衣服换下。

如果中暑症状严重,应该立即送医院诊治。

十二、准备不足的下场——高温脱水

在医学上,脱水是指人体由于病变,消耗大量水分,而不能及时补充,造成新陈代谢障碍的一种症状,严重时会造成虚脱,甚至有生命危险,需要依靠输液补充体液。

炎热的夏季或者在高原骑行,高温加大量出汗导致大量失水,未能及时补充而造成脱水。一般骑友会有明显的口渴、尿少等症状。脱水症状较轻的骑友,如能及早饮水,可以得到缓解。

可喝一些淡盐水或葡萄糖水。即使上厕所也要继续喝。因为输液也是如此,输一些葡萄糖水或盐水。

情况严重时,出现休克、昏迷的重症脱水应及时就医,可给患者滴注 5% 的葡萄糖溶液进行治疗。

十三、中大奖，彩票却找不到了——被狗咬怎么办

长途骑行遇狗是家常便饭，被狗追也很常见，但真的被狗咬伤的并不多。

骑友一旦被狗咬伤，重要的是做好现场救护工作。凡是狗咬伤，不管是疯狗还是正常的狗（据文献报告，有相当多正常狗的唾液中带有狂犬病病毒），千万不要急着去医院找医生诊治（急也没用，比如在骑行拉萨路上正规医院很少，能够有条件打狂犬病疫苗的医院更少），而应该立即、就地、彻底冲洗伤口。万一找不到水源，甚至可以用人尿代替清水冲洗，随后再设法找水源。

冲洗伤口要点如下：①要快，分秒必争，以最快速度把可能沾染在伤口上的狂犬病病毒冲洗掉。因为时间一长，病毒就进入人体组织，沿着神经侵犯中枢神经，置人于死地。②要彻底，由于狗咬的伤口往往外口小，里面深，这就要求冲洗时，尽量把伤口扩大，让其充分暴露，并用力挤压伤口周围软组织，而且冲洗的水量要大，水流要急，最好是对着自来水龙头急水冲洗。③伤口不可包扎，除个别伤口大，又伤及血管需要止血外，一般不上任何药物，也不要包扎。因为狂犬病病毒是厌氧的，在缺乏氧气的情况下，狂犬病病毒会大量生长。

反复冲洗伤口后，再送医院做进一步伤口冲洗处理（牢记到医院后还要认真冲洗伤口），接着应接种预防狂犬病疫苗。这里特别要指出的是，千万千万不可在被狗咬伤后，对伤口不做任何处理，错上加错的是不仅伤口不冲洗，而且涂上红药水、包上纱布，这更有害，切忌不做现场冲洗伤口处理而长途跋涉赶到大医院求治。

尽快注射狂犬病疫苗。被狗咬伤后应尽早注射狂犬病疫苗，越早越好。首次注射疫苗的最佳时间是被咬伤后的 24 小时内。如果因诸多因素而未能及时注射疫苗，应本着"早注射比迟注射好，迟注射比不注射好"的原则使用狂犬病疫苗。

如果被狗咬伤后未能及时注射狂犬病疫苗，但被咬伤的时间在 10 天以内，则应进行正规的狂犬病疫苗接种。如被咬伤的部位为头面部、颈部或系被狂犬咬伤者，即使已过相当长时间，仍应积极进行狂犬病疫苗的接种，同时注射抗狂犬病免疫血清或免疫球蛋白。如在

被咬伤后很长时间内才注射狂犬病疫苗，则多半不能防止狂犬病的发作，故被狗咬伤后数月以上，一般不进行狂犬病疫苗的接种。

注射疫苗期间不能喝茶、咖啡、酒、可乐等；不能吃辣椒、葱、大蒜等这些刺激的饮料和食物。

另外，假如已经被狗咬伤，除了赶快进行上述步骤就医外，还要记得赶快报案，叫警察，记下地点、时间、狗的长相，甚至是饲主的名字、地址。并要求证明肇事狗没有染上狂犬病。

遇到狗，能够用机智的方法解决最好了，它们的生命也是宝贵的。

十四、东北人都是活雷锋——骑行撞人或被撞怎么办

前面已经讲了骑行姿势、纪律，各种路况、天气的应对技巧，但依然无法完全避免撞到别人，更无法避免被别人撞到。

这个"别人"很可能是机动车。

这里不再讲骑自行车如何避免被车撞，只讲被车撞到了或者撞人了、撞人家车了该如何应对。经常骑行，以前没发生过什么意外，但不保证以后永远不出意外，所以有点事得提前想好，免得到时候惊慌失措、选择失当。

1. 若撞人后，应马上查看对方伤情，救治伤者，并马上询问对方有没有事。若对方态度不好或伤情较重，应立即报警及 120，并及时回忆当时情景。若要去医院，那也要等到交警来了再去。

交通事故发生后要求及时报案，是为了便于交通管理部门及时赶到现场，并根据现场的客观情况作出责任认定。否则，现场情况一旦发生变化或不复存在，就失去了作出正确判断的客观依据。所以，无论撞人还是被撞，及时报案是必要的。

2. 无论撞人与被撞，积极走法律途径，尽量不要私了解决。私下赔 1 万元和法院判赔 1 万元，是两个完全不同的概念。私下赔钱给对方，可能还有下次；若法院判了，对方就再无理由继续索赔。

3. 撞车事故发生后，特别是有伤亡事故发生时，队友应尽快通知伤者家属，如有可能，等候家属到来并协助家属处理善后事宜。

提示：经常健身骑行或者长途骑行最好购买相关保险。

骑行，健康才是正经事

第三部分
骑行后你该记住的事
——健康骑行实战点评

　　说明：实战及点评——以笔者骑行318线去拉萨为例。

　　在中国，有这样一条公路，它东起上海的人民广场，西至西藏聂拉木县樟木镇中尼友谊桥，全长5476千米，它是中国最长的国道。

　　这条路几乎就是沿着那条神奇的北纬30°线前行的。那些耳熟能详的伟大景观不是在道路的两旁，就是在道路的南北不出200千米的范围内：长江口、钱塘江、西湖、太湖、黄山、庐山、鄱阳湖、洞庭湖、九华山、天柱山、神农架、三峡、张家界、武陵源、黄龙洞、峨眉山……这些是我们比较熟悉的景观。再向西，一些不为人们了解、在传统文化中也找不到的风景开始进入我们的视野，尤其雪山冰川开始频频出现：贡嘎山、海螺沟千米大冰瀑、折多山、雅拉雪山、稻城三大雪峰……在这条线上，海拔7000多米的南迦巴瓦、加拉白垒出现了。再往西，世界8000米以上的14座山峰中的4座——马卡鲁峰、卓奥友峰、珠穆朗玛峰、希夏邦马峰出现了。还有无数的无名雪山和冰川在这条大道的两旁，它们无名，不是因为它们的品质不够，而是因为它们过去没有机会出现在主流文化面前，主流文化也不知如何去欣赏它们。

　　这条路，因其横跨中国东中西部，囊括了平原、丘陵、盆地、高原景观，包含了江浙水乡、天府盆地、雪域西藏，拥有从成都平原到青藏高原的高山峡谷一路的惊、险、绝、美、雄、壮的景观，而从纵横中国大地的公路网中脱颖而出，成为一条绵延万里的景观长廊。

　　她是中国人的景观大道。

　　她就是318国道。

还有一个最重要的地方也在这条国道上，那就是神秘的圣城拉萨。

在从拉萨回程的火车上，同卧铺车厢的一位福建女游客说："来拉萨，我想了10年，今年终于成行了！"

同样，骑行去拉萨亦是每一个骑行者的梦想。

而骑行走318国道去拉萨可以说是每一个骑行者的终极梦想。

由于骑友分布全国各地，情况条件各不相同，除了少数铁杆骑友从上海起点开始骑行，直至樟木口岸外，绝大多数骑友选择从成都出发，终点则是拉萨，也就是常说的骑行川藏线。另外再说明一下，除航空和铁路（青藏铁路）外，进藏的公路有5条，即川藏南线（318国道）、川藏北线、滇藏线、青藏线和新藏线。滇藏线在芒康与川藏南线合一；川藏北线亦在邦达与川藏南线汇合；青藏线沿途虽海拔高，但路平缓，风景变化不多；而新藏线路途艰苦，补给困难。因而大多数骑友会选择补给成熟、海拔变化剧烈、骑行挑战难度大、风景层次丰富且历史悠久的川藏南线。

2012年暑假，我就走了一趟这川藏南线（318国道）。

说走不确切，严格来说是骑行318国道（以下简称318线）。

2012年6月19日杭州出发，7月25日返回。

整个318线骑行，就安全来讲，我全身而退；就健康来讲，我几乎毫发无损。我身体未出现高原反应、感冒、腹泻等任何不良反应。

唯有的健康问题是因下坡过多，左手长时间抓车把、捏刹车，骑行开始不久便已现麻木症状，骑行结束时已无法用剪刀剪手指甲，也无法承重。返回杭州，停止骑行3个月后才逐渐恢复。

当然，最显著的健康变化是减肥成功。体重由骑行前的80千克变成了骑行后的70千克，成了一个身材标准的男人。提示那些一直哭着喊着减肥却无效的人，或许骑行，或许川藏线是个选择。但行动前要看我的这本书。

本书前两个部分分别讲了健康骑行的医学常识和实用骑行技巧，偏重于理论，虽然第二部分的实用技巧来源于笔者本人及其他骑友的实践，但总规是缺少些现场感。因此，本书第三部分就带领骑友、读者进入骑行现场，感受真实的骑行环境、健康状况及应对。

进入骑行现场的办法就是：笔者本人在 2012 年骑行川藏线结束后，写下了详细的骑行日记《行走即阅读——2012 暑假川藏南线（318 线）骑行散记暨阅读笔记》，日记中有对骑行过程的描述，当然也包括面临各种天气、路况时，笔者当时的应对。本书第三部分即以这骑行日记为批判对象，采用事后诸葛亮的形式，针对日记中涉及健康和安全的内容进行医学专业点评。

说明：

1. 日记正文中所提的"川藏线"和"318 线"，如未做特殊说明，皆指 318 国道的成都到拉萨一段。

2. 日记中每一篇文字前的引号内的内容皆来自 318 沿线骑友涂鸦或标语。

3. 日记中每一篇文字之后的推荐书目皆是本人近几年的阅读内容。

4. 日记是为点评而用的，其中日记原名为"散记"，许多数据只是大概，不可以作为骑友今后骑行川藏线的攻略。详细的攻略请到网络上去搜索。

5. 318 线川藏段，全长 2166 千米，途经海拔 5000 米以上山峰 2 座，海拔 4000 米以上山峰 11 座，另有二郎山、觉巴山、怒江 72 拐等险峭路段，以及通麦、排龙等号称天险的地方。雨季骑行，塌方、泥石流、飞石不断，骑行异常艰苦，切不可冲动上路。

不去会死吗？
——写在出发前

关键词：石田裕辅；车票

"心之所向，则或千或百，果然鹤也。
行于世俗之间，留一丝执念。"

有些中国人不待见日本人，却又不得不佩服人家，就好像有些中国北方人不待见上海人，却又不得不心里服气人家。

日本人的名字我记住的不多，福原爱很可爱，饭岛爱也很可爱。

说正题吧，石田裕辅和大多数日本的年轻人一样，有骑行环游全国的打算（日本国土就那么大，估计最多也就 10 天就能从南骑到北），后来他实现了。他不满足，还想看看更大的世界，他认为不去会死，于是他又去骑行环游世界，当然也有路上被打劫及拿洗脸盆吃羊肉等奇特经历。印象深刻的是在非洲某地，端上来一碗米饭，竟然是黑色的，端到眼前，一挥手，米饭变白了，原来上面黑色的一层是苍蝇。

不能说是石田影响了我，应该是他写的那两本书影响了我。那两本薄薄的小册子，里面有骑行到世界各地时拍摄的照片。

后来买车、骑行，大的动作没有，环骑长三角、千岛湖、青海湖、海南岛等地，最长的 10 天左右。久了，经验也就多少有了，太多的策划就不需要了。自 2012 春节环海南岛之后，自然而然就知道，下一站我要去拉萨。

点评：骑行经验是积累出来的，健康骑行，经验当然越多越好，这说的是资深骑友；对于初级骑友，要想健康骑行怎么办呢？跟有经验的骑友一起出行是最佳选择，忌讳几个初级骑友头脑一热就去骑长途，骑川藏线。

骑行，健康才是正经事

2011年，有一部电影叫《转山》，似乎是第一部专门反映骑行的电影，在骑友中反响很大，说的是一个中国台湾青年为了完成哥哥的遗愿，独自骑行滇藏线的故事。故事很煽情，典型的台湾偶像励志片，片中滇藏线的风景吸引了很多人。今年走滇藏线的骑友多起来不知是否与这部电影有关，因为这部电影在骑友中流传很广。缺点是这部电影表现骑行的内容并不多，我是指骑行装备、骑行技术等广大骑友关心和在乎的内容在电影中并没有表现，如果换成其他形式去拉萨也没什么不可。另外，导演把进藏的时间放在了冬天，可能是为了增加骑行的难度，表现主人公的历经艰险吧，这也与绝大多数骑友的骑行经验不符。

但这毕竟是一部关于骑行的电影。电影的"热"映也带动了小说原著的销售，甚至后来还有人出版了《跟着＜转山＞去旅行》。

> **点评**：小说、电影都是经过艺术加工的，以吸引读者、盈利为目的，不可作为骑行指南。比如，同样的垭口遇雪、道路难辨，电影中主人公看着是一个人，其实人家当时后边还有个拍摄团队，单个骑友遇到这种情况冒险通过，迷路不说，冻伤、摔伤都极有可能。

川藏线雨季来临，赶早不赶晚，看着校历，掐算着日子，提前10天买了去成都的火车票。

这10天，足够我装备自行车，准备行李，当然还有最重要的——联系同伴。

推荐书目：

1. [日] 石田裕辅. 不去会死——环游世界九万五千千米的自行车单骑之旅. 上海：上海译文出版社，2010.

2. [日] 石田裕辅. 用洗脸盆吃羊肉饭——环游世界九万五千千米的自行车美食之旅. 上海：上海译文出版社，2010.

3. 谢旺霖. 转山. 桂林：广西师范大学出版社，2008.

第一天：天意，给我无锁的自由

2012 年 6 月 19 日

关键词：出发；锁；解锁

"爱你，带你来西藏！"

单位很配合，也没有拿校历当日历，今天最后一天上班。

去成都的车票早就买好了，K529，晚上 8：20 杭州城站发车。

为了以防万一，加之杭州城空气并不如测定数据显示的那样尽如人意，另外本人也不喜欢夜骑，所以我提前一天就把自行车寄存在了杭州城站内。我是昨天下班就骑过来的，没有传说中的拆前轮等要求，就那么大摇大摆地把自行车推到了站内，寄存在了候车室旁边一个寄存点。

于是，今天正常时间下班，吃了晚饭，便从下沙乘 525 公交车，咣当咣当一个多小时，晚上 7 点我到了城站。背着巨大的近 20 千克重的自行车驮包，来到寄存点，当然车子还在。

也一定会在的，因为为了保险，我这不还上了锁嘛。

锁，是的，锁啊。

我的头大了。

今天，行李装包时，为了尽可能减轻重量，行程中不可能用到的东西我就都清理了，家里钥匙当然是用不到的。那串钥匙啊，上面当然也有这自行车的钥匙。

怎么办？

那是把防盗锁。没钥匙，我是打不开的。

带到成都再说？如果拖着一辆上了锁的自行车，从成都东站出来，找人开锁，人生地不熟的，说得清吗？况且连行李带车子，那么重，

骑行，健康才是正经事

怎么拖啊！

只有在杭州解决，上车前解决，只有 1 个小时时间。

让家人送钥匙来？已然来不及。把车子抬到车站外找人切断？也不现实，因为不知道离车站多远才有开锁的店不说，即便车站门口就有开锁的，但我无法证明车子是我的啊，很有可能遭到拒绝，并且会招来警察的。

未出杭州就有一难，西行真的不那么简单啊！

在中国，所有关乎西行内容的书籍几乎都是描写充满艰辛的，最著名的当然是那《西游记》；晚近的有著名的《西行漫记》，那个美国人埃德加·斯诺写的。最近比较有名的就是《我的 1998：何家庆西行日记》，你若想去西部支教，此书必读。当然，是外人看着苦，人家作者是苦中有乐。

扯得远了，车子还锁着呢。

中国武侠小说经常写，"五步之内，必有芳草"。意即在一种有毒的植物旁边，五步之内一定有其解药。所以，当你有了困难，解决办法一定就在身边不远处，记起这一定律之后就开始找吧，但范围不能出了候车厅。

说中国是个发展中国家绝不为过。这些年，拆迁的、改建的、装修的到处都是。火车站也不例外，稍一环顾，循着刺耳的切割声音，我就发现旁边 10 米处一个候车厅正在重新装修，不知要改成什么经营场所、增加什么服务项目。管他呢，我要的是那切割的声音，电动切割工具发出的声音。我拖着车子过去，和干活的工人说明情况。旁边寄存处的师傅亦替我作证，我的车子出了状况。然后，专业的人做专业的事。其实，中国最缺的就是这样的人。比我用钥匙开锁还快，"滋"的一声，不到 1 秒，我的几十元的钢丝锁开了，是从中间断开的。

拿着断锁，我真心地说了声"谢谢"。

我不是一个迷信的人，但我依然认为这是一个好兆头：出门前先断了锁，意即没有了束缚，更多了自由。

看来，这将是一次愉快的旅行。

点评：健康安全骑行，车子的安全当然也很重要。对于日常健身骑行来说，专业的运动自行车是否需要配锁根本不是个问题，因为答案很简单：不需要配锁。理由更简单：锁上容易丢。对于长途骑行来说，要否配锁是个见仁见智的问题。个人建议，配一把轻便的防君子不防小人的密码锁。理由：长途骑行，有时难免会让车子离开视线；笨重的防盗锁，带着不便，徒增行李重量；有钥匙的锁，还需要分心保管钥匙，万一钥匙找不到，锁就成了负担。

推荐书目：

1. 何家庆. 我的 1998：何家庆西行日记. 北京：中国对外翻译出版公司，2002.

2. [美] 埃德加·斯诺. 西行漫记. 第 2 版. 董东山译. 北京：东方出版社，2010.

第二天：火车上的文学女青年

2012 年 6 月 20 日

关键词：文学女青年；少妇；午饭

"自从踏上川藏线，再漂亮的 MM，哥也淡定！"

骑行，健康才是正经事

昨晚，上车已 10 点多，超过了我的正常入睡时间，所以很快就入睡了，火车咣当当的节奏与我无关。依列车员的指点，自行车放到了两节车厢之间的空间里。这里，一般是一面的门用来上下客，另一面的门一直呈闭锁状态，正好放自行车。自行车前轮卸下，呈倒立状态，车子会很累吧！

旁边铺位上有几个学生模样的女生，听讲话是在杭州的大学生放暑假回家，具体哪个学校不知。其中一个小女生带了一本老旧的书，我瞄了一眼封面——《简·爱》，凭多年图书馆工作的经验，我看出这是从学校图书馆借的书。这年代，看《简·爱》的女生少了，文学女青年更少了，追求自由与灵魂平等的女生也越来越少了。

于是，我对她另眼相看，遗憾的是一路她都在聊天，简一直孤独。

我心里一凛，难道这是一个暗示吗？出去骑行，追求灵魂的自由与平等，可简的结局呢？

我又迷信了。

点评：一个人长途骑行或者旅行，有时难免会感觉孤独，时间久了，可能会出心理问题，比如人群恐惧症，面对人多的时候无所适从。因此，要学会自我心理调试，学会搭讪很重要。

很早就醒来，外面已大亮，快到6点钟了，周围铺位的人都在熟睡。我在下铺。

坐了起来，对床下铺那少妇睡得正香，仰身躺着，身侧几岁大的儿子一只手搭在母亲身上，亦睡得酣然。

我呆呆地看了一会，毫无反应，自觉无趣，便泡了咖啡，啃起面包来。

早饭时间，车到南昌。

午饭时间，车到武昌。下车觅食，站台手推餐车上照例是武汉特产——武昌鱼，我没兴趣。当然还有热干面，一排排整齐摆放在餐车里，我用手试了下温度，凉的。看来这只是干面，并不热。

我问服务员："如何加热？"

"拿车上自己热一下。"

只好作罢，还是泡面吧，配家里老娘亲手烙的大饼，外加自家种出的黄瓜。

记得有一年和父亲游武汉，热干面我吃得不亦乐乎。吃惯了东北家乡手擀打卤面和热汤面的父亲，似乎对芝麻酱拌过的、货真价实的又热又干的面有些无所适从，端着纸碗装的热干面追着老板娘，一个劲地跟人家说："加点汤，再加点汤。"

骑行后你该记住的事——健康骑行实战点评

老板娘疑惑着，给父亲加了点汤。哪里有什么专用的汤可加，就是那翻滚着的、不知煮过了多少碗面的，已经有些浑浊、黏稠的煮面水。

其实，吃热干面，配一碗现冲的米酒蛋花（加糖）是绝配，和川藏一带叫醪糟蛋的一种吃食有些类似。

说起武汉，标志性的作家当是池莉，当然，也是我非常喜欢的一个作家，几乎看了她之前的所有作品。池莉笔下的浓浓的武汉味，看了之后有马上买票去的冲动。有人评价说："不必到武汉，只需读池莉。"因为她的小说有深深的武汉烙印。有些读者因为池莉小说中的武汉，而到武汉旅游。游玩后把现实中武汉和池莉书中武汉比对，有部分读者大呼上当受骗。

这怪不得池莉，如果你也如池莉般爱武汉，爱得那么深就不会感觉上当了。

比如，同样的热干面，池莉写道：

"餐馆方便极了，就是马路边搭的一个棚子。棚子两边立着两只半人高的油桶改装的炉子，蓝色的火苗蹿出老高。一口油锅里炸着油条，油条放木排一般滚滚而来，香烟弥漫着，油焦味直冲喉咙；另一口大锅里装了大半锅沸沸的黄水，水面浮动一层更黄的泡沫，一柄长把竹篾笊篱塞了一窝油面，伸进沸水里摆了摆，提起来稍稍沥了水，然后扣进一只碗里，淋上酱油、麻油、芝麻酱、味精、胡椒粉，撒一撮葱花——热干面。武汉特产：热干面。"

这是池莉的成名作《烦恼人生》中的一段。

池莉还有一小说，叫《生活秀》，后来改编成了同名电影。电影在上海电影节上火了一下，陶虹因此火了。更有意思的是，现在全国满大街的武汉鸭脖子也多少是借了池莉的《生活秀》更加火了起来。那次去武汉，我还特意去吉庆街找来双杨吃鸭脖子，老板娘还在，但没有陶虹漂亮，很普通的一个人，鸭脖子也没有那么惊艳。

当然，池莉本来就没说她的鸭脖子做得多么好吃。只是说下岗女工在夜市卖鸭脖子多么不容易，现在好了，人家生意搞大了。

我去那天，店门口有陶虹大大的剧照，还有陶虹和人物原型（老板娘）的合影，证明此地为正宗来双杨鸭脖子。

点评：所谓行万里路，读万卷书。是说旅行和读书都是增长见识的途径。长途骑行，不可能每天都时间满满地去骑行，除睡觉、吃饭外，空闲时间做些什么是一个要考虑的问题。一般来说，读书（包括手机里的电子书）是个不错的选择，当然不是旅游、攻略类的书，最好是有点深度的书，长篇小说最好。有读者可能会觉得这样过于小资、文艺。其实不然，每天骑完后读一段，让读书成为骑行的一部分。骑行是连续的，读书的内容也是连续的，也让你对下一段的骑行（内容）充满期待，进而有利于内心的充实。这属于骑行时精神和心理健康调解的一部分。个人建议：长途骑行，要么读本书，要么写本书。

推荐书目：

1.[英]勃朗特.简·爱.上海：上海译文出版社，2010.

2.池莉.池莉经典文集：烦恼人生.北京：北京十月文艺出版社，2010.

3.池莉.池莉经典文集：水与火的缠绵.北京：北京十月文艺出版社，2010.

4.池莉.池莉经典文集：来来往往.北京：北京十月文艺出版社，2010.

第三天：来成都，教你陈麻婆的吃法
2012 年 6 月 21 日

关键词：成都；小吃；麻婆豆腐；夫妻肺片

"以梦为马，诗酒趁年华。"

早上醒来已入川。

外面大雾弥漫，远处隐约可见山峦起伏。近处可见梯田，多为水稻。

早上首站是南充。

骑行后你该记住的事——健康骑行实战点评

一路火车钻山洞，可知不通铁路之时进川之难。

8：40，火车准点到达成都东站。在杭州上学那群川妹子叽叽喳喳下车了。其中，带《简·爱》的那个小姑娘后来聊天得知，是浙江工商大学的，就在我单位旁边。她家在郫县，盛产豆瓣酱的地方，在县城开一家川味馆，叫胖哥黄辣丁。这是我特意问的饭店名字，因为我不知道骑行是否经过郫县，如果经过又正好赶上午饭时间，当然可以考虑去吃一顿，一起乘车也算认识了嘛。

我带了自行车麻烦一些，组装好前轮后（进杭州城站不用拆前轮，但上车要拆掉的，不然没法倒立放置），最后一个出站，在空荡荡的地下通道里推车前行，感觉怪怪的。在车站广场把车子重新调试检查完好后，行李也都装上，好重啊！

第一次负重骑行，试了试，车把有些飘，没办法，所有重量几乎都在后面了。凭感觉加问路，一路骑行到市中心。成都我以前来过，到了天府广场就熟悉了。

骑行，健康才是正经事

> 点评：长途骑行，许多骑友可能首先面对两个问题。第一个是，长途骑行带多少行李合适？这个问题后几天在遇到问题时再谈。第二个问题就是，那么多行李如何放到自行车上？当然是要和自行车合为一体最好，即捆绑要结实。边骑边晃肯定不行。重心不稳，下坡会出大事故，这涉及驮包质量及捆绑或者说固定方法，另外取用物品也要方便。本人那个驮包就很过硬，连绑带都不需要，就可以自动牢牢地固定在车后架子上。做一下广告，品牌是 *tention*。笔者这里犯了一个错误，即几乎将所有行李物品都放在驮包里，而驮包在后车架上，造成人车整体重心靠后。隐患是下坡不稳，上坡吃力，遇到极端陡坡，推行而上的时候车子几乎要站起来。建议骑友长途出行，多带几个车架包，负重相对均匀分散，避免造成头轻尾重的安全隐患。且经常取用的物品放在车前包。

根据事先网上的约定，我在武侯祠旁边的七天宾馆和骑友会齐。

200 元一间标房，有点小贵，好在两人一间。

宾馆出门就是成都名小吃钟水饺。于是，先来一份主打产品，外加担担面、酸辣豆花。成都果然是吃的天堂，随便一吃就有感觉。

记得上次来成都，印象最深的就是四川博物馆对面那家陈麻婆了。

去一个饭店怎样吃才最专业，不要问服务员介绍，服务员一般是以让你消费为第一的，当然也不要看那些呼啦啦一大桌子的外地游客怎么吃，要看当地人模样的人怎么消费。记得当时我本不怎么饿，于是进店就要了一份麻婆豆腐，当然要配米饭了。18 元的标价让我吃惊。红油肉末盖满碗的麻婆豆腐上来后，我马上改变了最初的判断，绝对值 18 元。再一尝之后我又改变了判断，这是超值的。我又想，这要是再有点啤酒就更好了。于是问服务员都有什么酒。服务员的回答令我迷惑，只有"小二"（二两装二锅头高度白酒，俗称"小二"）。怎么会只有"小二"，那么多的啤酒、白酒种类。由于下午还有事，我拒绝了"小二"。

我一抬头，邻桌一老汉正自斟自饮，当然是"小二"，当然还有麻婆豆腐和米饭。

这才是正宗的吃法：麻辣豆腐配高度白酒，豆腐的辣满口，酒的辣穿喉入胃，那才叫辣个痛快，马上再来一口米饭，抚慰了刚才刺激，从口腔到喉再到胃，熨帖了。然后再如此这般来下一个回合。"小二"价不高，量正好，吃饱亦喝好。如换了大瓶白酒，一碗麻辣豆腐前面摆一大瓶一斤装的白酒，喝光？万一再喝个醉，会贻笑大方的，打包呢？

配名贵的酒也不合适，喝五粮液吃豆腐？店里不卖不说。你自带？显摆？况且店里有规定：谢绝自带酒水。

所以，陈麻婆只卖"小二"。

我当时就决定，下次再来成都，一定原样复制老汉的吃法。

看来只能寄希望于再下次了，因为这次的任务是骑行，要准备明天的行程。

下午和骑友去买当初就计划在成都补齐的必需品。我找到一个菜市场，买了一斤独头紫皮大蒜，骑友看了不解。我说："下饭，消毒，杀菌，抗感冒，你还要什么？到时候你就知道好处了。"功效，我都是顺嘴说的，大蒜不可能比药还好用，但预防作用一定是有的。骑友一脸迷惑，似懂非懂，最后认可，也买了一些。但他说一次吃一瓣就够了，于是买了那种常见的分瓣的大蒜。

大蒜的功效在后来得到了证明。

我又买了泡腾片，以防路上买不到水果好补充维生素 C，兼预防感冒。

> **点评**：临行前的食品、药品储备极为必要。食欲缺乏是个大问题，或者因水土问题，见啥都没胃口，这样就会影响营养的摄入，进而影响体力恢复，难以应对大强度的骑行。其实，我这里并非推荐大蒜，因为好多人不喜欢大蒜的味道，极少去吃，更别说生吃。我的意思是说，长途骑行，最好带一种自己最常吃的佐餐品，遇到食欲不佳或者食物不合口味、难以下咽时就可派上用场，比如小袋装榨菜、泡椒、辣椒酱等。遇到一位大神有些极端，背包里是一瓶二锅头，不是"小二"，是大瓶的，需要时就拿出喝上一口。当然，长途骑行喝酒，笔者反对，只举个例子罢了。

晚上，网上约定的 7 个人到了 5 个，另外 2 个要半夜飞机到。于是，5 人先小聚一次，也认识一下。餐馆的名字很有特色——"一瓢油肺片"，主打当然是川味小吃排名第二的夫妻肺片（我认为麻婆豆腐排第一）。果然好多油，我好享受，不食辣的人大呼受不了。

好吃，会吃，又写得明白，让人看了也享受的人不多。远的当然都推《随园食单》的袁枚；当代的，我推崇两个。

一个是前几年已经过世的被称为美食家的散文家、小说家陆文夫。"美食家"这个词就是从他那来的。那个精装本的小册子《美食家》是陆文夫先生的巅峰之作。该文最初在 1983 年发表于《收获》，获得全国第三届中篇小说奖。那可不是一本菜谱大全之类的书。不可亵渎，需洗手净身之后再熏香泡茶捧读。

另外一个就是有贵族范儿的王敦煌，她的那本《吃主儿》看似信手拈来之作，但却看得我自叹生不逢时。书中写的虽都是老北京的平常吃食儿，但我也只能过眼瘾，无法复制。

王敦煌这名字可能许多人不熟悉，但说起她的父亲，那可是大名鼎鼎的人物，他就是文物专家王世襄，可惜前几年亦过世了。听闻他过世，我即买了他那本最为著名的《明式家具珍赏》，以资纪念。虽然我不懂古家具等文物鉴赏，但书中那精美的图案随便翻翻，看着也受用。

现在名满天下的马未都小时候就是每天跟着王世襄才入的行，有了今天的名气。

推荐书目：

1. 王敦煌 . 吃主儿 . 北京：生活·读书·新知三联书店，2005.

2. 王世襄 . 明式家具珍赏（中文简体字版）. 北京：文物出版社，2003.

3. 陆文夫 . 美食家 . 苏州：古吴轩出版社，2005.

4.（清）袁枚 . 随园食单 . 北京：中华书局，2010.

第四天：七人行，一路到雅安

2012 年 6 月 22 日，骑行第 1 天

骑行数据：成都→雅安，里程 155 千米，最高海拔 641 米，爬升海拔 129 米，上坡 2 千米，下坡 2 千米，耗时 11 小时。

关键词：休闲城市；马踏飞燕；雅安

"乐山健哥爱小雪。"

一早起来，成都一如既往的阴天，适合骑行。

6 点钟，街上的早餐店只有粽子，始知明天是端午节。粽子也很有四川特色，竟然放了许多花椒，口味独特，也算提前过节了。

7 点钟，7 个人的队伍聚齐了，准备出发。

每天从成都出发骑川藏线的队伍及独行侠加起来应该有50人左右。我们准备出发的同时，旁边亦有队伍在整队。

为了以后行文方便及便于理解，还是先介绍一下队伍的情况吧。骑友圈是个很特别的组织，大家一般不使用本名，大多以网名相称，许多人在一起骑行几十天，有可能依然不知对方姓名及其他细节，也没有必要知道，只要知道大家都是骑行者就可以了。

黄山老王：62岁，上海体工队退休，上海人，安徽黄山插过队，骑行过青藏线，队伍中唯一有长时间高原骑行经历及经验的人，活动发起人之一，坐骑迪卡侬5.2。

深圳老肖：深圳昨天大雨，误机，于是半夜飞机到成都，黑瘦，据说在深圳骑行界小有名气，长于爬坡，坐骑闪电。

小黑：广州人，20多岁，从深圳辞职参加318线骑行，未婚，女友漂亮，一直惦记着在女友生日之前赶回深圳，坐骑GIANT ATX770。

麦子：杭州人，20多岁，设计师职业，请假1个月参加此次活动。有车行工作经验，热心助人，修车技术出众。一身迷彩军用装备，水壶架上放仙人掌类植物一盆，说是要栽种到拉萨，坐骑悍马。

曾茂、量子：两人皆为上海在校学生，身材瘦小，具有骑行高手的典型特征。据说量子是马拉松选手，耐力可见一斑。

骑行，健康才是正经事

点评： 此处我们犯了长途骑行中的一个大忌——网上邀约、临时组队。虽然现今资讯发达，新玩法迭出，如网上约吃饭、约看电影、约郊游等。许多人热衷于与陌生人相约的神秘感和刺激感。但对于长途骑行来说，特别是骑行拉萨，这种组队方法是不靠谱的，注定不会善始善终。我们队伍的结局也验证了这一点，后面到具体情况时再作分析。此处先说理由，一个成熟的骑行团队至少需要有以下几个条件：一个有威信、可服众的领队；一个熟练的修车技师；大致相同的假期（骑行时间）；相对均衡的骑行水平；相对规律且同步的作息习惯；大家一致同意的一个骑行计划等。事实上，我们这个队伍除了修车技师外，以上条件均不具备。

一路骑行很是平稳，大家亦是第一次在一起，边骑边交流往日见闻、骑行故事。似乎并没有走郫县，中午的黄辣丁没指望了。经过双流机场。队伍中有领骑的，有带 GPS 的，车上也大多有码表。我这些先进设备都没有，也懒得操心，最主要一点，我相信自己的识路能力，不需要依靠先进设备。

川西平原，田园风光，景色大同小异，与江南不同的是一路酒糟味，四川盛产白酒果然不虚。酒厂多，猪饲料也就多，甚至堆到公路上。看来，四川养猪的人一定多，这样一推算，猪肉也就便宜了，那么我们的午饭？

不知与刘氏兄弟是否有关，他们是否给川地农民带来了新希望。

中午在寿安镇吃饭，印证了这一点。满桌子的菜里都有猪肉，真是实在，大家吃了个高兴。

这时，我们骑行的路还不是 318 国道，而是 108 国道。

下午沿途尽是茶园，似乎有还在杭州的感觉。也难怪，这些年，成都和杭州一直在竞争最休闲城市的称号。休闲的主要因素是茶，能坐下来喝茶的人才有闲。我看杭州是争不过成都的，看街上行人走路的速度就可以了。在杭州慢慢踱步的人越来越少了，多的是和上海街头一样行色匆匆甚至偶尔会小跑的人，那还怎么休闲呢？长三角本就是多少人争相去创业打拼的地方，脚步如何慢得下来！成都的休闲不是说在嘴上，看看人家成都对茶馆的研究就知道差距了。

傍晚，力疲之际，接近今天的终点——雅安。两个大上坡（但与以后遇到的坡相比，这根本就不是坡，因为这个坡也就一两千米的样子），当然也就有两个相当爽的下坡。可下坡的好时光总是显得那么短暂，正如席慕容说的"走得最急的都是最美的时光"。当然，我不需要"透明的哀伤"，也不要问"为什么"，我疲惫地高兴，我要休息一下，今天的行程结束了。

下坡后便是雅安城，有一巨大的马踏飞燕的雕塑迎面看着你。我们坐在路边，边休息边等后面拉开的队友一起进城。在许多骑行攻略上，说这是雅安县城的标志，其实这样说是不准确的。一个城市的标志应该是独一无二的，而马踏飞燕是中国旅游的标志，也就是说它只说明雅安是中国旅游城市之一。中国所有的旅游城市都有这个标志，就像

骑行后你该记住的事——健康骑行实战点评

骑行，健康才是正经事

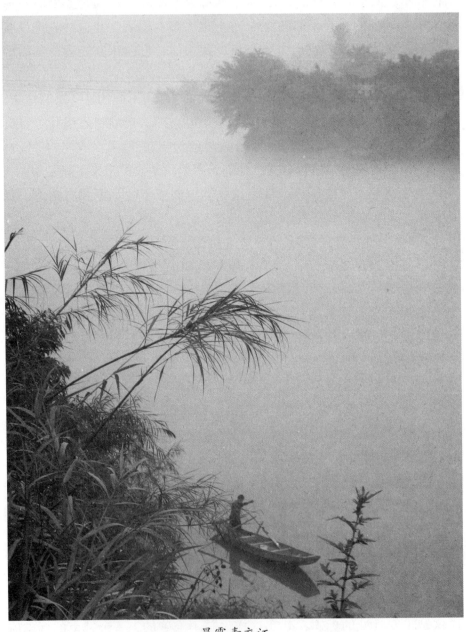

晨雾青衣江

国家旅游局颁发的一块匾。只不过，一些城市把匾做得很小，亦放在了不那么显眼的位置；而一些城市则把匾做得很大，放在了显眼的位置上罢了。

真正的马踏飞燕现在作为镇馆之宝正摆放在甘肃省博物馆（兰州）里，原型只有 30 多厘米高。兰州火车站广场上亦做了一个巨大的马踏飞燕雕塑，这是兰州站的标志。其实，这个铜奔马形象最初的出土地是甘肃武威，它应该是武威的标志，武威人也真就把马踏飞燕作为了他们的城标。

马踏飞燕这个响亮而富有诗意的名字是大才子郭沫若起的。

雅安，号称雨城，意即雨水多。水多，鱼亦多，于是有"进雅安，淋雅雨，吃雅鱼"的说法。

今天没下雨，艳阳高照，当然也没吃到雅鱼。

青衣江穿城而过，雅洲廊桥、彩虹桥横跨江面，夜景极美。

我们几个人沿江散步，其实是在找吃的，找了一家当地菜馆，当然是川菜。

据说明天开始爬坡，沿途补给亦开始困难。于是，洗好衣服后，提早睡觉。

明早有欧洲杯：法国—希腊。

> **注**：骑行数据中的耗时，是指从出发时算起，一直到终点的总时间，包含短暂的午饭及途中休息时间。

推荐书目：

1. 席慕容.七里香.北京：作家出版社，2010.

2. 城市名片丛书编写组.休闲之都：杭州.北京：中国旅游出版社，2006.

3. 王笛.茶馆——成都的公共生活和微观世界.北京：社会科学文献出版社，2010.

4. 花建，郝康理.文化成都——把什么样的成都带入 2020 年.北京：人民出版社，2008.

骑行后你该记住的事——健康骑行实战点评

第五天：咖啡配大蒜，不亦乐乎

2012 年 6 月 23 日，骑行第 2 天

骑行数据： 雅安→新沟，里程 87 千米，最高海拔 1330 米，爬升海拔 689 米，上坡 87 千米（缓），下坡 0 千米，耗时 11 小时。

关键词：天全县；邛崃；新沟；小高

"上坡别放屁，放屁就泄气；

下坡别放屁，放屁就成喷气式。"

出雅安，便也出了成都平原。开始进入山区，骑行队伍沿青衣江逆流前进。青衣江水流湍急，白浪翻滚，两岸青山植被密布。

路况非常好，海拔逐渐升高，上上下下的坡一个接着一个，总体上坡比下坡多。据骑行前辈讲，这只是为以后的爬坡做练习。

出于习惯，许多人的车没有脚撑，加之行李又很重，中途休息一般选择可以停车的地方，车子方便靠在上面。当然，大多数时候找不到那么方便的地方，就只好将车放倒在地。路碑和公路护栏是很好的停车地。数字奇特的路碑更是大家的最爱，拍照也是免不了的。

点评： 长途骑行要否装脚撑也是一个需要权衡利弊的问题。平时短途的健身骑行或者参加业余比赛，不装脚撑是为了安全考虑，防备后面骑手跟得太近，前轮插进脚撑里别到，发生摔车危险，当然也有减负的意味。同样，长途骑行装上脚撑也有此种安全之虞。可如果不装上呢，途中休息就不可避免地在找不到倚靠物体的时候，把车子放倒在路边。以川藏骑行为例，路大多比较窄，车子放倒后占地面积大，如果一队人都停下休息或拍照，会给飞驰而过的大货车会造成非常大的危险。另外，长途骑行一般后面驮包较大，负重较多，经常放倒自行车会使

骑行，健康才是正经事

今天，在 2666 千米路碑处，我停车拍照，大家也都一起停车，顺便休息。大家一致认为，这是个吉利数字，一路顺风嘛。当然，我没有向大家说明，我在此处停车还有一个原因：这个数字是我前些天刚买的一本小说的名字，看着好亲切。即便我说出来，其他骑友也不一定知道，又有卖弄之嫌。

《2666》是智利作家波拉尼奥的小说，号称是 21 世纪最伟大的作品，说是超越《百年孤独》的惊世之作。既然这样宣传了，就说明它不可能超越《百年孤独》。

波拉尼奥是个短命的大器晚成的作家，国内还翻译出版了他的成名作《荒野侦探》。记得 2012 年春节，我环骑海南岛时带的就是《荒野侦探》。我是想骑行在野外，看看与野外有关的书应该不错。事实上，我错了，我承认，我没看懂那本书。先不去怀疑作家作品是否被高估了，但苏珊桑塔格都推崇的作家应该不会被高估，况且那么多国外的奖项在那呢。那么就只有另外两种可能了：要么我的水平有限，无法领略大师的魅力与奥义；要么就是糟糕的翻译毁了这本书。我读了大半，不知作者要写什么，只记得一个词"本能现实主义"，小说中经常出现的一个概念。

海南骑行时遇到几次雨天，虽然我的驮包备了防雨措施，但还是没能完全幸免，可怜的《荒野侦探》也中招了，湿了大半，但我最终还是把它带了回来，侦探和我绕海南一圈，现在留下黄黄的水渍和已经发胖的身子躺在我家书柜里。

骑行后你该记住的事——健康骑行实战点评

还是回到川藏线吧。

昨天，队伍成员互相熟悉了，熟悉了也就知道底细了。因为实力不同等原因，今天，7个人的队伍不久就分成了2组，速度快的3人已不见踪影。我和老王、麦子、小黑4人垫后，10∶30行进到天全县，318线在城外通过，我们拐入县城。

> **点评**：骑行队伍中有个速度、体力超群的神行太保比较重要，但要利用其优势。比如，川藏线沿途可休整的补给点不多，旺季的时候更是有人满为患的情况。为了能够及时补充营养，使得疲劳身体迅速恢复，建议每天骑行后半程，让骑行速度快的队友提前赶至计划中的停靠点，定旅店、找饭店，安排晚餐，这样就不用整队人马到达后盲目耗费时间去找吃的、住的，这样可以节省时间，且能保障休息。

我们最初的定位是不以赶路为目的的休闲骑，沿途有人看人，有景看景，县城怎能错过，况且也有些饿了。

天全县县城，沿江而建，极为规整。用小黑的话说："要比雅安都干净整洁。"

二郎山宾馆对面一家邛崃风味馆吸引了我们。主要是邛崃的读音，大家有些好奇，我当了把老师。以后的行程证明，邛崃风味遍布川西藏区一带。当家的吃法似乎是奶汤面。

虽然才10∶30，但我饿了，2两牛肉面，1两抄手。

满满两大碗端上来。该不会是我家亲戚开的店吧？往旁边顾客眼前瞄了一圈，原来都是老板的亲戚。那叫一个实在哟！

我掏出自带的大蒜，大家吃得不亦乐乎。当然，我也掏出自带的不锈钢双层户外用杯子，泡了杯咖啡。

那谁谁说咖啡和大蒜不能一起吃了？戆都！（上海话）

这以后，咖啡加大蒜成了我的标配。

陆续有其他骑行队伍赶来，虽然都不熟悉，但骑友嘛，天下骑友是一家，我们大呼"来这里吃，实在得很"。于是，老板脸上笑开了花，

骑行，健康才是正经事

厨师的脸则有些拉长。

今天后来的行程证明，我们中午在天全县稍有提前的午饭是十分明智的，以后的路程中几乎就没碰到像样的吃饭地方。后来，我们也总结出一条教训或者说经验：川藏线上，遇到吃的要毫不犹豫停车吃饭，不要寄希望于后面还有更好的。

点评：感觉不是很饿的时候补充食物是正确的。食物从口腔进入食管，进入胃里搅拌消化，再进入小肠、大肠，完成营养成分的吸收，再经过血液输送到全身各处，供给身体正常运转及运动的营养和能量消耗，这一过程一般需2小时。也就是说，等到感觉饿了再吃饭，已经是身体发出预警信号，其实已经晚了。但总比不吃强，所以说，长途骑行，要经常补充能量食品，若等到一餐再吃得过饱对身体健康极为不利。水的补充要好些，因为水吸收较快，但也不要等口渴难忍再喝水。还有一点，川藏线上，有时吃饭不是因为现在饿了，是因为担心后面饿了没的吃。

即便这样，在午饭大吃一顿的情况下，我们还是在几乎要累得虚脱时（下午 5：30）才赶到今天的目的地——有"小香港"之称的新沟。这应该是一个小镇，山沟里的一个小镇，几乎家家都开旅店、饭店，318 线的必经之地嘛。或许香港真的就是繁荣的象征，稍微经济繁荣一些的地方都号称"小香港"。

住宿倒不贵，10 元一晚，还能洗澡，其他条件就不要要求了嘛。

绝大多数的骑友住在新沟。

傍晚，沟里热闹起来，门口不时有大货车刺耳的鸣笛声。当然，司机是故意的，也是提醒镇上的人注意安全。

只是骑行的第二天，队伍就要分开了。原因是老肖、量子和曾茂 3 人假期有限，时间非常紧张，要严格按照攻略在 24 天内完成 318 线全程。这就需要有些我们要两天完成的路段，他们得在一天之内就完成，不然就不能按时到达拉萨。我相信他们 3 人有这实力，于是分手不可避免。明天，他们 3 人将提前出发，直接骑到下一站。

> **点评**：临时组队一般不会长久，刚骑行没两天就应验了。为了骑行安全考虑，一个队伍 4～6 人比较合适，前后照应，联络、住宿、吃饭都比较方便。

分手聚餐，八菜一汤，几乎是小店所能拿出的最好的菜了，大家畅聊，啤酒、白酒畅饮。我只记得，猪肉、腊肉真的很好吃。

> **点评**：高海拔尽量不要喝酒，酒后身体感觉发热，对身边温度变化不那么敏感，容易感冒，而高原感冒可不是闹着玩的。不管遇到多么高兴或者伤心的事，记得健康才是顺利骑行的前提，醉酒更是要绝对禁止的，领队和队友应针对个别队员的饮酒情况加以控制。

旅行总是有故事的，旅行的人都是有故事的人。故事有的是听来的，有的是亲身经历的。但能把旅行的故事写出来，且写得很吸引人的不多。

书店里纷杂的旅游故事书大多胜在插图或者名人效应。网络上的旅游帖子则更多的是吸引熟人粉丝。

虽然我是个小人物，可我不是很待见有大师之称的余秋雨，但他的《文化苦旅》确实开风气之先。游记不仅需要有记录，还需要有思考。当然，这需要知识的积累。虽然后来许多人以指出大师书中的史实硬伤为乐，但不影响《文化苦旅》作为文化散文花园里的一朵奇葩而存在。旅游中当然有苦，但整个说成苦旅就有些矫情了。

后来的诸多口水仗，还有更加矫情的《我等不到了》，我老婆说很好看。

于是，我只看了名字。

对普通人来说，旅途中的风景有太多的人描述过，大同小异，照片也只是相机好坏的区别。专业摄影除外，他们是另外一个话语圈子。因为经常有人说："这照片怎么能获奖，我也能拍出来。"

唯有旅途中的故事不同，每个人都有自己的故事，哪怕大家都在听同一个人讲故事，但转述出来就有了众多的版本。

从今天开始，我的骑行中就有了具体的故事，当然有亲身经历的，也有听来的。

骑行的流浪歌手

小说、电影中经常有流浪歌手的形象，现实中却不多，大城市地下通道里讨生活的不知算不算。

骑行的流浪歌手就更少见了。

小高就是一个。

其显著特征就是自行车后面大大的驮包之外，还有一把吉他。高帮军用皮鞋，迷彩军裤，上身海魂衫，长长的发髻系在脑后。并没有穿骑友常见的花花绿绿的骑行服，当然也没戴骑行头盔，只戴一米色圆顶遮阳草帽，颇有南亚风格。如果不是一辆已经有些沧桑的自行车摆在那，只能说是一纯粹的流浪歌手。

> **点评**：任何情况的骑行，安全措施中第一重要的就是头盔。草帽很拉风，关键时刻，骑行头盔才保命。

小高坚持独行。这是与绝大多数骑友不同的。即便是独行的骑行者，一般也想搭个伴，一是不寂寞，二是万一路上遇到事情也好有个照应。

据他说，原来还有音箱的，后来由于骑行带着太重，在成都放弃了。

小高从上海嘉定出发，沿318线一路骑来，曾经带着一只小狗做伴，骑行时就放在柳编的前车筐里。一时疏忽，小狗摔了出来，伤显然是很重（我猜可能是下坡，具体细节没有问，怕勾起他的伤心事）。小高自述说他疯了一样把狗抱到医院，当然是救人的医院，恳求医生无论如何要救狗一命。

……

最终，小狗离开了。

小狗葬于荆州，小高说，那是个古城，不枉它活一回。

看得出，小高身上带的钱不多，也可以说，赚的钱不多。平时骑

骑行后你该记住的事——健康骑行实战点评

行到一个地方，他就在夜晚时在市区人多的地方摆摊弹唱，赚些生活费。招牌就是自行车横梁上挂的那块"无锡——拉萨"的牌子。

小高对许巍偏爱，但在外面讨生活不可能弹唱你喜欢的，要弹唱观众喜欢的。所以，他带一曲谱，上面亦有一些通俗歌曲。

小高不太会修车，当然简单的补胎、换刹车皮应该没问题的。他问谁会调变速？我们说麦子是专家。于是，麦子当了专家。

事后，我和麦子私下讨论，小高的车档次较低，骑行了这么久，变速出现问题是难免的，也没法修，除非换高级一些的配件。当然，这些也都照实和小高说了。饭后，睡觉还早，小高搬了把椅子，坐在旅店门口为骑友弹唱，不一会就吸引了附近的一群骑友。歌曲小高自选，许巍的居多，旁边的骑友中有心有戚戚的一身沧桑的长途骑友，亦有一脸崇敬、渴望结识的妹子，而像我这样不懂音乐、只知道鼓掌的人居多。

天暗了下来，没有路灯，曲谱看不清。于是，有骑友打开手电照明。那一束光，暗夜中只照亮了曲谱本和小高的脸，旁边或站或坐的听众只剩下了黑色的影子。小高的声音时高时低，或倾诉或嘶吼，有骑友跟着和唱，很是动情、投入。或许是拨动了大家都有的那根流浪的心弦。

对骑友，小高当然是不收费的。

夜已深，第二天还有二郎山要爬，于是众人慢慢散去。

我不喜网名示人，小高听说我在大学里做老师，便称呼我慕老师。从此后，路遇骑友，我便留名杭州慕老师。

和小高互留了电话。第二天，他一早走了，我们再也没有见面，直到我回到杭州，也没有消息。

最初几天短信通过几次，由于他赶在我前面，所以内容大多是询问前面路况的。小高亦有主动给我消息通告路况。

再后来，就没了消息。

他说他要进墨脱看看，然后再去拉萨。

墨脱曾经是中国唯一不通汽车的县，路况可想而知。

有些替他担心。后来的路程中也经常和老王提起他，但想想他骑过的路比我骑的路还长许多，也就释然了。

祝他顺利。

我们是留了电话的。

推荐书目：

1. 余秋雨 . 文化苦旅 . 上海：东方出版中心，2001.
2. [智利] 波拉尼奥 . 2666. 上海：上海人民出版社，2012.
3. [智利] 波拉尼奥 . 荒野侦探 . 上海：上海人民出版社，2009.

第六天：飞车大渡河，智闯泸定桥

2012 年 6 月 24 日，骑行第 3 天

骑行数据：新沟→泸定，里程 57 千米，最高海拔 2170 米，爬升海拔 840 米，上坡 18 千米，下坡 39 千米，耗时 7 小时。

关键词：二郎山；大渡河；泸定桥；马三立

"哥的眼里没有坡。"

今天的骑行是从一大碗西红柿鸡蛋面开始的。

好大一碗。

由于今天路上没有什么补给的地方，于是又嘱老板给每人加两个荷包蛋，另加两个盐水煮蛋带路上吃。

点评：长途骑行，早餐至关重要，比较俗套的说法是要吃得既营养又健康，还得卫生。西红柿鸡蛋面作为早餐，有蛋、有面、有蔬菜，满足了蛋白质、碳水化合物、维生素等多种营养元素摄入的需求，且颜色鲜艳，刺激食欲。一般不存在什么卫生问题，远比那些不知道用什么油炸的油条配可疑的豆浆要靠谱得多。另外，带皮水煮的鸡蛋在路上吃是个不错的选择。

骑行后你该记住的事——健康骑行实战点评

出新沟即开始爬山，起起伏伏一直往上爬，连续近 20 千米，海拔数据从 1300 米直升到 2400 米左右。沿途高山峡谷，麦子看着身边要压到头上的山崖，感慨"真是壁立千仞啊"，然后问我下一句是什么。

我答："无欲则刚。"其实这两句只是上半句，下半句是"海纳百川，有容乃大"。但用在今天这情景不十分恰当。

今天的目标是翻越二郎山。我只记得那首唱二郎山的歌的头两句，"二呀二郎山，高呀么高万丈"。幸好 20 世纪 50 年代修好了隧道，不然这要爬到山顶可不是一件容易的事。

对爬坡，其实大卡车、走路和骑行速度差不多。疲劳感被眼前不断出现的美景所冲淡，毕竟是第一次爬长坡，人也有些兴奋的，后来下起了雨，正好也检验一下雨衣。

没有想象中那么难，爬到坡顶（其实是半山腰）就是著名的二郎山隧道——4000 多米长的一条隧道。一个人是不敢钻进去的。我们 4 个人编队，一个接着一个，打开手电、尾灯，紧张万分地通过。大货车从身旁呼啸而过。由于是在隧道内，那声音加大了好多倍，老远就传过来，你只能紧张地等待它从你身边过去。感觉几乎都挨到我身上了，风把我的衣服都带了起来。但没处躲，只寄希望于货车走直线，我也控制得住车把。

点评：编队、开灯、慢行过隧道，正解。

终于出隧道了，眼前一片开阔，白云（雾）环绕山间，松了口气，拍了几张照片。这时，黑云上来了，最怕的雨来了。下坡最怕下雨，确切地说是我下坡最怕雨，考验刹车性能，考验骑行技术，速度控制不好就只有摔车的命运了，最糟糕的当然是冲下悬崖。况且这次我带的是半光头防刺外胎，在别人眼里那就是光胎，速度是有了，但爬坡抓地是没法与大齿山地胎相比的，下山的稳定性也要差些，侧滑可不得了。

点评：虽然最终没出什么安全上的大事，但雨天、长下坡，最初光头胎的选择是错误的，隐患颇多，想想都后怕：抓地力不行，雨天更易侧滑，特别是下坡弯道处，吓死个人；而且易爆胎，同样遇到铁丝碎玻璃之类的，中奖概率大增。唯一的好处是骑行时比大齿胎轻松一些。但考虑到川藏线雨季，那么多长下坡，建议骑友放弃光胎。

于是趁雨还未下大，抓紧下山。一路近 30 千米下坡。下雨天冷，速度快带风，穿着雨衣还冷，身边不时有汽车驰过，一边是高山，一边是深谷，几百米深的山谷啊，简直就是疯狂飞车。如果一个失控侧滑或者刹车失灵，那就是粉身碎骨。虽然只是用两手捏闸，但我似乎是浑身用力，紧张啊，不得不途中几次强行停下来，放松一下手脚，也放松一下身心，走神是万万要不得的，哪怕半秒钟。

雨越下越大，在一处观景台，我停了下来，在观景台上放松，上面有一指示牌，写着"远眺大渡"。不用说，深谷下蜿蜒流淌的就是大渡河，河边那隐约可见的楼区就是今天的终点——泸定县城。

又往下冲刺了一会，浑身冻得发抖，便在一处居民点停了下来，躲在一食杂店外避雨，不好直接找人要开水，便问老板有什么热的东西。老板说有泡面，提供开水。于是，每人一碗泡面，早都忘记是什么牌子了，当时其实就没看清，只记得是一碗热乎乎的泡面。雪中送炭用在这应该十分合适，虽然不是送，是花钱买的。从来没有的香味，连汤都不剩，平时总说的什么油炸食品啊、添加剂啊、盐多了等都抛到一边，出了那么多汗，正缺盐呢。

吃过泡面，身体恢复好多。又下了一段坡，进入了红色名城——泸定，才下午 2 点多。大多数接待骑友的客栈 20 元一个床位，我们几个"有钱人"选择了 100 元的标间，享受一下。

洗澡过后，整理行李，经过了爬坡、下坡、下雨等天气路况，对行李又有了新的认识，我马上整理出今后不太可能用到的东西，主要是衣物，找到邮局，打包寄回杭州。负重骑行，能减轻一点是一点啊。

骑行后你该记住的事——健康骑行实战点评

点评：经验是积累出来的。骑行开始前，对一条新的线路的认识还不那么全面，沿途各方面的条件也不那么熟悉。长途骑行的行李哪些是必需的，要经过几天的骑行才能作出判断。遇到邮局或者快递点，要果断地把不必要的物品打包寄回家。减轻负重，就是解放身体。但切记：最初带东西宁多勿少。

寄完衣物，雨一直在下，但没那么大。我不喜欢打伞，就没从宾馆借伞。一个人穿着拖鞋，在街上闲逛（其他人在房间忙着上网、发微博、发帖，我没带任何高科技的东西，只有一只老掉牙的100元的手机）。时间只是下午，很快我就发现我是在县城中心（县城不大），前面就是课本上说的泸定桥了。18位勇士过大渡河，飞夺泸定桥。让我血脉贲张的桥段啊！

大渡河上已经修了几座连接两岸的可以通车的桥。于是，老的泸定桥现在已成为景点，门票是要买的。但依然作为大渡河两岸居民过河的工具，时有居民从上面通过。我观察了一下，当地居民是不需要买票的。于是，我目不斜视地信步朝泸定桥走去。

还是记忆加想象中的那座桥，并不陌生，依然是粗大铁链，铁链上是由一定间隔的木板铺就的，万恶的是护栏也是两根同样的铁链，哪赶往上靠啊。下面的河水那叫一个湍急，白浪翻滚，咆哮而下，感觉整座桥都在动，也确实在动。有眩晕症的人绝对上不了这桥，会被吓瘫的。

我硬着头皮走上桥面，确切地说是走上木板，低头看着脚，确保脚踩在木板上，但桥下的水流又让我头晕，只好抬头看前面，坚强而镇定地朝前挪动。下着雨，还有风，木板有些滑，我穿的是拖鞋，我真担心一不留神踩在木板缝隙，我的拖鞋顺水而淹没啊，那样更糟，光着脚会感觉木板更滑，该不会蹲下大叫求救吧。几十米的桥面好似走了好久，心跳得厉害。终于挨到了对岸，脚踩在实处的感觉真好，那叫踏实。我拍了几张照片，也找人帮我拍了张站在桥上的照片，没敢太靠栏杆（铁链）。我之前还幻象，模仿18位勇士过泸定桥的情景，趴在桥面上做攀爬状，看来不可能了。

这边桥头也有一个收费口，我本可以从这里出去，走远处的那座水泥石桥回去，但天下着雨，离那座石桥又有一段距离，衣服会湿透的。于是，我往回走，但是一对男女竟然站在桥中间手抓护栏铁链在用力摇晃，也没人制止。你不知道危险可以，但不知道别人害怕吗？不只我一个人害怕，我亦看见胆战心惊的游客只走一小段安全距离拍照，然后就几步跨回到岸上。

我走回来了，安全地走回来了，拖鞋还在。

看来对下一代的红色教育就要搬到现场。不是吓唬他，当年的过河那是真难啊！想象一下当年，没有固定木板，活动的木板现铺，爬铁链，下面的河水，掉下去准没救儿，最主要的是对面还有子弹飞来。

勇气是逼上绝路后才有的。

近些年，一些关于这些历史的书籍也逐渐问世，这其中主流而不主旋律化的，看得人荡气回肠的首推王树增，最初接触的是《朝鲜战争》，然后是《解放战争》（上、下册），后来才是《长征》，都是厚厚的一大本。比起那些纯科班学员的作品来，王树增的作品更靠近读者一边。我多次向90后年轻一代推荐，了解中国近代史就看王树增。2011年，王树增又有新动作，又出了《1901》《1911》，整个近代史系列趋于完整。我已买回来，还没来得及研读。

（说明：泸定桥门票10元）

泸定街上，小吃亦很多。吓得有些饿了，炸土豆蘸辣椒粉，一碗豆花才4元，美味无处不在。

晚上6点，4个人聚齐，晚饭照例荤素搭配大吃一顿。

雨一直在下，果然是雨季到了。

老肖3人赶时间，今天没在泸定停留，直接去了康定。这时，他们传来消息，说下午累得要死，雨也一直下，还在修路，爬坡非常艰苦，建议我们若明天还下雨就不要上路了。

我们4个毫不犹豫就达成了共识：骑行看风景，不自虐。

麦子是个好同志，饭后回房间挨个给我们检查车况。

今天的故事，谈不上故事，是遇到一个神人。

上午，刚出新沟，安徽一个近10人的骑行队伍的队长（此后和我们一起骑行了几天，后来我在拉萨亦遇到），一个长相酷似马三立的看

138

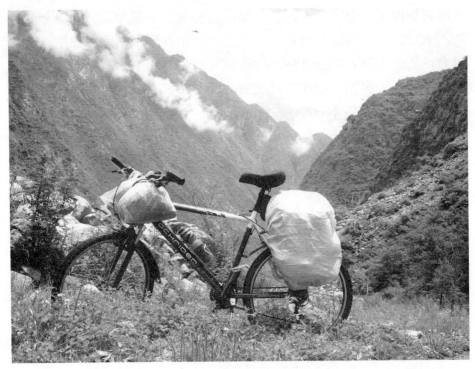

去康定途中山顶留念

不出年龄的骑友，应该50多岁吧，胸前挎单反相机，肩别对讲机，大驮包，身后还背一双肩包，最神的是双肩包外惯常放水瓶的地方，他插一瓶二锅头，不时拿出来喝一口，据说御寒兼有红牛的效果。

今天上午，此人的车子脚踏竟然掉了，无法安牢，一碰就掉下来，是磨穿了。这也告诫骑友出来前一定要检查装备，尽可能换新的，毕竟1个月的骑行。此人于是上坡一直推，下坡当然就顺坡而下了，也不用脚踏，因为车刹是好的，就这样一直坚持着。我们到泸定前吃泡面的时候，他也到了，神人也！

后来，巧得很，有骑友因病（可能是高原反应或别的原因）中断骑行，而车子与他的车是完全相同的型号，于是换了好用的脚踏和大拐，一路到拉萨。

他和我说，为了这次拉萨之行，他准备了一年。

推荐书目：

1. 王树增. 长征. 北京：人民文学出版社，2006.

2. 王树增. 解放战争（上、下册）. 北京：人民文学出版社，2009.

3. 王树增. 朝鲜战争（修订版）. 北京：人民文学出版社，2009.

4. 王树增. 1901（修订版）. 北京：人民文学出版社，2011.

5. 王树增. 1911. 北京：人民文学出版社，2011.

139

第七天：康定，我没有跑马溜溜

2012 年 6 月 25 日，骑行第 4 天

骑行数据：泸定→康定，里程 51 千米，最高海拔 2395 米，爬升海拔 1065 米，上坡 51 千米，下坡 0 千米，耗时 9 小时。

关键词：康定；涂鸦；成都五哥；豆花

"哥骑到变身，就嫁到拉萨。"

318 国道的奇观，就是在沿途只要能写字的地方，特别是路碑上，都写满了骑友的涂鸦，某某到此一游的居多，但也有不少灵光闪现的牢骚，大多出现在爬坡途中。下坡一般愉快地飞速而下，很少有人会停下来乱涂，除非是极有纪念意义的路碑号码，比如 3333 千米处、4444 千米处等。除文字外，涂鸦也有一些是图画。

天生对文字感兴趣的我，加之职业敏感，我就想，这是很好的一个课题啊！

骑行后你该记住的事——健康骑行实战点评

从川藏线起点直到拉萨，把路边所有有意义的涂鸦都拍照记录下来，作为研究资料，然后进行分析整理。分析涂鸦随风景、里程、路程难易程度变化的关系，亦可追踪同一个人的涂鸦变化，进而分析其骑行心理。这是个好题目，大题目，不是谁都能做的，首先你得能骑完全程，还得有时间和耐心遇到涂鸦就下来拍照记录，当然还得有分析汇总能力。有文字和照片的佐证，最后可出一本《318线涂鸦研究》的专著，实在不成，也可出一本《318线涂鸦全记录》，相信一定大卖，骑过318线的人都会去寻找自己的涂鸦，或者寻找哪些是自己看见过、拍照过的涂鸦。

我为自己的想法兴奋不已。可惜我不是合适的人选，我虽有信心骑完全程，我亦有分析整理能力，但我没有合手的相机，我的相机过于老旧，内存不够，成像效果也不好，另外我也没时间和耐心去看每一个涂鸦。

想到这，不觉有些失落，多好的一个题目啊！

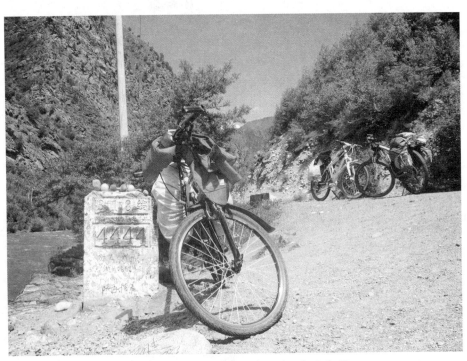

骑友膜拜4444路碑，上面摆满了水果

骑行，健康才是正经事

就这题目,郑也夫看见了肯定兴奋。还在华东师范大学读书的时候,就在某大教室听郑也夫的演讲,教室人满为患,大多慕名而来。演讲印证了那句话:会写的人一般不会说。听他演讲不如看他的书。记得当时我现场买的一本书是《信任论》,极小的一本小书,薄薄的一本,几乎没有封面设计的元素,冷眼一看还不如校园旁边复印店普通胶装的质量好。当时也跟风留了郑也夫的签名。

近几年,市面上他的书也多了起来,他还编辑了许多学生的论文成书,当然应该都是他指导下的成果。

真能看明白这个世界的人不多,看明白还敢说出来的人就更少了。

郑也夫是个明白人,至少也是个受学生欢迎的明白人。

318线充满奇人,多的是故事。

今天就遇到一个。他叫铜牌王老五,我称呼他为"成都五哥"。

五哥,成都人,事业有成,独身,因与朋友打赌走上川藏线,每骑行1天,赢1万元,到拉萨赢50万元。五哥后来亦说是玩笑。不管怎样,几乎从没骑长途的五哥,买了一辆车,搞了点装备,就独自骑上了318线。与我们相遇时,五哥经常推车。一起坐下休息时,我们发现五哥竟然连自行车前叉可上锁都不知道。不锁死前叉爬坡当然吃力了。依我们指点,五哥锁死了前叉,后来爬坡就好许多。

点评:骑行需要有计划,周密详细的计划当然好,但至少要有计划。五哥很冒险,几乎没有任何骑行经验,买了辆车就上路了,这是长途骑行的大忌。因打赌、好奇等一时冲动的原因贸然骑行,隐患颇多,没有什么骑行技巧,比如连前叉能够锁死都不知道,上坡费力不说,还容易损伤膝盖,搞不好还会弄个一身伤回家。

今天一直是上坡,推车和骑行差别不大,所以与五哥接触多了起来。

五哥50多岁,我虚岁40,老王60多岁。于是在一处休息点,我们3人按序坐定,456拍照留念。

五哥就在做我想做却没办法做的事情——拍涂鸦。

他说，从一开始他就注意到了涂鸦，认为这是很有意义的现象。于是，一直在走走停停拍照存档，他有大容量拍照存储设备。他说他记录了几乎所有有意思的涂鸦，我亦表达了我的想法，不谋而合。我建议他坚持到底，最终出版涂鸦集，我没说学术研究的事，因为谈话中知道五哥似乎是个商人。

　　我亦表达，骑行结束后，想要一份五哥拍的涂鸦。

　　今天，318 线上发生一起车祸，客车和货车因超车迎面相撞，满地碎片，幸好没有死亡，只是司机被卡住了，在等待救援。两车相撞时，我们距离车祸现场 100 米，而五哥离车祸现场只有 10 米。五哥是离车祸最近的骑行者，五哥是幸运的。

142

> **点评**：路遇车祸不围观，这是骑行需注意的，除非需要你参加救援。因为车祸现场比较混乱，来往车辆不断，停车围观会增加新的车祸危险。另外，避免车祸殃及自身，前后都来车可能会车时，要提前判断，提前减速，让开会车区域，减少被刮蹭风险。

　　后来几天亦与五哥同行。再后来就分开了，我们走在前面，亦不知五哥的涂鸦计划完成得如何了。

　　再说另一个奇人。

　　其实是昨天路上碰到的，江苏一女骑友，身高一米五左右，带的行李有几十斤重。车子放倒后（没有脚撑），她一个人都很难扶起来。自我看到她，就一直在推车，可能与当时一直是上坡有关。她说先骑到拉萨，然后骑到新疆。我们一致怀疑她能否骑到拉萨，更不要说新疆了，那么多行李，那么小的身体，但愿她有惊人的能量。

　　祝福她吧！

　　今天没遇到她，后来一直没看到她。

　　再说吃。泸定依然是川地，豆花不错，昨晚尝过了。今早一个馒头、一碗粥、两鸡蛋，仍感不足，于是又去那家豆花店来了一份。

　　端上豆花后，老板问我，要米饭吗？

我说不要。我忽然记起，昨天点豆花时老板也是这么问的。当时没在意，于是我今天问老板，为什么？

老板说当地都是豆花配米饭。

没办法，又一次"外行"了。可惜我没有早餐吃米饭的习惯，况且刚才也吃那么多了，只好作罢，下次吃豆花饭。从川藏线回来后，恰逢上海书展，买了一些书，其中就有唐沙波的《川味儿》，三联出的。估计是受王敦煌《吃主儿》的启发，出了一个系列关于吃的书，类似于名家谈吃系列，当然，也收录了《吃主儿》。而我只买了《川味儿》，里面就有专门对于豆花饭的介绍。原来在四川一带许多地方拿豆花饭做早餐，那是一种很流行的早餐吃法。《川味儿》和《吃主儿》是没法比的，只相当于电视上流行的美食节目水平，华丽的辞藻太多，翻完之后没记住什么。

今天出泸定县城后一路上坡。大渡河，然后沿康定河逆流而上，雨水不断，间或太阳出来，马上又很热，雨衣一天内穿脱几次。但沿途风光极美，拍照是少不了的，高山峡谷中一路骑行，其实是在爬行，5 千米 / 小时左右，并不比推车和走路快。

累是必然的，大家只要看到前面有人停车休息，后面的人也会赶上来一起休息，聊天、吃东西、补水，看路边涂鸦，也有带笔涂鸦的。

大家都笑称：休息传染。

下午 5：30，进康定城，迎接我们的是大雨。我四下看，没看出哪里可以跑马溜溜，只是山谷间一个县城，店铺林立。住到一户藏族人开的宾馆，条件不错，标间 70 元，还有洗衣机可用，很快就洗漱完毕。从骑行的第二天开始，我就和老王住一个房间，这一搭配一直持续到拉萨。

点评：骑行途中，固定的同伴很重要，生活、骑行方面都可以互相照应，最主要的是作息习惯要相似。夜猫子的年轻人和喜欢早睡早起的老年人就住不到一起，喜欢抽烟的人和对烟味敏感的人也不适合住在一起。因为只有休息好，才能迅速消除疲劳，精神满满地上路。

康定的吃也是满眼川菜馆。

康定的城市布局很有特色，可以说城市就建在水流湍急的河上，而不是给我们河水穿城过的感觉，河在康定成了主角。康定河就在中心商业大街上。站在河边，就是站在中心街道上，商铺林立，耳边是震耳欲聋的奔流河水。这里是四川甘孜州政府所在地，所以有大城市气象。

街上藏族人多起来，加上抬头即见的高山和云雾，我意识到这里已是川西，接近西藏，亦接近高原了。

推荐书目：

1. 郑也夫 . 知识分子研究 . 北京：中国青年出版社，2004.
2. 郑也夫 . 后物欲时代的来临 . 上海：上海人民出版社，2007.
3. 郑也夫 . 信任论 . 北京：中国广播电视出版社，2001.
4. 唐沙波 . 川味儿 . 北京：生活·知识·读书 三联书店，2011.

第八天：牦牛也常来的天然温泉

2012 年 6 月 26 日，骑行第 5 天

骑行数据：康定→折多塘，里程 19 千米，最高海拔 3222 米，爬升海拔 827 米，上坡 19 千米，下坡 0 千米，耗时 3 小时。

关键词：牛肉粉汤；天然温泉；折多塘；休闲

"男人推吧不是罪，女人推吧都是泪。"

今天的休闲，是为了明天的登顶。也有人今天把明天的路也骑了，那是神。

我们是休闲骑。

骑行，健康才是正经事

今天吃了最贵的一次早餐，32元，是因为当地生意人的逻辑令你崩溃。事情是这样的：

早餐内容：一鸡蛋，一包子，一碗稀饭，一碗牛肉汤粉。

吃的时候就感觉不一样，好多的牛肉啊，牦牛肉。事先也没问价格，疏忽了，结账32元。事情就出在那碗牛肉汤粉上。单点牛肉汤，20元，没问题，里边那么多牛肉呢。单点粉汤，也没问题，汤里只有粉没有牛肉，8元。这两样都点，端给你两大碗，28元，逻辑正确。那么我点牛肉汤时，看见别人在吃粉，我便说加点粉，结果端给我的是一大碗，里边有牛肉，也有粉，结账28元。

老板认为她逻辑正确。我无法理论，交钱走人。

和这样的人理论，既要有经济学知识，又要有把经济学知识转化成符合逻辑的街头吵架式的语言并表达出来的能力。据我多年观察，郎咸平不行，说理有余，但容易冲动。思来想去，此任务非陈志武莫属，这位美国耶鲁大学管理学院金融经济学教授、中国金融博物馆首席顾问应该能当此重任。有机会我会让他帮我分析分析老板娘的逻辑，用什么金融理论来解释。

向来对金融、理财不感兴趣的我，竟然读完了他的《金融的逻辑》。可以说他很成功，成功地吸引我进入到他的逻辑之中去。

出康定一直下雨，穿雨衣爬坡，外面下雨，里面出汗，里外都像下雨。所以偶尔没雨的时候就要脱下雨衣翻过来放，好把内里吹干。19千米山路，爬了3小时，中午12点，到达折多塘村。

点评：如有可能，尽量不要雨天骑行。浑身湿透的状态下骑行，容易感冒不说，还非常容易损伤关节，且以膝关节为最。半路遇雨没办法，骑行时建议调低齿比，降低膝关节压力。

之所以休闲骑，是为了更休闲的内容。折多塘村有天然免费温泉。所以许多骑友计划在折多塘停留一天，泡泡温泉，解解乏，好为明天的21千米连续上坡储备体力。

入住村口的驴友之家，40元包两餐一宿。

午饭后，大家便依老板娘的指点上山找纯野外温泉，出门爬山 1 千米，经幡飞扬处，涓涓溪流旁，我们找到了。

一个大约 20 平方米的天然泉池。池边草地上野花点点，亦有牛粪坨坨。真的是天然到家了，想必闲时亦有牦牛来此泡温泉。十几个人脱得赤条条泡进去，提前带了泳裤的不多，好在没有异性，亦没有路人。于是，大家山南海北，海阔天空。88 岁的保罗·福塞尔今年（2012）5 月走了，好可惜，不然可以去问问他，这样的生活应该属于哪个等级。

当然，没有这样的生活也没关系，你可以向怀特德-弗莱学习学习。

《格调》和《假装的艺术》的本义是讽刺和揭露，是批判。适得其反，这两本书最终被向往过"美好生活"而不得的人奉为指南。就好比人民警察神勇无敌破获贪官外逃案件，结果这一新闻却被即将外逃的贪官利用：原来这样逃走是有漏洞的，有被抓的危险。

不讨论贪官了，我想贪都没机会，还是接着泡温泉吧。

小雨一直下，远处山峰皆被白雾锁住，不时有白雾飘过来，泉水温度适中，池中泛着白汽，和着外面的雾。温泉有股淡淡的硫黄味。

人类并非一开始就知道洗浴可以清洁身体，甚至带来愉悦。有一段时期，人们认为水使得毛孔张开，病菌更容易侵入，至少在 1450 年巴黎鼠疫流行期间，人们就是这么认为的，于是一度远离浴室。后来，人们又认为水可以去污健体，又开始沐浴了。水到底有害还是有益？法国人乔治·维伽雷罗向我们展示了这一段身体清洁与水的关系的历史，由擦拭到局部清洗再到沐浴。同时也借此展示了西方社会文明的进程。这本书就是《洗浴的历史》，很有意思的选题。该"西方文明进程丛书"还包括《流浪的历史》《镜子的历史》《魔鬼的历史》等好多本，对古怪题目有兴趣的朋友可以一读。

而我们在野外泡温泉的目的很明显，首先是清洁身体，其次才是解除疲劳。大家边泡边吹牛、聊天、讲笑话，也使沐浴具有了娱乐功能。

另外，我带了相机，记录了许多珍贵瞬间。

老板娘很是热情，一家人张罗饭菜，饭前还送来煮玉米做小食，香甜得紧。

房间是藏式木板房。

点评：遇到温泉不应错过，毕竟是难得的经历。况且温泉非常解乏，前提是不要泡太久，15～20分钟为宜，如果水温很高，还要缩短时间，因为温泉解乏的同时也消耗体力，要平衡好。另外，野外温泉还有个卫生问题，有条件的最好回旅馆再冲洗一下。

推荐书目：

1. 陈志武.金融的逻辑.北京：国际文化出版公司，2009.

2. [美]福塞尔.格调：社会等级与生活品味.梁丽真，乐涛，石涛译.南宁：广西人民出版社，2002.

3. [美]劳伦斯·怀特德-弗莱.假装的艺术——一本让你看起来无所不知的书.赵悦译.海口：南方出版社，2010.

4. [法]乔治·维伽雷罗.洗浴的历史.许宁舒译.桂林：广西师范大学出版社，2005.

第九天：折多是要推的，新都不是吹的

2012年6月27日，骑行第6天

骑行数据：折多塘→新都桥，里程67千米，最高海拔4298米，爬升海拔1076米，上坡21千米，下坡46千米，耗时10小时。

关键词：折多山；新都桥；摄影家天堂

"菊花残，满腔伤"

今天要翻越骑行以来第一座海拔超过4000米的高山，确切的数据是4298米。大家都兴奋且紧张，是否会有严重高原反应，体力耐力是否适应 318 线骑行，今天都可初步检验。所以大家都起得比较早，老板娘也早早地起来准备早饭，但也仅仅是青菜面，量倒是不少。

爬坡途中没有补给点，所以我带了一袋蛋糕、两个煮鸡蛋、一根火腿肠(平时几乎从来不吃的东西)，外加一罐传奇饮料——红牛。当然，我的包里还有从家里带的若干巧克力。

7：30 出发。

出门即是爬坡，连续 21 千米，海拔提升 1076 米。折多山，多么形象的名字，折非常多，多到你数不清，一个弯接一个弯，盘山而上，考验骑行体力，时速不到 5 千米 / 小时。幸运的是，今天一早起来就是阴天，没有下雨，早上高原的云雾就漂浮在你的身边。刚才还能看清楚的山，在你转过一个折弯后，已经隐没在云雾里了。大家每攀上一个折弯，都会找角度拍摄折弯的累积效果图。如果这时有阳光就好了，而且光线要正好打在山路上，逆光的情况下，早上的群山中就会显现出一条金色的盘山腰带。

折弯在增多，海拔在上升，补给的食物也在逐渐消耗，接近中午12 点，终于远远地看见了垭口，眼前的折明显比已经爬过的折少了。于是，坐下来彻底休息，为着最后的冲刺。越接近垭口，牦牛亦多了起来。看来牦牛也喜欢出镜，在垭口它们将会成为镜头的宠儿。前辈的攻略中说，在折多山山口，经常会遇到冰雹雨雪，我们也提前做了准备。

> **点评**：每天骑行开始前，要查看攻略，对一天的骑行困难要充分估计，充足的体能和食物储备是必需的。根据食物的储备情况，结合路况，判断骑行困难程度，来有计划地消耗补给品。另外，如果今天要翻高山，应掌握海拔情况，骑行时高原天气变化快，加减衣物要适当，避免着凉。

人运气好挡都挡不住，距离垭口还有 200 米的时候，太阳出来了，马上就蓝天白云，厚重的衣服马上显得可笑。毫不犹豫马上冲到垭口，其实是拼尽最后的力气挪动到垭口。经幡飞舞，远处群山尽收眼底。

一些自驾游的游客也停车拍照，甚至有女孩子还穿着露腿的连衣裙。拍照的第一目标就是刻有海拔标志的石碑。各种 Pose 是必需的，爱车也一定要加入的。我的习惯是每到一个好的景色处，必然单独为自行车拍一张，是她带我来到这里的。

折多山垭口就是分界线，爬上来这一面地势险要，山石多裸露；而站在垭口往另一个方向看，绿意盎然，高原草场风光尽显。据说下山的路是 318 行程中最美的景色之一，有摄影家天堂之称的新都桥景观长廊。

高原天气变化极快，就在我们兴奋拍照的当口，从上山方向飘来了浓雾，不用说，几分钟之后，垭口将被浓雾笼罩，几米之外将看不见人，雨也会随之而来。

赶快下山。而在我们后面上山的骑友估计会在日记中说："今天上山运气不好，大雾一片，啥都看不见。"

下坡，连续 40 多千米的下坡，没有急陡转弯的下坡，一路风景的下坡，被称为摄影家天堂的下坡，一下都不用踩的毫不费力的下坡。

"爽"就一个字，"爽歪歪"就三个字，反正找不到更合适的形容词。

景色嘛，这样跟你说吧，掏出相机，闭上眼睛，随便一个方向，

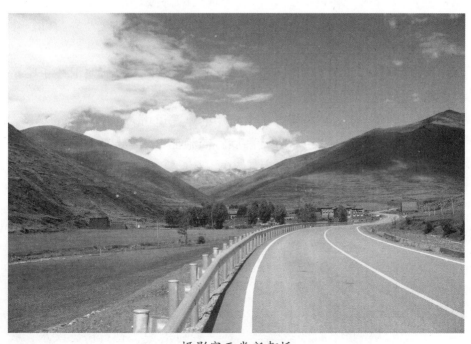

摄影家天堂新都桥

按下快门，你再看那拍出的照片，完全可以做电脑桌面。

高山草原，野花遍地，牦牛成群在山间点缀，天蓝得让人感动，云白得使人发痴，看久了不自觉地眼角会湿。溪水边不时出现几处藏家院落，偌大的草原上虽显得有些孤寂，但我知道，他们才是这儿的主人，我们只不过是匆匆过客。这样的美景，这样的自然，适合像梭罗一样，盖一处草房，掘一块地，养一头牛、几只鸡，过藏地田园瓦尔登生活。

现如今，瓦尔登只能在文学作品中才有了，而且是作为科幻作品，放在那些文学青年或者伪清高人士的案头，翻是要偶尔翻一下的，感慨世风不古是经常的。

忽然想起李娟，她的深山牧场应该也有这般景色，不同的是李娟生活在其中，而我是匆匆过客。李娟是个异类，她有着让专业作家绝望的文字。她的文字，无法教出也无法模仿。她是唯一一个我近几年追着买新书的作者，而且是唯一一个可以让我一口气读完作品的作者。认识李娟是从她的第一本书《阿勒泰的角落》开始的，然后是《走夜路请放声歌唱》《九篇雪》《我的阿勒泰》。李娟是四川乐至人，生活在哈萨克族聚居区，和世界上最后一支真正的游牧民族生活在一起。因李娟，我知道了哈萨克族；因李娟，哈萨克族更多地为外界所知。李娟就是阿勒泰的精灵。

今年，李娟又出了《羊道》系列，一共 3 本，详细地记述了哈萨克的转场生活。

面对眼前丰饶的夏牧场，山上点缀的帐篷里可否就有李娟的身影。

我有些恍惚了，这里是青藏高原，而她那里是阿尔泰山。

我们这些骑行者，过客匆匆，总想抓住些什么，证明我们曾经来过。40 多千米的下坡路，按照我们的骑行技术及自行车的性能，一个多小时就可以完成，可这天我们却用了 5 小时。

这样的风景谁舍得一路冲下山坡，那可真是暴殄天物啊。

刹车是经常的，停车是必需的。更有骑友干脆弃车于路边，人爬到一处高地，躺下来不动了。亦有人下到溪水边，停车坐爱高原美，胜似人间四月天。

我们的队伍也不时停车流连，在一处村落旁，有石桥、溪水，我们休息赏景。几头牛看着我们这些闯入者，并不惊慌，亦没有挪动半步，任凭我们各个角度把它装入镜头，见惯了大场面似的。

大家都不忍离去。

点评：事故多半是因疏忽大意，下坡控制速度是第一位的，有风景的下坡则更加危险，因为你可能因风景分神。欣赏风景应停车，那几位停车躺在草场上狠狠享受的骑友很懂行，提出表扬。

众骑友感叹，西行拉萨再苦再累，有今天的风景就已足够。其实我们知道，更多的苦和危险还在后边，更美的风景也在后边。

下午5点多，我们才拖延着进入新都桥镇，沿着几千米都是骑友之家、摄影家之家之类的旅馆，建筑风格统一，皆为藏式外表。我们随便选择了一家入住，标间80元。窗外即美景，和刚才路上一样的美景，躺着亦可见。

唯一遗憾的是，卡车经过，尘土满天飞，与远处的风景极不协调。

岂能尽如人意！

其实，就在我们骑行开始的第一天，6月22号，318线那段著名的天险路段就发生了塌方，24号又发生了更大的塌方，318线随即中断。据中央新闻说，至少要抢修15天左右才能通车，当然包括自行车。当时我们刚开始骑行，塌方路段离我们还很远，至少也要10多天的路程，所以也就没在意，我们认为等我们到的时候肯定会修好的，至少自行车是可以通过的。

但到新都桥，依然没有道路抢通的消息，据说许多骑友被困在塌方区的前一站——巴塘，那里已经人满为患，旅店价格大涨，且人越聚越多。有些人熬不住，已经转走云南，再从滇藏线入藏。

我们于是决定在新都桥休整一天，等候消息。同时也修车休人。

点评：骑行途中，应每天查询路况、天气信息，根据突发情况调整行程，不可盲目骑行。计划很重要，计划中也包括应急预案。

骑行后你该记住的事——健康骑行实战点评

还有一个原因是适应高原，因为刚爬了一座海拔 4000 多米的山，紧接着新都桥出去又是一座海拔 4000 多米的山，连续爬高山易引起高原反应。

研究一下下一步的行程也是必要的。

推荐书目：

1. [美] 亨利·梭罗 . 瓦尔登湖 . 徐迟译 . 长春：吉林人民出版社，1997.

2. 李娟 . 羊道·春牧场 . 上海：上海文艺出版社，2012.

3. 李娟 . 羊道·前山夏牧场 . 上海：上海文艺出版社，2012.

4. 李娟 . 羊道·深山夏牧场 . 上海：上海文艺出版社，2012.

5. 李娟 . 阿勒泰的角落 . 沈阳：万卷出版公司，2010.

6. 李娟 . 走夜路请放声歌唱 . 长沙：湖南文艺出版社，2011.

第十天：高原煮面要用高压锅

2012 年 6 月 28 日，新都桥休整

关键词：新都桥；休息

1 楼："这个隧道哥是推多来的。"

2 楼："这个隧道哥是扛过来的。"

3 楼："这个隧道哥是飞过来的。"

4 楼："这个隧道哥人车分过。"

早上欧洲杯半决赛，不喜欢的西班牙点球进决赛了，什么世道？

看完了球，也不困了，准时起床。洗好了衣服，冲洗了车子，各种攻略都称明天到雅江的路非常烂，对车子是个考验。我们 4 人讨论了一下是否搭车到下一站甚至更下一站的问题，后来达成一致，继续

骑行，健康才是正经事

骑行，看看路到底烂到什么程度，到雅江再说。

吃早饭时就看到有一队骑友出发了，无所畏惧，还有几个娇小的女孩子也带着大驮包出发了。

川西高原吃的东西以辣的为主，即便是炒素多半也要放上一些辣椒。

这可苦了杭州来的麦子。每次吃饭，麦子眼前必放一杯清水，每夹一口菜都先在清水杯中涮一下，才能入口。下面的日子，他可怎么过啊！建议不吃辣的人以后来四川，最好翻看一下川菜谱之类的书籍，把辣和不辣的菜了解一下，免得去饭店尴尬。今年有一本陈晓卿和沈宏非都倾力推荐的写川菜史的书——《路边的川菜史》，可以一读，并非寻常多见的教你做川菜，或许看完书你会爱上川菜。

点评：麦子的智慧值得借鉴。骑行中，不可能餐餐合口味，骑行消耗比较大，没有合适口味的餐饮，那就把食物当作药来吃，解决你一天骑行所必需能量的药。再说了，怎么也比药好入口吧。另外，真的下决心去骑长途，要懂得入乡随俗，此言不虚。

高原烧饭很有特点，不论是米饭，还是面条、抄手，都需要用高压锅，不然煮不熟。即便是用了高压锅，煮出来的米饭还是很难吃，可能与米的质量有关。试想在没有电、没有高压锅的年代，那吃饭是多么困难的事啊，所以听说高原藏民以风干牛肉、糌粑和酥油茶为主食，制作食用都简单，没听说藏民吃米饭。

高原蔬菜较贵。但饭店菜价相对沿海地区的大城市还是便宜一些的，只分荤素两种，小饭店一般没菜谱，有肉的就20元，蔬菜一律10元一份。普通一碗面8～10元。

当然，这是新都桥之前的价格。

我很喜欢川西的食物，红汤牛肉面、回锅肉、麻辣豆腐，配上自带的大蒜，每次都吃得心满意足。由于决定明天骑行，高强度的大上坡，又是烂路，所以今天就哪里也不去了，任何消耗体力的事情都不做。计划中的爬山看风景免了，就在房间看电视，看窗外风景，发呆。

骑行后你该记住的事——健康骑行实战点评

藏民善歌舞，在新都桥我见识了藏民的歌。我们并没有入住大多数骑友选择的骑友之家类的宾馆，而是随机选择了一家普通宾馆。由于现在是旅游淡季，似乎秋冬是本地的摄影季节，所以我们住的这家藏式民居外形的宾馆似乎只有我们 4 个人入住。

我和老王为了搬车方便住在二楼（一楼没客房），而另外两人则选择了网络信号好的三楼。也就是说，整个三层楼的宾馆就我们 4 个人。我们的房间朝北向，窗外即是草原，不远处就是山脉，满眼绿意的山脉，山上写有巨大的藏文符号，不认识，猜应该是六字真言之类的经文。

我躺靠在床上写日记，外面有歌声传来，典型的藏地风格，男女都有，声音高亢，极有穿透力，应该是有人聚会在卡拉 OK。按常理，唱一会也就会休息，我们也这样想。可我的日记都写完了，也不见歌声有停下来的迹象，依然是一首接一首地唱，间或传来哄笑声。我趴在窗台朝外看，宾馆楼下草地上有一顶白色的很新的毡房，歌声是从那里传出来的，毡房门口不时有人走动，门口还有几条黑狗趴在那，是否藏獒不清楚。

我于是下楼出了宾馆，打算绕到后面去看一看，转过来发现似乎路不怎么通。宾馆是一个小小的院子，有矮矮的围栏，也不好跳出去，关键心里也打怵那几条狗。刚巧发现宾馆旁边一个小亭子里有两个服务员在聊天，可能因为淡季，就我们几个人入住，也没啥需要服务的原因吧。我于是走过去加入她们的聊天。两个小姑娘都是四川人，在此打工。据她们介绍，该宾馆老板很有钱，自己家就建了一座转经塔（路上经常见到的是一个村子建一个转经塔），小姑娘指给我看，来时并没注意，其实就在飘来歌声的毡房旁边。服务员介绍说，老板经常约一些朋友聚会，搭起帐篷（毡房），唱歌、跳舞、喝酒。

又和小服务员聊了下收入之类的问题，便回房间了，歌声依然没停，夹杂着吵闹声。

傍晚，我们几个去镇上吃晚饭，回来天已快黑了，歌声仍在继续。

入夜，我们计划明天一早出发，便躺下睡觉。歌声还在继续，真是有精力的人啊。说话说这么长时间嗓子也该哑掉了，可人家依然歌声嘹亮，没有疲态。

藏歌好听，适合在高原听，可我们听了一天了，唱的人没累，听的人累了。

为了睡觉，我关上窗子，声音小了一些。

我切切实实感觉我是在高原了。

人在高原，愿意想一些比较宏大的事情，似乎考虑那些儿女情长之类的小情调与环境气氛十分地不搭。

那么，今天就说说与高原有关的一本书。

我此时身在高原，书名则叫《你在高原》，说是一本书不确切，其实是一套书，去年（2011年）茅盾文学奖最具争议的作品。争议点在于书太长了，共10本，总450万字。有人质疑是否因为太长了才获的奖，因为其他获奖的作品大多二三十万字，像《推拿》《天香》《蛙》等。因为有人怀疑在那么短的时间内，评委是否读完了这10本书之后才投的票。后来有评委承认没有全部读完，但人家说不妨碍作出整体判断。甚至有人说，认真读完这套巨著的人只有两个：作者和责任编辑。

不久的将来，认真读完这部书的名单或许会加一个人，那就是我。我已开始阅读，并完成了《家族》的阅读。《家族》并没有摆脱家族变迁映射社会历史的叙述模式，几条线索同时进行，需要读者不时地来回"穿越"。

初识作者张炜是从他的《九月寓言》开始的。一直体会不到，人究竟要进入怎样一种状态才能写出那样文字，应该是有些"疯魔"之态才可以吧。我也经常尝试去写，可出来的总是一些自己看着都丧气的世俗文字。

或许是没有慧根吧，写作不是后天练出来的。

《家族》故事发生地是山东半岛，并没有高原，张炜也没有在真正的高原写作。家族故事是张炜心中的高原，耗费20年的人生最美好的光阴，张炜完成了"高原"的塑造。

张炜呈现给读者的是他心中的高原，而他本人也因此登上了高原。

推荐书目：

1. 向东 . 路边的川菜史 . 南昌：江西科学技术出版社，2012.
2. 张炜 . 你在高原 . 北京：作家出版社，2010.

第十一天：高尔寺上神仙景，
雅江途中"坑爹"路

2012 年 6 月 29 日，骑行第 7 天

骑行数据：新都桥→雅江，里程 71 千米，最高海拔 4412 米，爬升海拔 782 米，上坡 34 千米，下坡 37 千米，耗时 11.5 小时。

关键词：疯狂；烂泥；雅江县

1 楼："孩子，以后别犯傻了，老实点待在办公室里吹空调，那才是人生。"

2 楼："你翻过的不仅仅是一座山，而是你心中那道枷锁。加油吧，孩子们，为了你心中的那个梦想。"

——义乌 62 岁 X 大爷

疯狂的一天。

预先就知道今天的路是烂路，大家商定达成一致，体验一下。

一早，带足干粮，7：40，新都桥出发。

刚出镇子就来一个下马威。路上完全是烂泥，不是稀泥，只有车辙里是稀泥，在车辙里走时，轮胎完全被淹没，但可以行进。骑行技术不

好的，稍一控制不好车把，马上就拐到烂泥里陷进去，只好下车。下车后，人也马上陷进烂泥，挡泥板完全成了累赘。没有挡泥板的车也不那么好过，所有车的链条都沾满了泥，100 米不到，就有人掉了链子，那么多泥，又没办法修，只好往前推，寄希望于不远处有一处稍干爽的地方修车。

最可恨的是，这里是 318 国道，国道的运输是繁忙的，不时有大货车经过，大货车不可能等你，停下后它就很难再起速，也不可能给你让道，它只能沿着车辙走，不然也会陷进去，因为这是很陡的上坡。

于是，当大货车过来，而你正好在车辙里时，你只能让道，拐到烂泥里，然后不能自拔，然后被大货车溅一身泥水。

这样的烂路据说要持续 26 千米，且是上坡。

最严重的一段只能推行，车子陷在泥里几乎推不动，在高原本就不易发力，我只能多次站在烂泥里，身体趴在车把上大口喘气，等稍微恢复再继续推车。

点评：有人要体验新奇，有人要体验刺激，我们选择体验一下烂路，这无可厚非。但要以不伤人、不伤车为前提。对人来说，就是体力的考验，无法骑行可以推行。但烂路不伤车是不可能的，链条沾满了泥，强行运转，对飞轮、齿盘都有磨损。如果是沙土路，泥里面有沙子，则对车子伤害更大。因此，千万记得，只要遇到有清水的地方就清洗一下，晚上休息前还要彻底清洗并上润滑油保养。

今天的海拔要从新都桥的 3400 米左右上升到高尔寺山的 4412 米，半推半骑，走走停停。路几乎都在悬崖边上，有的地方连护栏都没有，好在是上坡，也没有速度。6 小时后，下午 1:30，我们到达了山顶。山顶刚下过雨，有雾，看不清周边。大家不甘心，辛辛苦苦爬上来，不能就这么轻易下去，一定要等太阳，等着看周边风景。

精诚所至，云雾为开。

仅几分钟，云开雾散。山顶周边是一片葱郁的草地，野花遍洒，雾气正散开，就好似白色的水雾正从草地上袅袅升起。

骑行后你该记住的事——健康骑行实战点评

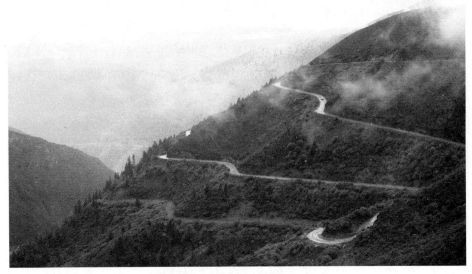

爬高尔寺山的路，哥骑上来的

仙境，这就是仙境。

有骑友说，这就是典型的 Windows 桌面，要抓紧拍照，不会持续太久的。

于是大家兴奋着，各种 Pose，更有甚者，不顾刚爬坡出过汗，脱掉上衣，赤膊上阵。那是要冒感冒风险的，高原，山顶，有风。拍照后，我静静地在草地上站着，不想动，不想说话，我不认为这是电脑桌面，我想到的却是几米的绘本，那份纯净，那份安静，这几近童话般的仙境只有几米才表现得出来，才保留得下来。

> 点评：骑上垭口值得庆祝，但千万不要脱衣庆祝。遗憾的是网络上经常能看到这类垭口处赤裸上身的照片。骑临垭口时，往往是体力耗尽、浑身尽湿之时，体力不支当然抵抗力就弱，极易感染风寒；垭口多风大，浑身湿透，风吹则热量散失快，体温下降也快，骤冷骤热极易感冒。即便凭着一股热气，侥幸无恙，难保日后不会关节疼痛，落下病根。弄得一时痛快，病随一生。

不舍中开始下山，几千米的"蜜月"，草地、野花、牧民、牦牛、喊"扎西德勒"跟着车跑的藏族小孩。就在我们陶醉拍照时，"蜜月"戛然而止，大下坡出现了，烂路再现了。

如果说上午的上坡是苦难之旅的话，那么下午下坡就是疯狂之旅。

烂泥，碎石，水坑，大货车，工程车，坑坑洼洼的路，连续40多千米的剧烈下坡，在没有护栏的悬崖上盘山而下。如果说这是电视上的DH（Downhill）比赛，我完全相信。可我不是专业运动员，我的车上还有重重的行李，担心过度颠簸会把货架弄断，担心一不小心失控冲下悬崖。路况好时，下坡速度能达到40码，可现在只能10码，屁股几乎不敢沾坐垫，左右晃着保持平衡，两手紧紧抓住车把，拉住车闸，双眼紧盯路面，躲避突然出现的水坑、碎石。不一会，手就麻了，只好不时停下车活动手脚，而身上早已甩满了烂泥，自行车已没有了本来面目，到处都是泥。

这样的几十千米下坡路，我们用了5小时，晚上7点多才到雅江县城。我系在车把上的一袋吃的，都不知道什么时候丢掉了，估计是颠簸过于剧烈，塑料袋断掉了。

再看我们，所有骑友都满身是泥，几乎任何地方都看不出原来的颜色，已不能用狼狈来形容了。雅江县城不大，街面上到处都是在冲洗自行车的骑友，不时有某某车货架断裂、碟刹失灵的消息传来。

幸运的是，我们几个控制得当，没有人出现货架等故障，只有麦子进城后才出现爆胎，并无大碍。

点评：烂泥路，长下坡，控制车速是第一位的。看来我们队伍都做得很好，没出现摔车事故。但挂在车把上的一袋吃的不知颠簸到哪里去了。这是个小事故，提示骑友们，开始颠簸的下坡路之前，除了要降低车座、检查刹车外，还要检查驮包绑带是否牢靠，把车把、车架等处悬挂或者安装的容易震掉的东西拆卸下来，保存好，丢掉了当然可惜，但是更怕万一掉下来绞进车轮、飞轮里，因而摔车，那可是万劫不复啊。

我们找到一家稍好的宾馆住下，老王找到一处水管，为我们每个人冲洗自行车，也直接把水冲到我们身上，我们身上的泥太多了，是需要这样冲洗的。每个人身上都有几斤泥巴。等我们都洗漱完毕，已经晚上9点了。

　　然后去吃晚饭，虽很差，但很香。中午只是在山顶吃了一张大饼、两个鸡蛋。

　　这绝对是疯狂的一天，如果有人想练习冲坡，就来新都桥到雅江吧。

　　雅江县城是标准的江城。雅砻江穿城隆隆而过，县城就建立在立陡的山崖之上，很是险峻，从来没见过这样的险。看着就担心，万一有地震，整个县城将顷刻全部消失。从山和城市的关系的角度来说，这也可以称为山城吧。

　　其实给我留下印象最深的江城竟然是我从来没有去过的一个县城，那就是位于长江和乌江交汇点的涪陵。世人大多知道那里榨菜出名，"皇上的爷爷"都喜欢的涪陵榨菜。当然还有名闻中外的白鹤梁，修了三峡大坝后已沉入水底。当年，太平天国石达开部队曾经过这里，留下了插旗山的传说，后来溃败。红军长征时也路过这里，没有去插旗，迅速通过，后来走向胜利。

　　留下印象这么深是因为何伟的《江城》。我知道何伟是因为他的另一本书《寻路中国》，读过之后很是震撼，于是按名索冀，才找到了这一本10多年前就已名满国外的《江城》，只不过最近才引入国内罢了。

　　作者何伟是个美国人，本名叫彼得海斯勒。在长江三峡大坝未建前，何伟作为中美友好志愿者在涪陵师专教书两年。《江城》便是这两年的所见所感。该书在美国畅销超过10年，被认为是美国人了解中国的首选图书。还有美国大学指定《江城》作为学生了解中国文化和社会发展的必读书目。

　　可能有读者会不屑，涪陵一个小小的偏僻的西南县城，怎么可以代表中国？那就去读一读吧，虽然已经是10多年前的事情了，可内里情节依然熟悉，正因为我们身在其中几十年，身边的许多事习以为常，进而就麻木不仁，于是就熟视无睹，想当然地认为那是合理的存在。其实，即便发现是不合理的，又能怎样，现实罢了。

　　何伟笔下的或许才是真正的中国，是连一些生活在中国的青年人都不知道或拒绝认识的中国。国外有资深图书评论人士说："如果你只读一本关于中国的书，那就是这本了。"

　　何伟业余时间喜欢旅游、野营，平时则喜欢跑步，与当地人深入

骑行，健康才是正经事

接触。当然，他是有观察和写作天分的。

我今天好累，不去想那么多何伟了，他在中国寻路，我在 318 线赶路，浑身酸痛地倒在了床上。据说前方还有 137 千米比这还烂的路，其间还要爬两座 4000 米以上的高山。考虑车和人的安全，真的要搭车了，事情不可能完美，谁都想骑完全程，但冒险骑行是不明智的，若车子坏了将前功尽弃。

先睡吧，明天再说。

推荐书目：

1. 几米漫画作品 .

2. [美] 彼得·海斯勒 . 江城 . 李雪顺译 . 上海：上海译文出版社，2012.

第十二天：世间安得双全法， 不负如来不负卿？

2012 年 6 月 30 日，搭车

搭车数据：雅江→理塘，里程 139 千米，最高海拔 4659 米，爬升海拔 2029 米，耗时 14 小时。

关键词：搭车；理塘；崩溃的路；康巴司机；喇嘛

"脸可以不洗，牙可以不刷，屎不可以不拉。"

想得最美的一天。

耗时最长的一天。

最崩溃的一天。

一早，老肖等先行的 3 人从前方（巴塘）传来消息，由于急着赶路，车速过快，3 人的车均出现不同程度的损坏，已无法修复。加之前方塌方处依然没有修复通车的迹象，老肖等人的假期亦不允许行程上耽搁。也就是说，无论怎样，老肖等已无法在规定假期内完成骑行。因此，3 人不得不忍痛中断此次 318 线骑行，计划从巴塘搭车直接返回成都。

他们 3 人的半途而废，跟假期有限、计划太过紧凑、没给自己留时间余地有关，也与对自然条件及困难估计不足有关，当然也与不顾路况、太过相信自己的实力而冒进有关。但愿他们下次 318 线骑行顺利，因为他们还会回来的。

面对这样的消息，我们 4 人一早商量了一下，我和老王决定放弃这一段路的骑行，不冒险，万一车坏难以修复则得不偿失。小黑坚持骑行，于是麦子决定和小黑一起。就这样，我们剩下的 4 个人分成了两组。

亦是从此，我和老王一直在一起骑行了。

> **点评**：临时组队骑拉萨的弊端完全显现，最初 7 人的队伍分成 3 组。老肖等 3 人的教训值得骑友吸取：计划行程安排得太满，时间紧迫，没有留出一定的回旋空间，因而冒进，导致自行车损坏，外加遇到自然灾害等不可抗力量，被迫中止骑行，甚为可惜。

于是，我到街上联系车子，雅江几乎没有公共交通，黑车遍地。因为骑友多，路况差，有需求，因此也就助长了这一行业。我很快就打听到了行情：雅江到理塘 170 ～ 190 元不等。

据宾馆老板说，以前 50 元即可，随着 318 线在修路，路况越来越差，前几天已涨到 150 元，没想到刚过几天，170 元已是最低。

经过一番讨价还价，一个相貌英俊的康巴汉子与我们达成了协议，每人 180 元。

这一段路可以用神仙风景、魔鬼路况来形容。

11 点整，开始了疯狂且让人崩溃的一天。

一辆长安中巴，11 名旅客，已然超载，但没有办法，没的选择。除我和老王外，还有三个藏族人，一个喇嘛，三个年轻学生模样的骑友，还有一个模样清秀的放假回家的女生,一路上惹得几个小男生心猿意马。

5辆自行车和行李放在车顶,捆绑固定住。我和老王的行李提早放在了座位后面。事后证明,我和老王很幸运,因为半路不时下雨,车顶的行李没有办法遮盖,只能任雨肆虐。

路况之差超乎想象。我经历了人生中最烂的路,几乎就不应该称作路,应该叫工地。确实,318线这一段在修路,边修边通车,说是工地是很恰当的,每隔不远就有一个施工点,路上也工程车不断。

318线之所以边修边通车,是因为她无可替代,一些军车、货车只有这条路可走。我坐了一生中最颠簸的车。我和老王坐在最后一排,身体不断左右摇晃不说,双手还要紧紧抓住前面座位的靠背,因为随时会毫无征兆地就把你颠飞起来,头嗑到车顶。我和老王都一米八左右的大块头,蜷坐在那里本来就难以伸展,膝盖一直顶在前面座椅靠背上。

出雅江后一直是上坡,要一直上到海拔4600米的剪子弯垭口,所以一直是盘旋而上的山路。车又超载,路上尽是泥浆,还经常是很陡的上坡,所以车要一直保持一定的速度,靠惯性上坡。一旦对面来车,车速便不得已稍缓,如果再赶上泥浆很多的急上坡,那只有一个结果:车会因动力不足、空转车轮而无法前进。这种情况不时发生,因为你无法要求对面来车时正好都是稍好的路况,所以下车推车成了必然,亦逐渐成了习惯。有时必须推车才能使车从烂泥中出来。想想吧,车都自己开不出去,骑车的话路上会怎样。说是搭车,我和老王一早都换上了干净的衣服和鞋,结果出门不久就"体无完肤"了。后来,索性也就破罐破摔了,泥就泥吧,车能往前走比什么都好。大多时候车是能空车开出泥浆区的,这样的话司机会开出危险区,而我们只能在后面走。然而,泥浆路,车可以开,人却没法走,一踩进去,泥浆早没到脚踝了。

而且,路上还遇到了一队军车通过,那是要优先通行的车,浩浩荡荡几十辆,那叫一个威武,人家车也好,也陷不住。而我们的车只能在旁边停车等待。

由于路上车过多,路况又那么差,刚出雅江20千米左右,就遇上了大堵车。以前只是在电视上见过的川藏线大堵车,现在我们遇到了,记得电视上还有当地村民送开水、送泡面的镜头，可我们遇到的是纯粹的堵车，没有其他的节目。我们只好下车找一干净地方坐等，不一会还下雨，坐都没地方。司机老练地看着山顶，判断着通车情况。还好，只堵了 2 小时，我们继续出发。

康巴司机是我今生遇到的技术最好的司机，在那么泥泞危险的山路上，运转自如，处理危机情况，还经常能超车。超载加动力不足，许多路段要保持一定的速度一直冲才能上去，中途不能减速，不能换挡，不然车就会停下来原地不动，甚至倒滑。

我们 11 人又是幸运的，车子没有半路抛锚。路上遇到过同样是骑友搭乘的中巴抛锚，等待救援。

我总认为车上有僧人同行是幸运的。

还是说一下这个喇嘛吧。

喇嘛叫嘉央让布，年轻，很是和善，有问必答，似乎在理塘有虫草生意。

喇嘛是本地人，遇到下来需步行的路段，他就带大家走最近的山路赶到司机停车的地方。由于公路无法走人，他又熟悉高原地形，所以经常是在山地上攀爬，海拔 4000 多米的高原，走路都气喘，别说是在无路的状态下登山。我们累得大口喘气，不时停下来。我担心老王是否适应这样的登山，还好，老王也没落下，在坚持着。

喇嘛在前面自如地引路，走得也很轻松，不时做手势让我们注意安全。

天气越来越冷，还下着雨。由于今天是搭车，那几个年轻的骑友以为会很轻松也不会很冷，所以只穿了很少的一件衣服，其余的衣服都放在包裹里，而包裹又在车顶，无法取出，是否湿掉也不知道，只能凭天由命了。他们几个冻得瑟瑟发抖，高原上感冒可不是闹着玩的，可没办法，必须所有人都下车，不然车就走不了。

再说说那三个藏族人。

许是天性使然，抑或是早就见怪不怪，几个藏族人都神态自若、应对自如。对于司机要求步行或推车，几个藏族人没有一个抱怨，司机一声命令，最先下车的都是这几个藏族人。倒是我们几个骑友不时发出抱怨声。

骑行，健康才是正经事

总共 139 千米的路程，如果是平路，我们骑行五六个小时也就到了。这回是山路，虽不好走，但乘车四五个小时总该没问题吧，所以也没带什么吃的，我只买了两个咸鸭蛋。

　　时间不知不觉地过去，天已经黑下来了，路程只走了一半。

　　雨一直下，在一处道班旁，有一间小店，司机早上就没有吃饭，在这里停下休息补给。

　　店里有泡面。老板很有型，留着长长的胡子，仙风道骨，邀我们坐在店内火炉旁烤火，加热水泡面。有火炉，吃了泡面，身上有了热气，似乎又回到人间。

　　我要由衷地推荐这辆长安面包车，那么差的路，竟然一路没罢工。

　　在距离目的地——理塘还有 18 千米的地方，是一处入城检查站。入藏的路上，这样的检查站在每一城镇都有。对面来车开大灯，我们的康巴司机一时疏忽，只听一声闷响，中巴车撞上了路障横杆。按理不该撞上，横杆要高过面包车，但车上的自行车都是站立放置的，超高了，所以就撞上了。

　　我的自行车摆在第一位。

　　经检查，横杆断了，路政人员要求必须焊接好才能离开。没办法，我们 11 人只好下车进检查站，等司机联系理塘县城焊工开车过来。

　　检查站里有火可以烤。

　　半夜 12 点，我们终于又上路了。

　　路依然那么烂，车在山路上继续颠簸着。大家都祈祷车可千万别坏啊，那可要野外过夜了。路上一点光线都没有，当然也没有路灯，只能看见车灯前的一点路，真佩服司机，这样的路也能开车，我根本看不出前面的是路。我知道，灯光旁虽然一片漆黑，但在车旁几米处，有一面一定是悬崖，车左突右奔，其实危险至极，看不见罢了。

　　凌晨 1 点钟，在车上藏族人一直播放的使人安静的念经声中，终于到达理塘县城。

　　这里是六世达赖喇嘛仓央嘉措情人的故乡，也是七世达赖喇嘛格桑嘉措的故乡。

　　多么令人神往的地方啊，爱情和佛法怎可兼得，矛盾的仓央嘉措很是矛盾,无法解脱。最后结局凄惨,世间留下了大量似真似假的他的情诗。

这里录一首流传较广的诗:

自惭多情污梵行,入山又恐误倾城。

世间安得双全法,不负如来不负卿?

凌晨 1 点钟到达理塘时,几乎所有的宾馆都满员,只好在司机的安排下住进一家小旅馆,条件极差,无法描述,一头扑到床上,倒头就睡,时间已是凌晨 2 点。

卸车时,发现我的自行车完好,暗自庆幸。

点评:搭车是明智的,综合老肖等中断骑行的教训。但搭车竟然如此艰苦,是我们没有预料到的。因此,建议骑友,进藏骑行,无论如何,身边要带至少一天的口粮,馒头、大饼、咸菜也是美味,压缩饼干可以救命。再说搭车,有骑友最初立志一步不推车,一次不搭车,全程骑行到拉萨。愿望是好的,可现实有时很残酷,环境条件也随时变化,艰苦环境下固执地骑行会对身体造成不期然的伤害。雨夜我们搭车时,就在路上看到一个骑友在推车,车链子已经断掉,寒冷的雨夜,在海拔4000 米以上的山上推车,离前面最近的有人住的地方还有几十千米,可惜我们搭的车已经挤满,但愿那骑友带了足够的食物和衣物。我们还是提倡健康骑行。因此,笔者不赞成在恶劣条件下依然坚持骑行,创了一个一步不搭车的记录又如何?

推荐书目:

1. 邑清尘 . 最美的情郎最美的诗(六世达赖仓央嘉措的诗与情). 北京:九州出版社,2011.

2. 高平 . 仓央嘉措 . 北京:国际文化出版公司,2011.

3. 仓央嘉措 . 仓央嘉措圣歌集 . 北京:北京十月文艺出版社,2011.

骑行,健康才是正经事

第十三天：义务帮忙洗车的藏族小孩

2012 年 7 月 1 日，骑行第 8 天

骑行数据：理塘→所波大叔驴友之家，里程 54 千米，最高海拔 4014 米，爬升海拔 0 米，上坡 0 千米，下坡 0 千米，耗时 8 小时。

关键词：磕长头；所波大叔；洗车；小男孩

"这里吃饭有惊喜，要么闭着眼睛吃，要么瞪大眼睛吃。"

离开理塘。

虽然凌晨才睡下，但生物钟在那呢，早上 6：30 还是醒来了。只睡了 4 小时，也可能是被床上被子的怪味熏醒的。难闻的味道，不知多久没洗过了。早上起来也无法洗脸刷牙，上厕所也不方便。

> **点评**：骑行在外，卫生问题绝不容忽视，虽然有时没的选择。今天说说床铺卫生的应对。即便你有躺在臭气熏天的垃圾堆上都能睡着的本领，不代表你不会被感染上疾病。对于一些似乎多年不洗的床铺的卫生感染问题还是预防一下为好。建议如下：有条件的，带一个薄薄的睡袋内胆；没条件的至少带个备用毛巾，垫在枕头上，防病从口入，睡觉时衣服也就不要脱了。

昨天还和老王说，搭车没想到这么辛苦，今天高低也得在理塘休整一天，这里不但与达赖喇嘛有渊源，而且据说还有一个著名的寺庙值得一看。

可一早起来给我们的印象太差了，那么差的床，不知道床下铺的是什么，高低不平的，只睡了 4 个多小时。

我和老王同时决定，今天再累也要继续骑行，无论如何也要离开

理塘。况且有的攻略上也说理塘治安不那么好,不建议单独上街。于是,我们迅速收拾行李,吃了一碗面,备了一点干粮,出城。

理塘还有一个名字,叫狗城。果不其然,县城里狗很多,且都散放着,成群结队的,但并没有追咬我们。

> **点评**:狗之所以不理我们,有几点我们做得很好,总结如下:穿得低调,没有花花绿绿与当地人不同的穿着;骑行速度慢,悠闲的样子,和路人差不多,没有引起狗的注意;出行时间正是早上县城人多的时候,而不是一大早街上人烟稀少之时。

出了县城,沿着318线,一路向西。不久,就遇到一个门楼,其实也可以说是立在旷野里的一个牌坊,横跨在路中央,装饰得很是华丽,与周围的景物不很协调,很突兀地立在那。上面有字:世界高城理塘。我不知道理塘是否是世界上海拔最高的县城,但今天的行程一路都在海拔4000米以上。我忽然有了西游记的感觉,仿佛唐僧师徒换了通关文牒,又离开了一个国家,向西而去。说起《西游记》,如果看书的话,当然读原著最好,但估计现在很少有人翻原版的《西游记》,那是需要古文功底的,市场上花花绿绿的各种改编版只适合小孩子。记得很小的时候,脑子已经装满了"小喇叭"里孙敬修爷爷的孙猴子,有一次无意中发现家里竟然有一本老旧的也叫《西游记》的书,于是偷偷地拿出来,可怎么努力也读不出我想要的故事。

第一次遇到了磕长头的人。以前都是在电视、书上看到,或者听人说起。这次是亲眼见到,亦是沿着318线行进,不用说,目的地是拉萨。在318线上,有人说,骑自行车的和磕长头的同样受人尊敬(我小骄傲了一把),因为都是常人无法理解的,考验人的心智和体力极限的行为。磕长头的有七八个人,排成一线,循序前进,见我俩骑行经过,其实我俩也有意放慢了速度,那些人大声和我俩打招呼:"扎西德勒。"我们俩也礼貌回应:"扎西德勒。"

今天我们的目的地是骑友热捧的所波大叔驴友之家。50多千米的路程,海拔没什么变化,虽有一些起伏,但都是在海拔4000米以上骑行。

路况比搭车那一段要好些，泥浆不那么多了，但仍然碎石密布，极其颠簸，真担心扎破了车胎。

毕竟是高原，加之昨晚睡眠不足，极度疲乏，竟然出现了平路推车的情况。也有几处泥浆路段，虽不长，但也搞得车子全是泥，附近又没有合适的洗车水源，导致换挡无法正常进行，后来只能维持一个低挡位骑行，速度极慢。

点评：无法变速换挡是个大问题，这也是泥浆所致。平路推车是不得已的，也是明智的，毕竟推车时多了两只脚作为支撑点，稳定了许多。不然，泥浆中摔车将会很难看。奉劝骑友，千万不要为了刷数据，强行上速度。也幸好，今天没有什么上坡。

唯一值得宽慰的是，周边景色很好。刚下过雨的高原草场，几乎铺满草原的各色野花，几乎总是成对出现嬉戏的草原土拨鼠，所以经常以拍照的名义停车休息。土拨鼠，又称旱獭，与兔子一般大小，喜欢站立起来观望，似乎还会吹口哨。土拨鼠因其形象可爱，是动画片和漫画书的宠儿。许多以土拨鼠为题材的图书漫画作品深受儿童喜爱。畅销的比较有代表性的有"我的动物朋友系列"之《土拨鼠》，是法国人编绘的。国内，桑丘写的《土拨鼠日记》还不错。

50多千米的路程，破天荒地骑了8小时，还累得半死，丢人的数据啊！

远远地就看到高原远处有房屋的影子，可就是怎么也骑不到近前，筋疲力尽之际，终于在下午5点钟到了所波大叔的家。

所波，一位工龄50年的退休教师。由于早上出发时，我们就电话预定了床位，所以很快就安顿下来。

已经有20多位骑友在我们之前赶到了，有的在房里上网聊天，有的在房屋不远处的河里洗车，有洗完车的，则骑着"新车"在所波大叔的院子里（草原）摆Pose，拗造型拍照。不远处，院子角落里，所波家的两只藏獒趴在草地上闭目养神。骑友也不敢去惊动它，也不知道拴没拴。

天出奇地晴了，阳光直射，灼人的脸。远处可见雪山，这是骑行第一次看见雪山，虽然很远。

骑行后你该记住的事——健康骑行实战点评

卸下驮包，我和老王马上也去河边洗车，水流很急，但不深，我浑身没劲，直接把车推倒在河里，任河水冲刷，反正也冲不走。一藏族小男孩，不到10岁的样子，可能是放牛间隙看我们一群穿得花花绿绿的人好奇，便义务帮大家洗车，忙得不亦乐乎。小孩看我来，亦过来帮我洗车，我下到河里，也顺便把鞋冲洗干净了，河水很凉，但在灼热的太阳下亦很受用。

我把洗好的车推到岸上放倒晾晒，人继续在河边搓洗手套和头巾，小男孩停止了帮忙洗车，开始蹲在我的车边摆弄车把及车上其他物件，不时地看我。我从他眼神里读出他想骑一下。在这地广人稀的高原，只有一条还算像样的公路，哪里有机会，哪里需要骑行呢？在我的默许下，小男孩兴奋地立起车子跨了上去，他是会骑的。可由于我的车座调得很高，他的屁股根本够不到车座，结果就像我小时候最初用大人的车子学车一样，身子悬空，一上一下地骑起来。男孩的兴奋溢于言

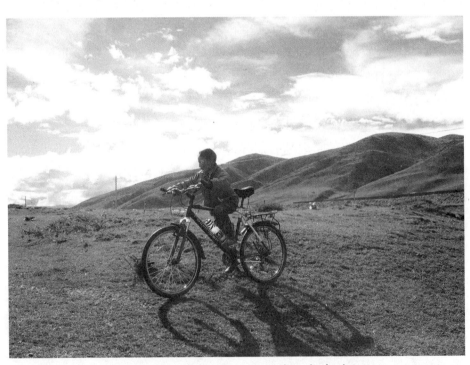

帮我洗车的藏族小孩——大家一起来骑行

表，亦想在我的面前表现一下车技，在起伏的河边草地上骑着。由于不会用变速器，在坡度稍大的地方无法用力骑上去，力疲，摔倒了几次。但我并没说什么，笑着默许他继续。

看得出来，他帮每一个人洗车，可能是想得到一个骑车的机会，哪怕只有几分钟，亦让他很兴奋。

今天，对于小男孩是美妙的一天。

所波大叔家不远处山里有一处天然温泉，许多骑友去泡了。我和老王由于太累，看看天色也不早，如果去的话，回来时天可能就黑下来了，而且不远处一片黑云马上就要过来的样子，雨是不可避免的。那样的话，高原气温就会骤降，感冒了可不是闹着玩的。

于是，我们放弃了泡免费温泉。

天黑不久，就躺下睡了。

> **点评**：根据当时天气及身体状况选择不泡温泉是对的，在高原上骑行一段时间后，要对高原气候、气温变化有个大概的经验判断：来乌云就会下雨；下雨就降温；日落就降温。骑友一般只带一件御寒的衣服，很难抵御高原夜晚的寒冷，所以想想感冒的后果，天黑后尽量别出门。

推荐书目：

1. 吴承恩. 西游记. 北京：工人出版社，2011.

2. [法] 帕特里茜亚·霍尔编，马塞尔·热奈斯特绘. 土拨鼠. 上海：上海人民美术出版社，2007.

171

骑行后你该记住的事——健康骑行实战点评

第十四天：所波家中串烟饭，
海子山下姐妹湖

2012 年 7 月 2 日，骑行第 9 天

骑行数据：所波大叔驴友之家→巴塘，里程 133 千米，
最高海拔 4685 米，爬升海拔 600 米，上坡 32 千米，下坡
101 千米，耗时 10 小时。

关键词：巴塘；海子山；姐妹海子；好路；隧道；第一长下坡

"这里的饭太难吃了！"

昨晚并没有吃到网上盛传的牦牛肉炖萝卜。

但高原上的蘑菇随便一炖就很美味，因为我看见所波大叔的儿媳妇如工地厨师般大刀阔斧的几下就把蘑菇炖好了。高原上的米饭本就难吃，昨晚还让"工地厨师"给弄串烟了，好大一盆，硬着头皮去吃，好在蘑菇的鲜味可以抵消一些烟味。结果，昨天还是剩下不少米饭，浪费是不会的，今天早上的稀饭稀得可疑，远远的，那股熟悉的烟味就传来了，当然是用昨天的剩饭烧的。

主食馒头更是惨不忍睹，高原上蒸东西不用高压锅是蒸不熟的，特别现在已经是海拔 4000 多米的高原。馒头根本就没熟，用手一捏马上就瘪进去，根本弹不起来，再捏几下就变成一个面饼了，一口咬下去黏黏的，难以下咽。

老王说，吃吧，不然没体力。没的选择，真的是强迫自己咽下去。旁边则有骑友提醒，这馒头吃多了可能会拉肚子。有些莫名其妙，当时我坐在所波家的长条凳子上想起的却是古拉格。当年，古拉格的生活应该还不如这吧，至少这里还有的吃，量也足。难以想象，如果索翁和他的难友坐在所波这又会生出怎样的花样来。

我相信，古拉格的描述是真实的，所以索翁多少年不受当权者待见，直到普京上台。索翁人已走，但他留下一个长长的尾巴，他还弄了一个长长的号称世界第一长的《红轮》。我有信心，你出一本，我买一本，前提是中文版的，不知道翻译的人有没有信心。

想起索翁，或许与所波也姓所（索）有关吧。

所波家还开有食杂店，根本没有柜台，只是散乱地堆放在地上，要什么你自己找，因为他也需要慢慢地翻找。

带上在小店找到的仅有的两样蛋糕，上路。

记得一早起来找厕所时，发现所波大叔家的两条藏獒松开了链子，趴在草原上，映着远山，白云，很是威武。拍了几张照片，又怕惊着它。

早上整理车子装驮包时，藏獒看见我挂在车把上的吃的（从他家买的蛋糕），围着我转，我心里害怕，但又不舍得把仅有的干粮给它。

由于传说今天要翻越的海子山上不安全，可能有打劫的，加之我和老王在众骑友中年龄偏大，骑行也慢，所以便提早到 7：30 出发，这样可以赶在和大部队同时登顶通过，安全第一。从此以后，我和老王几乎每天都要比别人早出发。

一如既往的烂路，不过几乎没有什么烂泥了，只是碎石子多，颠簸罢了，无法加速。过了 3 小时，终于看到前面有个横跨公路的大招牌：巴塘人民欢迎您。

我知道，我们出理塘地界了。最主要的是，巴塘人民善修路。从此，

173

骑行后你该记住的事——健康骑行实战点评

我们前面一片坦途，不用担心烂泥和碎石了。

我和老王看到光亮的石板路，几乎同时大喊，释放心情。

我们停下车，在路边小溪中仔细地清洗了车子，又吃了些东西。因为前面就开始爬坡，顶点就是海拔4685米的海子山。

路好，爬坡也愉快。

可愉快没持续太久，逆风出现了，雨也来了。十几千米的急上坡路，我们骑骑推推，走走停停，很是艰难。终于，和预想的一样，与大部队同时到达垭口。大呼小叫地兴奋、拍照后走人，没有遇到打劫。

途中，高原上还看到了疑似挖虫草的人，两个人趴在草原上，仔细地寻找着什么，肯定不是采蘑菇，那也没有庄稼。

海子山当然有海子了，当地称湖为海子，也就是高原湖。

从山顶下来，坡虽急陡，但逆风很大，所以也不用怎么刹车，危险抵消了一些，幸福地下山。一个转弯处，美景出现，雪山下两个湖泊，当地称姐妹海子，当然也有美丽的形成传说，不去管她。我们只管在观景台尽情欣赏陶醉。等候阳光出现，湖水变成绿色。我后来又下到湖边，近距离感受。但美景不等人，不远处乌云在积聚，大雨在即。

我和老王开始了今天的疯狂下坡，几乎连续90千米的下坡，是我骑行史上经历的第一急长坡。

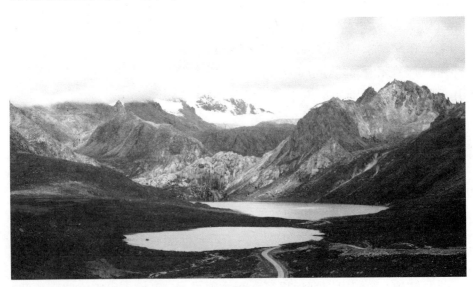

姐妹海子

逆风强烈，但车速依然极快，雨点打在脸上似冰雹。由于是在峡谷中，不时有侧风袭来，车体会晃动，很是危险。冲坡几十千米后，雨停了，或许是出了下雨区。太阳出来马上又很容易晒伤，于是便全副武装——墨镜、头巾、围巾，几乎不露一点皮肤在外面。

点评：想想有些后怕，不是因为打劫的传说，而是在下坡时遇到侧风。由于开始还有些雨，我就一直穿着我那长雨衣，挡雨御寒。可当有侧风出现时，我明显有车子不稳、要飞的感觉，当然与雨衣面积大有关。侧风来袭，要安全些还是要保暖些，真是个两难的选择。毕竟摔车和感冒都不是闹着玩的。至于防晒，倒是做得很满意。

90千米左右的长下坡不是最恐怖的，恐怖的是这其间还要经过6个隧道，没有灯的隧道，处于下坡中的隧道，每个都有几千米长不等。这时，另一个骑友从后面上来，我们三人结伴排队，打开车灯（手电），进入隧道。里面漆黑一片，无尽的黑暗，手电的光只能照亮眼前十几米的路面，反衬下，更显得周围的黑无尽头。这样的黑暗却是大下坡。不控制的话，车速会越来越快，而我们只能沿着最最边上骑行，可恶的是，手电光亮处经常有无盖的排水口向我们张开着，速度过快肯定躲避不及。有货车通过时更是吓人，要注意的方面更多。这样的隧道，我一个人是万万不敢通过的。真搞不懂，当初修建隧道时为什么不安灯。据说曾有骑友在隧道内被打劫一空，我看万一遇到劫匪，只有束手就擒。

我们很幸运，没有遇到打劫的。

在一个隧道内，后面开上来一辆警车。警察很好心，一直在后面为我们开着车灯，护送我们出了隧道。警察告诫我们："走隧道要穿反光衣，前面还有好几个隧道，注意安全。"他还有事情，没法一直护送我们。我们道谢。我想此处若有地震，绝无生路。

除隧道外，沿途多处标有飞石、塌方路段，及注意安全字样的警示牌。由于刚下过雨，路上不时有飞落下来的碎石，有的地方落得较多，已铺满路面。朝山上看，都是那种容易塌方的土石夹杂的山体，直直

骑行后你该记住的事——健康骑行实战点评

地悬在头上。下雨更易塌方落石，哪敢停下拍照留念，快速通过，平安是福。而且竟然在一处路段听到上面有石子滚落的声音。这样的地方，需要经历，但有一次也就够了。

> 点评：无灯长隧道，让人印象深刻的路段。我们选择了安全稳妥的做法，等在隧道口，几个骑友联合开灯通过。最高明之处是警车护送开道，可惜只有一段，而且是警察主动的。建议骑友，如果人数少，最好能主动找一机动车护送通过。

巴塘是核桃之乡。邻近村镇、县城路边山坡上，尽是核桃树。在一处村庄停车避雨休息时，见树上绿色果实挂满枝头，没见过的人很难与平时吃的有着坚硬外壳的核桃联系起来，在树上时更像梨子。

进入藏族人聚集区，明显的特色是白塔多起来，几乎每个有人居住的地方都有白塔。

我遇到的藏族人都很友好，骑行路过都会朝我大喊"扎西德勒"。藏族青年大多骑装饰鲜艳的摩托车，放着藏歌，在你身边呼啸而过，当然也喊"扎西德勒"。我们一般不主动问候，但会礼貌回应。

在接近巴塘县城的党巴乡，路上碰到几个刚放学的小学生，小女生也照例是黑黑的脸膛。与众不同的是，见我们路过，一律行少先队礼，整齐划一，让人感动莫名。

下午 5 点多，终于进入县城，也第一次在路口看到了去往拉萨的路标，虽然我们仅骑行了不到 1000 千米，还不到一半路程，但还是激动了一下。

路口还有一处雕塑，显示巴塘是弦子之乡。弦子是一种乐器。当地人应能歌善舞。由于在理塘和所波大叔家连续两天休息不好，在县城我俩找了一家稍好的宾馆（120 元的标间）住下，彻底洗漱，再做打算。

巴塘县城干净整洁，夹在山谷之间，仅有两条主街道，吃食以川味居多。竟然还有一条建成小桥流水模样的百余米长的步行街，怪不得入城时有"高原江南"的宣传语。但看桥下流水，就不似江南模样，水流湍急，水声隆隆。抬头看也不似江南，高山紧逼在眼前。

其实，即便我现在身居的杭州，应该说是典型的江南了吧，那又

骑行，健康才是正经事

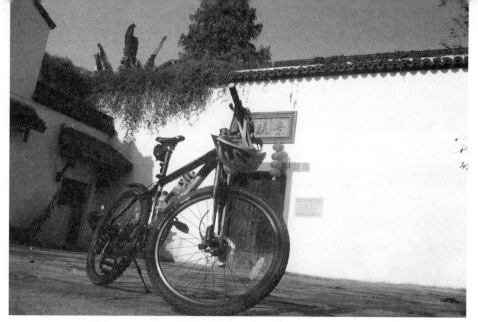

骑行在江南（观潮胜地盐官古镇）

能怎样呢？这个追问放在清朝是成立的。

关于江南的隐喻，杨念群进行了详细的探寻，并成书《何处是"江南"》。书中包含两个主题：一是探研清朝"正统观"建立的复杂背景及其内容；二是考察江南士人在与清朝君主争夺"道统"拥有权的博弈过程中，如何逐渐丧失自身的操守，最终成为建构"大一统"意识形态胁从者的悲剧性命运。

"江南"，既是一个地理概念，也是一个文化隐喻。我们平常人所说的江南大多是地理概念上的江南。清之初，满族作为异族能够建立起自身的统治合法性，很大程度上是因为实现了对核心文化区域——江南的成功改造和治理。

士子心中的江南，到底是地理的、文化的还是记忆的？

即便现在，江南仍然有美好生活的意向，春天的江南更是如此。所谓"若到江南赶上春，千万和春住"。江南仍然是现代人的精神家园。可惜的是，那个江南已与我们渐行渐远了。所以格非说《春尽江南》，小说通过诗人谭端午和律师庞家玉（原名李秀蓉）这对渐入中年的夫妻及其周边一群人近20年的人生际遇和精神求索，透视了个体在剧变时代面临的各种问题，深度切中了我们时代精神疼痛的症结。

江南春尽，诗人自尽。

让人看了悲伤无奈的小说。

推荐书目：

1. [俄] 索尔仁尼琴. 古拉格群岛 (上中下). 田大畏，陈汉章译. 北京：群众出版社，2006.

2. [俄] 索尔仁尼琴. 红轮 (第一卷). 朱宝宸等译. 南京：江苏文艺出版社，2010.

3. 杨念群. 何处是"江南". 北京：生活·读书·新知三联书店，2010.

4. 格非. 春尽江南. 上海：上海文艺出版社，2011.

第十五天：金沙水拍云崖暖，
温泉浴后尽开颜

2012 年 7 月 3 日，骑行第 10 天

骑行数据：巴塘→温泉山庄，里程 44 千米，最高海拔 2635 米，爬升海拔 184 米，上坡 12 千米，下坡 32 千米，耗时 3 小时。

关键词：温泉；金沙江

"姐不蛋疼！"

巴塘的海拔只有 2580 米，放松了警惕。昨晚，我和老王除两菜一汤之外，还各自喝一瓶啤酒，照例是漫天飞的"雪花"。

巴塘的早餐是在一家叫"面对面"的面馆吃的。典型的家庭作坊，父母在后灶忙活，小女儿便客串服务员。小女孩已穿好校服，梳着马尾，额头光亮整洁，发丝不乱，显然精心侍弄过。一看就是一个爱干净的小女孩。看个头也就比餐桌高一头吧，上小学二三年级的样子，不似

常见的藏地小孩那般脸膛黑红。

端面，小笼包装盘、上桌，泡菜加辣子，收拾桌子，小女孩从容而熟练，看似每天如此。这时，门口同样穿着的一女孩路过，喊她一起去上学。她回："你先去吧。"看来，小店早餐时间也比较忙，她是要多忙一阵的。我提醒她该去上学了，她亦无表情，不理我，依旧从容端上、端下。

巴塘县政府广场上有一座雄鹰展翅的雕塑，还有两个或许有藏传佛教风格的雕塑，我看不懂。印象较深的是广场上的草坪，见惯了沿海城市等大多修剪平整的草坪。这里的草坪显然也是特意种植的品种，但没有修剪的痕迹，任它疯长着，有半米多高。县政府大楼本就不高，站在草坪前看，就好似县政府大楼被淹没在荒草丛中。

审美取向不同吧，人家追求的是自然。

攻略上讲，今天的路程不到 50 千米，海拔变化不大，休闲级别，出门时已 9∶20。

今天的行程可以用三个形容词概括：山河壮美，心惊胆战，舒爽自在。

出巴塘 10 千米便是金沙江，原来我们顺流而下的青绿的河水汇入金沙江浑浊的江水中，交界处最初是泾渭分明。在金沙江大拐弯处，骑友都停下拍照，兴奋之情溢于言表，大家被景色之壮美所震撼。西藏和四川划江而治，江这边是四川省，那边就是西藏地界了。在大拐弯处，我们也发现了竖着的有四川字样的省界碑。

心里小小地兴奋着，骑行第 10 天，终于来到西藏边上了。

江（金沙江）在川藏之间，这是地理划分。而从民族上，汉藏之分并没有像地理界限那么明显，过了雅安几乎就是汉藏混居的状态。

历史上著名的羌族也是处于汉藏之间的位置，所谓"羌在汉藏之间"。羌族，自称尔玛，是中国西南的一个古老民族。记得有一年去九寨沟，路过北川，导游就讲这里有羌族聚居，羌族崇拜白石，区分标志就是屋顶有白色石头。

当时感觉好有个性的一个民族。另外，不知何时在哪里看到的，我的姓氏似乎是以前的羌族汉化来的，但我一直没有考证过。所以一直对羌族感兴趣，去年读王明珂[①]的《羌在汉藏之间》。印象较深的是

① 王明珂，中国台湾学者，著名民族学家、历史学家，美国哈佛大学东亚系博士。

羌族的文化及身份认同问题。经过几千年的人口迁徙和流变发展，许多羌族人已经汉化或者藏化了，或者对自己的羌族身份不那么在意了。因为本民族的特点也在慢慢消失，多数已经找不到最初的"逐水草而居"的游牧民族影子了。

倒是1949年新中国成立后，中央政府实行民族区域自治，强调民族划分，需要确立民族身份，有些人（汉藏地域之间，阿坝一带）则开始选择民族身份。于是，就有了按照现在中国官方认定的羌族主要聚居区——四川省阿坝藏族羌族自治州东部、绵阳市的北川县及平武县等地。

当然，我骑行经过的地方不属于阿坝，这里是甘孜，没有羌族。

我们继续沿金沙江顺流而下。

又骑行30多千米，来到了川藏线的一处最重要的地标——金沙江大桥，跨过大桥就是西藏了。这样一处重要的地方，怎能轻易就通过呢，在桥上拍照是必需的。桥栏杆上也满是骑友的涂鸦，大多是"西藏，我来了"之类的。

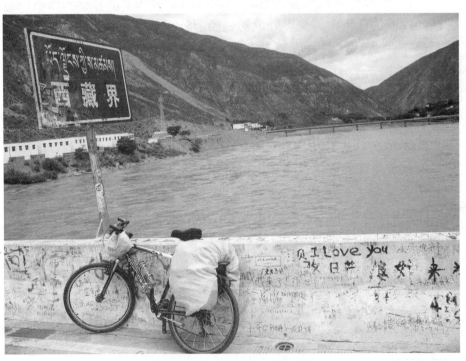

金沙江大桥上，过桥就进入西藏了

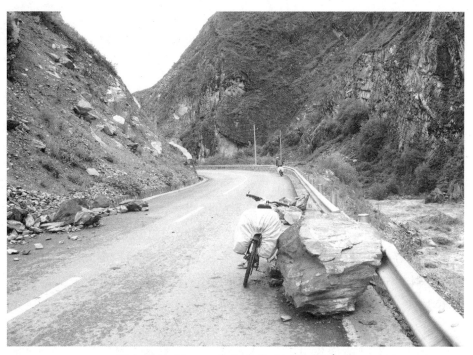

好大的飞石——是从左边山上飞下来的

在守桥卫兵处登记身份证后，便已是"昌都芒康欢迎你"的招牌了。没多远，318线离开金沙江，转而沿一条河水深红的大江（西曲河）逆流而上。虽是柏油路，但路旁是极易滑坡飞石的高山，极为陡峭。路上亦满是飞落下来的碎石，也不时能见到几百斤重的大石横在路中间，想是昨晚下雨时落下的。有几处滑坡下来的土石几乎把路面铺满。谁知道现在会不会也往下飞石呢？胆战心惊，紧张地看着路面，躲避碎石，也要不时偷瞄山上。耳朵也不能闲着，听听有没有滚石的声音。这才体会到骑行戴头盔的好处，万一有飞石下来，我只能表演头顶碎大石了。

顾不上欣赏美景，只想赶快逃离。

点评：落石路段的处理是正确的，不要流连景色，戴好头盔，迅速通过为上。另外，耳朵要充分利用。还好，我和老王都没有骑行听音乐的习惯。对于有听音乐习惯的骑友，过这种路段，即便是外放音乐也要暂停，更不要说戴耳塞的了。

骑行后你该记住的事——健康骑行实战点评

下午 1 点钟，到达温泉山庄。

查看住宿条件后，我和老王毫不犹豫选择了温泉标间，每间 100 元。温泉水引入浴缸，房间舒适，一下午可以好好享受了。

明天还有海拔 4170 米的宗巴拉山，50 多千米的山路，海拔提升 1500 米，管它呢，先过好今天再说。

浴缸内放入温泉水，试了一下水温，很热，脚放进去觉得烫。放了 1/3 热水后，再慢慢放入冷水（也是山泉水），才慢慢地将身体放进去，躺下。这时只持续加入温泉水，身体已逐渐适应，待水漫过身体，人亦仰躺下去，闭上眼睛，享受泉水的抚慰。

不一会，汗就从额头流了下来，便拿起浴缸边的茶杯，喝了一口早已准备好的龙井茶，又轻轻放回茶杯，这时只能用一个词形容：舒坦。泡了近半小时，茶已喝完，身体已瘫软，我知道，时间到了，不能再泡下去了。于是，起身收拾停当，给茶杯续水，躺床上打开电视。

电视上正播放红色娘子军，意气风发。想起今年春节，环海南岛骑行时，曾路过琼崖纵队战斗过的地方，红色娘子军军歌"向前进，向前进，战士的责任大，妇女的冤仇深……"，如骑行听来，当催人向前。

还有那熟悉的海南风格的草帽，我在博鳌也买了一顶，一路带着，现在我家中展示。

边看电视边躺床上等候晚饭，房间外是隆隆的西曲河水声，电视声音要开得很大才听得清。古拉格我都住过，这点干扰就毛毛雨了。外面，一些骑友则到室外池子泡温泉，交流骑行体会、见闻，互相吹牛。

温泉泡后，通体舒坦，上午受飞石惊吓，也值了。

> **点评**：多日骑行在外，带些自己平日喜欢的茶是不错的选择，自己熟悉的味道，而且非常便于携带。茶的健康功效就不说了。龙井茶清香扑鼻，醒脑明目；红茶回甘不断，提神养胃；本人还另外带了蒙古奶茶，即可做饮料，又可佐餐。艰苦的骑行后，坐下来品茶闲聊，也是放松身心的好办法。

推荐书目：

1. 师永刚 . 样板戏史纪 . 北京 : 作家出版社，2009.
2. 王明珂 . 羌在汉藏之间 . 北京 : 中华书局，2008.

第十六天：
塌方区，累死，吓死，砸死，绝不含糊；
芒康县，车流、牛流、人流，互不惊慌

2012 年 7 月 4 日，骑行第 11 天

骑行数据：温泉山庄→芒康，里程 62 千米，最高海拔 4170 米，爬升海拔 1535 米，上坡 53 千米，下坡 9 千米，耗时 11 小时。

关键词：塌方区；泥石流；宗巴拉山；疲惫虚脱

"手潮了，脚软了，坡上来了！"

逃出生天！

由于温泉的房间就建在西曲河上，河水奔腾咆哮，一整晚都以为在下暴雨。但昨晚睡觉前确实开始下雨，心里就跟着担心。因为今天的路段就是著名的塌方区，6 月 24 号那场中断了 8 天才通车（新闻说要 15 天才能抢通）的大塌方就在前方 3404 千米处（318 线）。从昨天路上飞石不断的情况看，夜间再下大雨绝不是好事。

于是我们早早起床，泡面、大饼、鸡蛋吃好后（昨晚准备的），再带了些干粮上路，时间是 7 点整。

我和老王是第一个出发的。骑行 1 小时后，我们判断出，昨晚显然是下了大雨的，路上有许多明显是新落下的石块。有的比我还高，

骑行后你该记住的事——健康骑行实战点评

几吨重是有的,就那么横在路中间。散落的小一些的石块更是随处可见,仿佛刚经历了地震。由于松散的山体就在头顶,骑行时紧张看路,也要不时抬头朝上看,怕有落石下来。还真遇到一次,我在前面听山上"哗啦啦"一声,便向后面的老王大喊"快跑"。由于是上坡,能快到哪去,所幸只是一些小石子落在脚边。

又骑行了一段,更坐实了我们的判断:昨晚大雨,前方出事了,一辆对向来车都没有,这可是繁忙的 318 国道啊!偶尔几辆车从后面超过我们。

终于,在紧张万分的骑行中,对向来了一辆车,我们刚要松口气,车在我俩面前停了下来,原来是辆路政车,今天一早上开过去巡查的。由于我们是路政遇到的第一组骑友,便告诉我们:昨晚,前方塌方多处,泥石流严重,交通中断,但自行车似乎可以勉强通过。

我们既担心又庆幸,这回不用像 6 月 24 号那场大塌方,所有交通都中断了,许多骑友因此返回或被困 8 天。

继续骑行,更加紧张,路上遇到很多小型泥石流,都流到路面,但可以骑行或推车通过。亦有多处大石飞落,砸毁了沿河一侧的护栏。

终于,又骑行了 10 千米左右,前面看到了车队停在路边,从早上开始超过我们的所有机动车都有序地停在路边。这里应该就是重灾区了。这时后面有骑友赶上超过了我们,我们也推车向前,走到前面。沿途所有被阻司乘人员都已下车,在自己车前、车后铺了垫子,打牌、吃东西,自娱自乐起来。

有人的地方就有灾难,垃圾已扔了满地。

星爷在落魄时手里也拿着一本《演员的自我修养》,不忘本分。这些开私家车旅游的人也应该人手一本《论共产党员的修养》。

只有刚刚到的车辆司机还往前凑,问武警官兵清理情况。

我和老王也挤到隔离线前,原来是一座小山伴随泥石流塌了下来,整个路面淤塞,有 50 米左右,还冲毁了护栏,河道也部分受阻。一辆工程车正在清理,那么大的塌方区,工程车每抓一下都显得有些力不从心,可能还有更多的清障机车在赶过来吧。但现场路窄,机车多了也施展不开。

看着那小山一样的塌方区,拿着对讲机,军官模样的武警说"至少要两天"。也就是说，318线又要中断两天。后来得知，清理进度很快，似乎一天就通车了。先于我们几分钟到的一组骑友已经被放行，他们正在塌方石堆边缘艰难地抬车通过。

军官让我和老王等一等，并问我们后面还有多少人，等聚齐了几个人编组通过。

不一会，又一组骑友赶到，我们六七人被允许通过。军官讲解如何通过，只能走靠近河边的地方。离工程车近的地方是泥石流核心区，都是烂泥，会陷进去的。通过要迅速，万一这时再发生泥石流，那就无法逃生了。

我们按照指点，推车行进到塌方区，在乱石上根本无法推，只能抬车。我们的车加驮包行李都有几十千克重。高原，海拔3000多米，脚下是乱石，有的地方还是软泥，要防止陷进去，极为费力。没走几

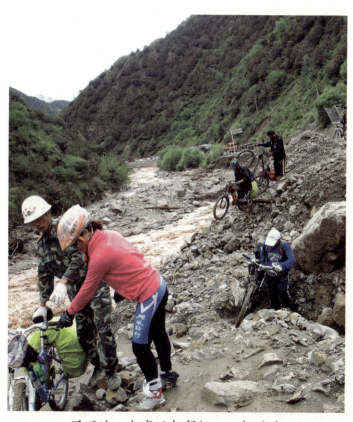

泥石流，大家互相帮忙，一起通过

步就喘得不行，只好停下来，趴在车把上大口喘一会，再继续。短短几十米的塌方区，我们似乎走了有半小时（实际可能没那么长时间），就像爬了一上午陡坡那样累，而且车子已满是泥浆，无法骑行了。

幸好路边有排水沟，因泥石流堵了路，沟里有清水，于是在里面清洗了车子。刚才军官说，共有 6 处严重塌方区，正在清理的是第一个，也是最大的一个，还有 5 个都在前面，机器还没时间也没法进去清理。

> **点评**：骑行遇塌方、泥石流，属于极端情况，危险至极。此等路段，切不可夜骑，因为夜里多雨，也看不清路况，万一出事，几乎无法救援。即便白天勉强骑行，遇到今天这样的阻断路段，耐心等候也是上策，当地武警熟悉泥石流习性。骑友万不可贸然通过，一定要在武警官兵的引领下小心通过。

我们继续前进，小的落石已经不能引起我们的兴趣。果然，不远处，塌方接连出现，都冲毁了路边沿河一侧的护栏，阻断了道路。在稍小一点的塌方区，我们合力抬车通过。在一处稍大的泥石流面前，先到的骑友没掌握规律，直接从上面抬车通过，结果下面都是稀泥，陷至膝盖。费了好大力气才把人和车都弄出去，有个骑友的鞋子也陷丢了一只，只好光脚骑后面的路。我观察了一下地形，发现泥石流下来了，山上就干净了，安全了，可以从山上绕过泥浆通过，于是建议后来的骑友尝试从上面通过，不至于陷入烂泥堆。经过两个年轻学生骑友的尝试开路，果然情况好很多，于是后面的骑友群起效仿之。然而，从山上绕过虽避免了烂泥，但抬车更需要力气，在此职守的武警亦过来帮忙，我告诉他后面有位 60 多岁的骑友（老王），于是武警便先帮老王扛车。我抓拍了镜头，武警很严肃说，自己看可以，不可网络传播。

费尽力气，我们终于通过了 6 个塌方区。路上不断的落石，我们已经开始无视了。体力上劳累，心理上害怕紧张，所以整个人极为疲乏，加之一直是在上坡中，海拔越来越高，行进极慢，速度不到 5 千米 / 小时。

后来，又经过著名的 3404 千米处的塌方区，那是一座大山塌下来，

骑行，健康才是正经事

形成了堰塞湖。现在依然在清理河道，在旁边山上又开了便道，我们便是从泥泞的便道上推车通过。

点评：塌方泥石流的险恶，通过时的艰苦，骑友同心协力跨越障碍后的友谊提升，都是值得记忆和回味的。切记一点：不可独自贸然通过，如果附近没有武警把守，得不到安全与否的提示，一定要等骑友聚集多了之后再协商通过，万一有危险，也好有人救援。

又爬了几千米坡，终于到了今天路上的唯一补给点——海通兵站。并不是兵站可以提供补给，而是兵站旁为行人旅客方便开设了几家小店。可以煮面，大部分骑友在此休整补充。

到了兵站附近，手机才有了信号，连续两天生活在没有信号的状态中，没有和家人联络，赶紧拨通报平安。

真有逃出生天的感觉，后面就是纯粹的上坡路了，没了塌方危险。由于塌方区耗费了太多的体力、精力，后面还有连续17千米的上坡路，海拔升至4170米，身心疲惫。要知道温泉山庄那里，海拔只有2700米左右啊！

爬到一半，大雨来了，半小时后又艳阳高照，真是折磨人，不停地脱换雨衣。后来，许多人被折磨得精疲力竭，只好推行。随着海拔升高，推着也十分吃力了。终于在下午5点钟到达山顶，几近虚脱倒地。

山顶垭口照例蓝天白云，阳光刺眼，经幡飞舞，好似今天什么事都没有发生过。

拍照留念，宗巴拉，我们翻过了。

今天50多千米上坡路，近10千米的下坡路，骑行11小时，悲惨的记录！

晚上6点，到达入藏第一县——芒康。迅速找到宾馆住下，太累了。

在连续吃了5顿面条后，终于在芒康吃上了米饭，菜的味道也不错。

芒康是川藏南线（318线）和滇藏线的汇合处，也是连接川、滇、藏的重镇，街上也遇到了不少来自云南的骑友。县城只有一条南北向的主大街，很长，旅店、饭店很多，除川味店外，云南风味亦不时出现。

上街吃晚饭时，看到西藏特有的景致，大街上成群（几百头）放牧归来的牛在行进。车流、牛流、人流，互不惊慌。

我们外来人看得惊奇。

推荐书目：

1. [苏] 斯坦尼斯拉夫斯基 . 演员自我修养 . 林陵，史敏徒译 . 北京：中国电影出版社，2006.

2. 刘少奇 . 论共产党员的修养 . 北京：人民出版社，2005.

188

第十七天：澜沧江大峡谷玩冲山，和年轻人讨论骑行的意义

2012 年 7 月 5 日，骑行第 12 天

骑行数据：芒康→如美镇，里程 47 千米，最高海拔 4338 米，爬升海拔 463 米，上坡 12 千米，下坡 35 千米，耗时 6 小时。

关键词：拉乌山；如美镇；澜沧江大峡谷；下坡

"我的神啊，赐俺个下坡吧！"

昨天累惨了！一半是泥石流吓的，一半是爬坡累的。

今天起床仍浑身酸软，早餐大饼配牛肉汤，当然是牦牛肉。

好大一碗，味道奇异，但极美。惊奇的是肉汤里竟然漂浮着几片绿色的叶子。问服务员才知道，这是薄荷鲜叶。又仔细品尝，才回忆起确实是薄荷鲜叶的味道。在家中调配朗姆酒时用过，其余只知道大多西餐时用得较多。而在芒康，竟然出现在一碗普通的牛肉汤中，甚是惊异，也不忘提醒自己，已身在西藏，过去所言的西域。

骑行，健康才是正经事

　　芒康为川藏线、滇藏线交汇处，今天出发路上骑友多起来。但悲惨的是，出门即烂路，连续十几千米的烂路爬坡。由于昨天太累，许多人和我们一样的感觉，所以出门即有许多推车行进的。

　　刚骑行了有 5 千米左右，见有一对年轻男女骑友坐在路边休息。由于休息传染，我便也坐下来休息、聊天。原来他俩昨天比我们还多骑行了 50 千米，所以今天感觉更累。他们是 1 个月前从武汉出发的，一直骑到现在，实在是累得骑不动了。男生和我探讨起骑行的意义来，他说已经感觉不到骑行的意义，这么多路已经走过，风景都差不多，已经没有理由继续骑下去，打算扔掉自行车返回武汉。

　　我劝他们，现在虽然很累，但既然目标是拉萨，无论如何也要往前走，不可能退回去。暂时没有体力了，可以考虑搭车，比如遇到大山可以考虑搭车到垭口，然后下坡骑下去，这样就可以继续骑行下去了。

　　两人竟然不知道可以搭车到垭口，以为只能搭车在城镇之间。

　　我继续赶路，他们继续在那休息。一会，一辆农用三轮车突突地从我身后开上来，车后厢里两个年轻人在向我招手，笑容很开心，自行车当然也在车厢里。

　　我也很高兴，他们或许是听了我的劝说和提议才搭车继续上路的，或许等体力恢复，到达终点，他们也就找到骑行的意义了。

　　后来休息时，我还真为这小男生担心，动不动就追问意义，这么小的年龄就需要活得这么清醒吗？没有答案会痛苦；有了答案，看清楚了，或许会更痛苦。林语堂可做榜样，抓住当下生活的质量，讲求生活的艺术，年龄到一定程度，自然就豁达了。但小男生也不一定读得懂，还是让他去追问吧。骑行亦是一种生活。

　　而我呢，骑行又为了什么？骑行的意义又是什么？

我也不知道，等到了拉萨再说吧。

拉乌山，今天要翻越的山，海拔 4338 米，3 小时的艰难骑行，中午 12 点到达山顶。然后是恐怖的 35 千米下坡，恐怖不仅是因为有 10 多千米的急陡烂路，极易损坏货架，还因为这次是海拔直降 1800 米，到达目的地如美镇时的海拔只有 2600 多米，坡陡的程度可想而知。

天气很给力，蓝天白云，高山峡谷，农舍，田园，壮美得无以复加。可苦了我这双手，紧紧地抓刹车把，一会就麻掉了，不得已只好停车活动一下。烂路下坡必须控制速度，不然受罪的是货架，颠簸起来就会断的。

10 千米后，烂路终于结束了。接着是更加急陡的柏油路，车速马上就快起来，沿着峡谷盘旋而下。由于路刚修好，还没有加装护栏，真是惊险万分，加之有侧风，经常感觉车在晃动。只好不顾交通规则靠近山体一侧骑行，所幸汽车并不多。大货车下坡速度还不如自行车，它们也存在刹车刹不住的问题，并不轻松。

随着路况变好，海拔下降，两边景致也立时变化，高原草场、牛羊群不见了，路旁红色的岩土、山石扑面而来，而江水也变成红色。

这里是澜沧江大峡谷了。

骑行，健康才是正经事

> **点评**：作者骑行拉萨全程，留下的唯一健康纪念就在今天坐实了：手指麻木。从今往后，手指麻木越来越严重，逐渐无法完成剪指甲之类的常规动作。这都与长下坡紧张、抓车刹把过紧、时间过长有关。事后回忆，当时还是过于兴奋，沉浸在高速冲坡的快感和刺激中，如能再多增加几次停车休息，或许就不会留下手指麻木的症状。回来后，从当时抓拍别的骑友下坡镜头来看，有的骑友下坡动作不规范，应靠山崖壁一侧骑行；而且骑行过弯道时，内侧脚踏应在上。这都是安全问题，骑友切记。

跟我预想中的溪流清澈完全不同，眼前的江水浑浊激烈，盘旋而下。路依然平整，但路上亦有飞下来的碎石，显见这里也易飞石、塌方。

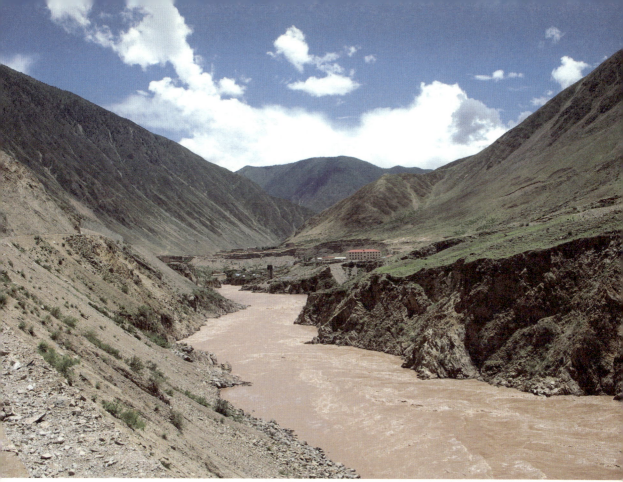

澜沧江大峡谷，和想象中的一样吗？远处有房子的地方就是如美镇

峡谷激流，红色的山谷，远处的蓝天白云，透出一种野性的美。临近谷底，山已变成土黄色，看手表，海拔已降至 2700 米。我知道，到今天的终点了。

果然，前面出现了一些房屋，并已有骑友在此停靠。

如美镇到了。

除了峡谷壮美，镇子上有限的几间房屋都是光秃秃的，像一处废弃的工地，并没有名字那么美。但这是 318 线上的一个著名的补给点。"坑爹"的是，明天我们还要把今天的下坡再爬回去，回到海拔 4000 米以上。

在骑行中，特别是连续上坡时，经常在一个转弯后，前面出现一个明显的下坡，但当你骑到上面时，脚不踩下去，车子根本不前进，甚至马上停下来。这其实并不是下坡，只是因为山路盘旋，给我们一个视觉错觉罢了，我管它叫疑似下坡。相反，也有疑似上坡。

另外，还有踩单车和骑单车说法。记得在上海读书时，一同学就用踩单车的说法，我当时是第一次听到。以前一直用骑自行车的说法。经过多次山地骑行，我有所理解，这或许与地域有关。平原地区，自行车作为一种代步工具，骑在上面很舒适，不需要太用力踩踏，所以骑行者体会的只是骑的感觉。而在多山地区，坡路多，车有时要用力踩下去才会走，所以强调的是踩的动作。

推荐书目：

林语堂.生活的艺术.北京：群言出版社，2012.

第十八天：今天为什么要爬坡？
因为昨天你下坡

2012 年 7 月 6 日，骑行第 13 天

骑行数据：如美镇→荣许兵站，里程 58 千米，最高海拔 4046 米，爬升海拔 1896 米，上坡 40 千米，下坡 18 千米，耗时 8 小时。

关键词：觉巴山；仁青罗布；虫草；海拔

"老板，这里太冷了，差点把我冻成鬼！"

按时 6 点起床，没洗脸，没刷牙，当然昨晚也没洗澡，睡觉也没脱衣服。

早餐泡面加两个鸡蛋，6：45 出发。

出来混的，总要还的。

昨天拉乌山，飞驰而下的壮美大峡谷，下到谷底。今天就要盘山从谷底再慢慢翻出去。风景依然，是昨天的翻版。自进入藏区以来，

骑行，健康才是正经事

这里是绝对可以称为天路的地方，只能靠山体一侧骑行，即便是停下拍照也不敢太过靠近深谷一侧。一上午都盘山而上，每个转弯几乎都能看见如美镇还在你的视线之下，你只不过是升高了一点，直线距离并没有拉开多少。

觉巴山虽然海拔并不高（3950米），但要知道今天早上的起点如美镇的海拔只有2650米，净升高1300米，26千米的山路。在觉巴山顶，又马上下到登巴村，海拔骤降到3450米，午饭后，又马上爬升600米海拔，14千米吧。相当于今天总里程数不多，但爬升海拔绝对是进藏以来最高的一天——接近1900米。

还好，多日的骑行，已经适应，知道如何休息、补充和分配体力。

193

点评：连续多日爬坡，已领会爬坡要点，并如实地去贯彻，疲乏大为缓解，骑行的乐趣也开始增多。其实也很简单：最小齿比打天下，不会错。

下午5点钟，骑行8小时后，到达荣许兵站旁一处藏族人开的家庭旅馆住下。条件依然十分简陋，所谓双人间也只不过是木板布帘隔一下。唯一不同的是这里有太阳能热水器，就安装在院子里，虽然不能洗澡，但可以洗脸、刷牙、洗衣服。

于是马上清理自己，刷牙，洗头，立时觉得清爽许多。

海拔4000米的高原，冷得很，但也有骑友熬不住，脱了上衣擦洗，然后马上穿上；再脱裤子，再擦洗，再穿上裤子。

这个也算洗澡了。

点评：有卫生习惯是好事，但在川藏线，坚持每天洗澡的骑友可能根本没有，因为有些地方根本没条件。建议骑友不要冒着感冒的风险去搞个人卫生。

骑友没有完全脱光痛快地洗一下，主要是热水器就在院子里，院子里好多骑友，院子就在318国道边，也就是说有些害羞。仅有几十

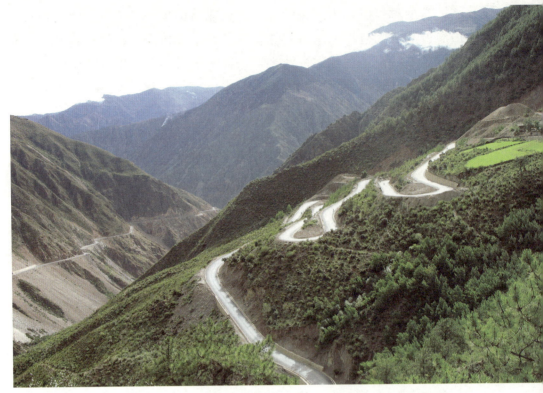

觉巴山的剪刀坡，记忆深刻，爬坡会累死人

秒钟屁股露在外面，好在当时藏家客栈里并没有女性骑友出现在院子里。人有了害羞之心，据说是从亚当和夏娃偷吃了禁果遮上了屁股开始的。我平时喜欢读一些稀奇古怪的与历史有关的书，才知道屁股也是有历史的。严格来说，臀部（屁股的雅称）的出现要追溯到上古时期，具体来说是南方古猿时期。当人类冒出用后肢支撑身体并保持站立的想法时，臀部就出现了。在灵长目的193类动物中，唯有人类拥有一直突出的半球形臀部。

当然，以上关于屁股历史的观点并不是我创造的，那是法国人让·吕克·亨尼希的考证。关于屁股，还有许多新奇而有趣的考证，该书叫《害羞的屁股——有关臀部的历史》。书中说，酥胸呼之欲出，那叫性感；若丰臀裸露，那就叫下流了。所以说，屁股是害羞的。

不说屁股了，旅途很艰苦，人也很疲乏。但一味地讲述骑行中所遭受的辛苦与磨难，读者也会"审苦"疲劳，有变相抬高、神化自己的嫌疑。"为什么要登山？""因为山在那里！"这是 20 世纪 20 年代著名登山家马诺里的名言。对于骑行人，这句话也有道理，并非故弄玄虚。

旅途当然也有好多故事和见闻。

下面说几个：

1. 路上的石头

今天的路段依然是落石路段，经常有大大小小的落石横在路面。在一处桥头休息时，两个头盘红绳当地藏族人模样的从上游走下来（后来有当地人说，这样打扮的为康巴藏族人，我没确认过），都背着自制的双肩包：编织袋，两端各绑一条绳子。从我们面前经过，年轻的一个看到路面中央有一块几十斤重的大石头，马上弯腰用双手试了一下分量，感觉能搬动，便搬起扔下路基，大石滚入河中不见了。然后两人继续前行，未有丝毫迟疑。很明显，藏族人是考虑路上大石可能影响过往车辆通行，我看车辆是可以从旁边绕过的，但若是晚上不注意，就可能发生刮底盘等事故。

我们骑行沿途路过许许多多大大小小的落石，从来都是走过路过，影响骑行的就绕过，从没想过也没见过有骑友搬起石头扔下路边。

2. 黑哥

骑行者虽然已晒得很黑，但防晒措施每天依然做得很足：头套、围巾、骑行眼镜、手套及长衣长裤等。今天爬坡过程中，后面一哥们超过我们，与众不同的是这厮竟然赤膊上阵。我们惊得大叫，他说想晒得黑一些，其实他已经黑得可以了，也黑得均匀了。想是已晒了有些日子了。

但我担心他晒伤。

> **点评**：晒伤的后果有两种。一是立竿见影的，马上脱皮。记得几年前本人从杭州骑行到上海，被天气预报涮了一次，预报的阴天在我出门不久就变成了艳阳高照，于是晚上到上海后直接脱皮。晒伤的另一种后果是隐形的，属于武侠小说中的内伤，也就是增加了皮肤癌的风险。骑友们，看着办吧。

3. 睡着了

在客栈落脚后，时间还早，大家在院子里的凉棚下海吹。有一哥们说，有一天，他在骑行中，骑着骑着睡着了，是上坡，直接人车就倒在路边。马上旁边就有一人说，今天下坡他也睡着了，就几秒钟，但一睁眼已吓出一身冷汗。

过度疲乏可能走神，但我也有些怀疑，今天可是大峡谷下坡啊，连护栏都没有，还不停地转弯，稍一疏忽就可能飞下悬崖，尸骨无存。我们只好叹其心大命大。

4. 保证

客栈老板，20多岁，藏族人，叫仁青罗布。

他郑重做了一个匾，也可以说是镜框，显眼地挂在院子的墙上，上面用汉字写着"本店保证客人财务安全"，下面是签名。

5. 挖虫草的小妹

记得前几天经过海子山的时候，就见有人趴在高原草地里找什么，当时猜是虫草。今天证实了，此地亦产虫草。晚饭后，仁青罗布的妹妹从山上回来了，我问她去干吗了，她说去挖虫草了。

我很好奇，因为以前只是在药店见过，且都是处理过的、烘干的样子，且真假难辨。于是，我便要求看一下她的成果。女孩的另一个哥哥从房间里拿出3只虫草，托在手心给我看，与平时所见并无差异。但我知道这是刚挖出来的。少年展示说："你看，上面还有新鲜的土。"一碰，果然弄下一点土来。他说，他妹妹这一天就挖到这3个，虫体稍大的那个可以卖100元，小的那个卖20元。他说，挖虫草完全靠时间和运气，每只虫草在夏季生长时，只有1厘米不到、针尖状的黑色的草部分露出地面，在杂草中万难发现。我看，即便告诉我这里有虫草，我也找不到。佩服挖虫草人的耐心和细心。

6. 汤

晚饭，每人一大碗米饭，上面浇上炖土豆条和白菜，有辣子随意加，味道还好，就是太粗糙了。一个比洗衣盆还大的盆里是白菜汤。20多人聚集在一起，每人端一大碗，也很有豪气，有工地开饭的感觉。

推荐书目：

1. [英] 杰弗里·阿切尔 . 光荣道路 . 任小红译 . 北京：文化艺术出版社，2009.

2. [法] 让·吕克·亨尼希 . 害羞的屁股——有关臀部的历史 . 管筱明译 . 北京：新星出版社，2011.

第十九天：挑战入藏第一座
海拔 5000 米以上的高峰——东达山

2012 年 7 月 7 日，骑行第 14 天

骑行数据：荣许兵站→左贡，里程 62 千米，最高海拔 5008 米，爬升海拔 962 米，上坡 25 千米，下坡 37 千米，耗时 8.5 小时。

关键词：东达山；5008；香格里拉；左贡；厕所

"回收红牛罐。"

挑战入藏第一座海拔 5000 米以上的高峰，东达山，海拔 5008 米。

昨晚没睡好，床底下不知垫了什么东西，反正就是不平，也没敢掀起来看一看，房间也不似房间模样，就是用几块木板遮挡一下，所谓的门只是一块白布挂在那。

5：30 起床，天还没亮，月亮高悬，也不知道现在是什么日子了。借助手电把行李打包好，搬到院子里。也不知为什么，自进藏以来，所有住过的地方夜晚均没有供电，都是靠自发电，电压很不稳，无法给自带的电器充电，而且到一定时间就停止发电了。即便县城内稍有规模的宾馆也是如此。

骑行后你该记住的事——健康骑行实战点评

早餐依然难吃，没熟的馒头也不敢多吃（我们住的是40元一晚包两餐），稀饭就是昨天剩下的米饭又熬制了一下。店主一家人似乎都没脱衣服睡觉，就在厨房里一处木板床（就是木板）上挤在一起，挖虫草的小妹睡眼惺忪地起来直接给我们盛粥、热馒头，炉火就在厨房中央整夜不息，父亲模样的人就和衣睡在炉旁地上，似乎身下有一垫子。

咸菜是有的，我又加了两个鸡蛋，算是对自己的一点交代。

出门即爬坡，318线几乎全线在修路，有的地方修好了——柏油路，有的地方还是工地的样子，布满碎石，伤车又伤人。

今天同样如此。

但今天与以往不同的是，我们要从海拔4000米骑行到海拔5008米处，也就是说，今天要翻越入藏以来第一座海拔超5000米的高峰——东达山。

今天的路不似折多山、觉巴山、拉乌山等山转折多，盘旋而上。东达山是溯溪而上，路回旋的地方不多，相对很直。路边山也没那么陡峭，路边溪水清澈，草场肥美。我知道今天就是要溯溪直上5000米了。

路由于直，所以看起来很平，其实是一直上坡。我刚出兵站就感觉头胀得厉害，胸也很闷，我想可能是昨晚没吃好、没睡好的缘故吧。但今天可是挑战5000米啊，海拔净升高1000米，且一直在海拔4000米以上骑行，该不会是高原反应吧？或许也有心里稍紧张的缘故。

我咬牙坚持着，骑行速度很慢。

1个多小时，骑行了有七八千米，心里没了杂念，专心骑行，症状逐渐消失了，我的心才放下来。看来骑行也适合走神，但不是在下坡的时候，想骑行以外的事情，甚至可以如巴神般思考人生。

点评：头胀、胸闷，多少有些高原反应的症状，没有害怕而马上放弃骑行是正确的选择。坚持一下，试着自我调节，后来的调节办法也是奏效的。预先知道困难，多少会造成心理紧张，心理症状还是心理调解来医治。这时需要一些心理暗示，暗示自己没问题的，你可以克服。另外一个行之有效的办法就是转移注意力。我就是这样做的，后来成功了。但骑友请注意，期间，老王也感觉今天很疲乏，曾提议搭车。我说，骑一会再说吧，看看情况。

25千米的连续上坡，到后来山谷平缓了，逆风也来了，很大的逆风。真是屋漏偏遭连夜雨，时速已降至5千米/小时。天气还比较照顾，已经连续2天没下雨了，这在高原雨季很少见。只能说我们还有一丝幸运，太阳也不是那么强烈。

随着海拔升高，到了接近5000米的时候，山上已没有植被，都是一些碎石，随时准备滑塌下来的样子，但蓝天白云下也别有一番空旷苍凉的美。

喘得不行，已无心欣赏风景，骑一会，推一会，其实速度是一样的。

标志垭口的经幡明明已经看见，但就是怎么也骑不到近前，5小时后，终于成功登顶。

其实，峰顶亦无景色，天也阴了下来，风大得很，吹得经幡烈烈。大家抓紧加衣服，拍照也是必不可少的。

25千米上坡登顶后，马上是37千米连续下坡。

阻隔在5000米东达山下的小县城左贡显然是一处密境。临近县城是一派世外桃源的景象：溪流清澈，野花遍地，山坡上农舍、牦牛点缀，当地藏族人在溪边支起帐篷，饮酒歌舞，还有阳光下显异象的几座神山，有一座叫珠然神山。20世纪30年代，希尔顿闯入的应该就是这里，所说的香格里拉也应该就是这里。

被神山震慑，为美景折服，路上不时停下欣赏，37千米的下坡竟然用了3个多小时。

左贡县城很小，一眼就能望到头。县城虽小，但五脏俱全。我买了一个2G的SD卡，景色大美，谋杀了我太多的相机内存，只好再备一个（悲惨的是，第二天就发现上当了，假货，幸好发现得早，没浪费太多感情）。

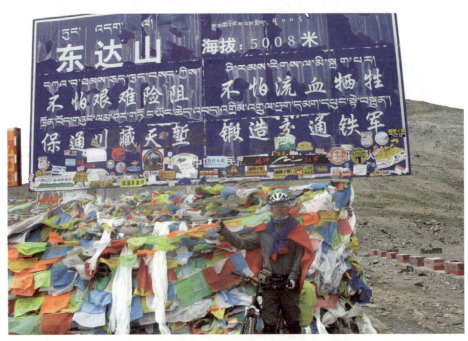

老王向垭口冲刺，海拔 5000 米处的山寸草不生，乱石遍地

骑行，健康才是正经事

淹没在经幡中，你们啥都不怕，我怕冷

由于一整天爬山骑行，中间无补给，就吃了两个鸡蛋，等于没吃午饭。所以在宾馆洗衣、洗车后，也就到了傍晚，我和老王决定奢侈一下。

前两天真是太艰苦了，没洗澡、没洗衣不说，睡觉都没脱衣服。这下终于到了一个大城市（县城），要"腐败"一下，补偿一下自己。我们在外面买了半斤酱牦牛肉，又到饭店点了野山菌肉片，外加一份炒素和一个汤，犒劳自己当然少不了啤酒。总之，大吃一顿，消费了整整 100 元。

> **点评**：又没能管住嘴，吃点好的没什么，不该喝酒，虽然仅仅是一小听装啤酒。这是恶劣的，是对自己健康不负责任的行为。幸好出门喝酒时预防、保暖措施做得好，几乎把所有衣服都穿上了，才没出事。因为今天上午还出现了轻微高原反应症状，晚上应该理疗恢复，吃好睡好。

吃好了不能忘形，再说两个与吃喝有关的插曲吧。

1. 红牛

318 线上最畅销的饮料是什么？

每一个走过 318 线的人都知道答案——红牛。

我一路只买过一次，我认为红牛饮料有些被神化了，到后来就成了精神饮品，似乎不喝就过不去前面那座山。

喝红牛的骑友多到什么程度，以至于有骑友涂鸦"回收红牛罐"。

不仅仅是红牛空罐，在 318 线上，用垃圾遍地来形容绝不为过。照片只能拍远景，几乎任何一张近景照片里，如果你不刻意避开，细心读者可以去看，地面一定有塑料垃圾，以饮料瓶和食品包装为多。

我没能做到不乱扔垃圾，我也不想在这里虚伪地呼吁环保。我只希望读者有可能去读一下今年我读的比较另类的一本书——何伟的《寻路中国》。《中华读书报》曾把它作为月度推荐图书。何伟是美国人，《纽约客》记者，何伟是他的中文名字。他用外国人的视角看中国农村、城市发展、教育、医疗、经济发展的现实，做学问的人也可以学习人家的研究方法，看人家如何讲述咱老百姓自己的故事。

2. 厕所

走上 318 线以来，厕所解决大事一直就是蹲着办的。每天骑行，大腿酸痛可想而知，蹲下很困难，蹲下后再如何站起来更是一个大问题。

你不可能一直蹲下去，所以最后总要站起来。

我这里要说的是几个有特色的还有些恐怖的厕所。

先说所波大叔家的吧。

草原上一般就在离住房不远处草地上挖一个坑，一两平方米见方的一个大坑，上面铺两块木板，人蹲木板上方便。外面当然有遮挡，避不避雨倒无所谓，味道就别提了，苍蝇也别数了。

可所波家挖的是一个 10 多平方米的大坑，只铺两块木板是不行的，人家铺了十多块木板，铺的如小学生写汉字用的田字格般。很明显，所波是想，来他家的骑友多，上厕所排队传出去可不好听。这样一来就可以几个人甚至 10 个人同时上厕所，可要命的是，田字格之间并没有任何遮挡，哪怕一布帘子也行。

咱们先假设田字格木板异常坚固，但第一个来的人肯定占据离门近的地方，后面来一个还可以两人并排，都看着门办事，还可聊天，可如果再来人呢？那就只有蹲在别人屁股后面，毫无遮挡地蹲在别人后面。谁会觉得别扭呢？谁都会别扭，宁愿等一会你出来我再进去。

估计所波所希望看到的六七个人排成几排蹲在里面的情景从来都没发生过。

另外，四五米长的木板悬空铺在大坑上，底下没有任何支撑，我只踩边上第二块木板就已有些晃动，谁还敢走到中间，况且厕所已用了有些日子了，木板也不是很结实的样子，万一断裂掉下粪坑，那可真要激起民愤（粪）了。

更好笑的是，所波家的厕所不分男女，就这一个。

据我细心观察，所波家人并不用这厕所。

草原上广阔天地，大有作为。

我再说一个厕所，如美镇"食为天"客栈的厕所。

厕所外形亦是寻常模样，一些破烂的木板围成的，不大，仅容一人进入。特色是厕所是建在岸边，整个厕所悬空在澜沧江上，距离江面有 10 多米的样子，浑浊的江水在屁股下咆哮而过，你排的秽物也随江水而去。真所谓：

滚滚澜沧东逝水，浪花淘尽英雄，也淘尽所有排泄物。

或许这更显英雄本色。

还有一个厕所。

出如美镇上坡几千米处，空旷苍凉的澜沧江峡谷路边，有一处叫"教授客栈"的地方，具体店名来历我没有仔细查询过。在网络上，这亦是一家名气如日中天的 318 线客栈，有兴趣的读者可以去查询。我想老板可能是附近有限的几个读过书的人之一吧。

客栈其实不过是路边紧贴山体一侧的几间房子，有荒野客栈的感觉，也确实就在荒野。

"教授客栈"的厕所也建在澜沧江一边，绝对的悬空厕所，蹲坑下就是近百米深的澜沧江峡谷，依然是滚滚流水。我只是路过，没有进去查看，没体验蹲上去什么感觉。

好笑的是，为了招徕或者是提示过往旅人车辆，"教授客栈"几个大大的招牌字就挂在厕所上，转弯过来好远就能看见，待走近才发现，原来山体一侧还有几间房子。

推荐书目：

1. [英] 希尔顿. 消失的地平线. 昆明：云南人民出版社，2006.

2. [美] 海斯勒 (何伟). 寻路中国：从乡村到工厂的自驾之旅. 上海：上海译文出版社，2011.

骑行后你该记住的事——健康骑行实战点评

第二十天：玉曲河水清又清，
藏族小孩有没有糖？

2012 年 7 月 8 日，骑行第 15 天

骑行数据：左贡→邦达镇，里程 103 千米，最高海拔 4120 米，爬升海拔 243 米，上坡 103 千米（缓），下坡 0 千米，耗时 9 小时。

关键词：邦达；雕塑；藏族小孩

"一群假徒步，有种就一路走到拉萨。"

终于脱衣服好好睡了一觉，皮肤与干净（相对干净）的被子床单接触的感觉真是久违了。

虽然今天路况很好，无极端上坡，但 103 千米，毕竟是在高原，海拔 4000 米，还是不能轻视，依然 7 点钟出发。

> **点评：**重视每一天的骑行，不轻易改变作息规律，不改变骑行计划，是安全顺利骑行的前提。

一整天一直沿玉曲河逆流而上，河水青绿透明，水流平缓，所以沿途无大上坡，都是几乎感觉不到的缓坡。天气继续晴好，蓝天白云。

高原风景已经有些审美疲劳，没有拍什么照片。

我有些俗了，自费墨用过之后在社会上流行起来的词语我也用上了。"审美疲劳"原本是美学术语，有其具体的专业拗口的定义，而现在只要是生活中对任何人或任何事物失去兴趣，就有人会说审美疲劳，让专业"审美人士"无可奈何。

路上遇到有不少藏族小孩子，小孩子都黑得可爱，见你骑过来，会先喊"扎西德勒"，然后会问："有没有糖？"也有一些骑友会停下

骑行，健康才是正经事

来和他们逗笑、拍照，并拿出一些吃的作为回报。小孩子并不贪，无论多少，分得一点东西就高兴地散去，没有要到东西也会朝你喊"再见"。

有年龄稍大的小孩还朝我喊"祝你一路平安"。

今天还有一骑摩托的藏族青年在我身边呼啸而过时大喊"哈喽"。

邦达镇很小，位置却很重要，是川藏南线和川藏北线的交汇点，往北就是藏区重镇——昌都。所以邦达镇上来往车辆很多，镇子就建在一个三岔路口上，镇中央竟然还有一个小广场，广场似乎比整个镇子都大，因为整个镇子也就是二十家左右的旅馆、饭店，没有见到纯粹的住户。

广场中间，藏族人牵马的雕塑在夕阳下很是威武。

我们入住攻略上推荐的"青年之家"。此店最大特色是，从里到外所有墙壁上均是涂鸦，慢慢浏览够你看 2 小时的。

推荐书目：

陆扬 . 日常生活审美化批判 . 上海：复旦大学出版社，2012.

第二十一天：怒江 72 道拐啊，你拐到啥时候是头啊！

2012 年 7 月 9 日，骑行第 16 天

骑行数据：邦达镇→八宿，里程 95 千米，最高海拔 4658 米，爬升海拔 538 米，上坡 51 千米，下坡 44 千米，耗时 9 小时。

关键词：业拉山；怒江 72 拐；怒江大峡谷；逆风；松山战役；八宿

"走完这一次，我真的感觉到回家过日子的好处啊！"

根据攻略及资料介绍，今天看点多，难度大，所以早早出发。

6 : 40 出发（越往西藏，与沿海时差越大，7 点钟天刚亮，在当地几乎还没有早餐点营业，而晚上 8 点多还太阳高悬）。

　　首先是 14 千米爬坡路，登上海拔 4658 米的业拉山。由于有了多天的锻炼及充分的准备，2 小时即登顶。天公依然作美，蓝天白云；垭口依然有风，草地牦牛；远处依稀可见雪山，经幡依然飞舞。

　　想摆 Pose 留念，逆光，没办法。

　　逗留到 10 点左右，开始准备下山，这不是一般的下坡山路，是著名的怒江 72 拐。

　　海拔从 4658 米直降到 2700 米，全程 44 千米，下坡不久就是一处观景台，72 拐尽收眼底（下坡后才知道，我们看到的只是 72 拐的一部分，所以不能说尽收眼底），就是在悬崖上凿出来的山路，在陡峭的山上，尽是 180° 的急转弯，一个接着一个，看不到尽头。远远看下去，汽车在路上就是一小黑点，骑行的人根本就没了影子。几个极陡处有路牌，上面写着"此处已死亡多少人"，恐怖气氛立现。

怒江 72 拐

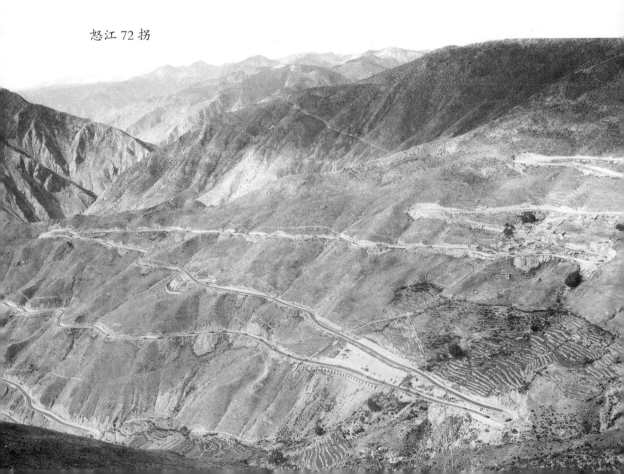

骑行的惊险程度用惊心动魄绝不为过。风吹鼻涕流下来都没法去擦，是不敢去擦，只能任其弥漫，因为手紧张地抓着车把呢，根本不敢有半点分神。

点评：安全比面子重要。其实，还有一点很重要，我们都忽略了：我和老王都没戴专业的骑行眼镜。我是近视的原因，已经有一副眼镜在鼻子上了，而骑行眼镜有防风、防异物入眼功能，此处正是其用武之地。只能说我们当时很幸运。假设长下坡紧张之时，一飞虫入眼，你如何破解？

72 道拐啊！拐到啥时候是头啊！又恰遇军车队迎面而来，浩浩荡荡的军车队，仅有的两车道变成了单车道，更加考验骑行技术。

半路停车，活动手脚，拍照，顺便小解。老王从后面赶来，笑言：天下第一尿。因为我是面对近百米深的大峡谷转弯处小便。老王也有故事，他或许是今天 72 拐上唯一爆胎的人。说的轻松，试想，高速下坡中突然爆胎，车子有失控的危险，其实是险象环生的，亏得老王是谨慎、有经验的人，加之年龄因素，下坡速度一直控制得很好，才没出乱子。

点评：下坡，控制速度是王道。关于 72 拐爆胎这事，我俩后来经常小聚，每次回忆起来都有后怕的感觉，而当时却没觉得什么，可能是与没出什么事故有关。你可以调侃为人品好，但这明显是老王一贯稳重的骑行风格所致。如果不是比赛，最快的下坡和最慢的下坡不过相差几分钟，你急什么呢？

只好坚持滑行到一处村落，有空地，换胎。据言是路上有一处碎酒瓶，躲闪不及所致。老王骑行以来已经爆胎 3 次。今晚回房间又得补胎了（我们都带有备胎，一般是半路爆胎马上换新胎，破掉的胎留待晚上休息时再补，节省时间）。

据说骑友在怒江 72 拐摔车率为 20%，所幸我和老王属于另外那80%。一路飞下，就可见怒江，风景更加壮美，峡谷风光，暗红的土石粗犷地夹逼在路两侧，几乎没有什么植被。路边不时有成群的藏族人摆的石子堆，亦让峡谷充满神秘的仪式感，感觉上其壮美远超前几天的金沙江大峡谷和澜沧江大峡谷。沿江水混浊，气势不凡的怒江一路到谷底就是著名的怒江大桥。怒江大桥建造在悬崖边，穿山而过，奇险无比，有官兵把守，官兵也养了好多狗。我预先知道不让拍照，只想走慢些看个仔细，便推车前进，结果官兵告诫，快走，别让狗咬到。

怒江大桥是个有故事的地方。

网络上检索到的资料：

现在的这座怒江大桥是后来新建的，在新桥的旁边还残留着一个怒江旧桥的桥墩。现在旧桥的桥面和桥墩已经被拆除了，唯独剩下孤零零一个桥墩。很少有人知道这是为了纪念一位修路战士！——石墩的混凝土里至今还包裹着这位战士的身体！

半个世纪前，在这里，狭窄的怒江绝壁边，18军官兵正在为打通怒江天险而英勇奋战。怒江桥处在修筑的攻坚阶段。一天，一位战士想查看一下桥墩水泥浇铸的情况，不小心掉进了深深的水泥槽，他越陷越深。等战士们发现他的时候，他的

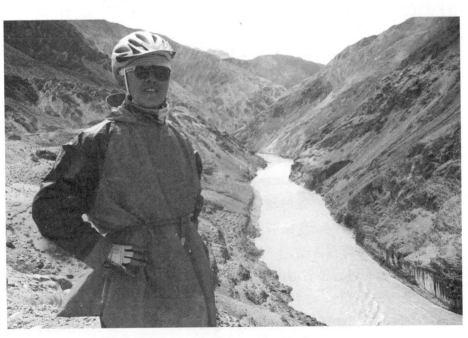

怒江大峡谷，当时阳光很足，睁不开眼

身体已经与桥墩凝固在一起了，只剩一只手，直指天空！大家又含着热泪继续施工了！

怒江旧桥竣工时，某排全排的战士全部牺牲了，只剩下排长一人！排长悲痛欲绝，纵身跳进了脚下的怒江，追寻战友去了！据说，附近的某个崖壁上有一幅石刻画——"排长跳江图"，是当年的战士们为了纪念这位英雄排长创作的，50多年过去了，一直保留至今……

架设在雪域高原的川藏公路，从当年的修筑到今天的养护，粗略统计已经有超过3000名官兵牺牲了，平均每一千米就掩埋着一名战士的忠骨。川藏路上的悲壮事迹不计其数，遗憾的是，很多事迹已经随着岁月风尘被大多数人遗忘了！

怒江上桥有很多，更有故事的怒江桥是云南境内的架设在怒江之上的惠通桥。

1942年5月，中国远征军为阻止日军东进，炸断惠通桥，凭借怒江天险，拒敌于怒江以西。1944年9月松山战役结束，再修该桥成为中国军队反攻的起点和战时物资运输枢纽。前几年风靡的电视剧《我的团长我的团》说的就是发生在这里的故事。

这段战史最近几年得到特别关注。但最具功力、写得也最吸引军迷的是余戈的那本《1944：松山战役笔记》，那场在中国最无名的地方发生的最有名的战役，那场中国军队第一次真正意义上取得全胜的攻坚战。该书出版后，云南腾冲旅游更热。据说直到现在，战场上随便抓一把土，还有弹壳。

远征军曾一度被遗忘，原因就不说了。但章东磐没有忘记，他记得父亲的战场，他让我们重拾国家记忆，也让我们记住他，一位让人尊敬的老人。

我们继续上路骑行。

过桥不久便离开怒江，缘一条溪水而上，这便是今天的第三段路，上坡36千米。海拔上升至3200米，终点是八宿县城。

最后20千米悲剧了。

出现了强烈的逆风，五六级的风肯定是有的，逆风、上坡、高海拔。

骑行尾段，体力已经耗尽，感觉之坏可想而知。再加上烈日当头，无处躲避，还要防备已经几天不见的落石。

于是，路边涂鸦多起来，大多与风有关：

"哪里来的妖风？"

"逆风，伤不起啊！"

"该死的风，有本事把哥吹回广东"

"风啊，你要是再大点，哥就往回骑"

"有能耐把老子吹回杭州"

……

烈日下，骑行9小时后，下午4点，精疲力竭推车进入八宿。

极小的一个县城，总共就一条主街（其实是穿城而过的318线），不超过1千米。迅速找宾馆，房间干净，25元每人。入住后第一件事是补水，刚才逆风时身上水瓶里已没有水，嗓子要冒火，半路又没有补水的地方。我们补了大量的水。事后发现，今天真的脱水了，喝那么多水，直到第二天早上都没上厕所。

说起水，记起中午在一处藏家小卖部，骑友都停下休息，躲避太阳，甚至有人说要等太阳落山后再走。一藏族老阿妈打理小店，泥土房屋低矮，但室内收拾得干净整洁，院子里更是干净得没一点垃圾。更令大家惊讶的是竟然有冰镇饮料，低矮的土房里暗处竟然还有一个冰柜。我毫不犹豫要了一瓶冰镇农夫山泉，3元一瓶。

后悔当时没多拿几瓶。

点评：整个骑行期间，这是饮水准备最失误的一天。第一个错误是一大早出发前看攻略时，忽略了之前骑友对逆风的描述，结果导致对烈日和逆风估计不足，让人后怕。第二个错误是午后高原阳光最猛烈的时候坚持骑行，本来就没有多少水可以补充，应该选择一处阴凉山崖休息，西藏落日比沿海等地区晚2小时，可以等到临近傍晚再继续骑行。第三个错误是，途中遇到一处补水点，没能引起重视，也是怕负重太多，以为后面还会有补给的地方，错过了便不再有。总结就是：骑行，比计划至少多带一瓶水。

骑行，健康才是正经事

老阿妈脖子上挂一大串项链，上面各种珠子，我认出还有几块大的绿松石。我夸她项链好看，她说是妈妈的妈妈的妈妈……留下来的，她也不知传了多久。

估计这是她最珍贵的东西。

推荐书目：

1. 余戈．1944：松山战役笔记．北京：生活·读书·新知三联书店，2009．

2. 章东磐．父亲的战场（中国远征军滇西抗战田野调查笔记）．太原：山西人民出版社，2009．

3. 章东磐．国家记忆：美国国家档案馆收藏中缅印战场影像．太原：山西人民出版社，2010．

第二十二天：最艰苦、最无趣、风景最单调的一天，但结局很惊喜

2012 年 7 月 10 日，骑行第 17 天

骑行数据：八宿→然乌，里程 90 千米，最高海拔 4325 米，爬升海拔 1045 米，上坡 68 千米，下坡 22 千米，耗时 11 小时。

关键词：安久拉山；大逆风；然乌

"办推车证。"

骑行以来最艰苦的一天。

骑行以来最无趣的一天。

骑行以来风景最单调的一天。

骑行以来结局最令人惊喜的一天。

出八宿即开始连续 68 千米的上坡，海拔上升 1045 米，最悲剧的是全程大逆风。

一早，不到 5 点就被窗外的声音吵醒。隔窗一看，对面一所中学顶楼已灯火通明。街道上，路灯下，有很多学生，显然是在温习功课。拿着书本，口中念念有词，估计是备考。原来，藏区孩子也这样痛苦读书，看来是很重要的考试。

忽然发现，路灯下的旗子齐刷刷地朝一侧飞扬着。心想，坏了，今天要逆风。

果不其然，早饭后上路，即大逆风。

其实，早在昨晚，就感觉身体不对，似乎白天脱水了，晚上喝了好多水，竟然一直不上厕所。所以今天吸取教训，虽然攻略上说路上有补给点，但还是多带了几瓶水。

> **点评**：及时吸取了昨天逆风脱水的教训，这是骑行经验积累的显示。在早上就感觉有逆风的情况下，再参考攻略，果断多带饮用水。骑行，同样的错误不能连续犯，身体不一定给你这个机会，弄不好某些功能、器官就会罢工，给你点颜色看看。

路上极为枯燥，不是没有景色，而是景色毫无变化，有时你都怀疑自己是否往前骑行了，还是又回到原地。唯一可以欣慰的是两侧远处山顶有积雪，但并不能称为雪山。

沿途路两边藏族人村子很多，现在似乎是收割青稞的季节。但我不明白，为什么青色的和黄色的一起收割。在我印象里，北方的麦子是要等全部变黄成熟才收割的。

由于藏区可用于耕种的土地极少，分配到每一户就更少得可怜，且都位于山坡上，收割机器无法进入，所以依然采用最原始的收割方式，人用镰刀收割，一如我小时候在农村收割麦子一样，看着很亲切。

至于将青稞运回家中，藏区则是用人背或者驴子驮回去。

在藏区，即便在 318 国道上，路的主人依然是牦牛、驴或者其他牲畜。因为它们是很悠闲地在路上散步或躺下休息，无论什么车哪怕大货车

骑行，健康才是正经事

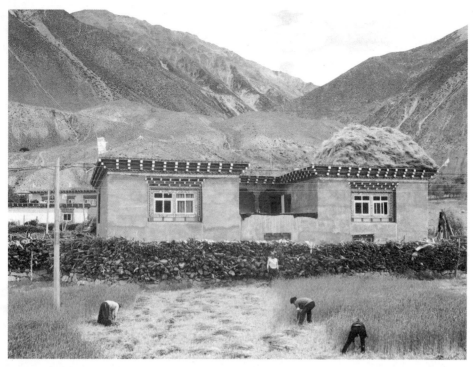
收获的季节

过来，他们也不让路。你骑行过来，牛就站在路中间，盯着你，一动不动，似乎在好奇我这个外来闯入者，我只能绕开。

　　还好今天没有昨天一整天的烈日烘烤，但逆风越来越大。路边所有涂鸦几乎都是抱怨逆风的，看来这里常年刮这样的风。大风直灌喉咙，纯粹用鼻呼吸是不现实的，呼吸很是困难，速度就可想而知了。

　　许多人选择放弃这一段，搭车到下一站。老王也体力不支，动了搭车的念头，几次和我说要搭车。理由是：这样的天气、风景，再骑行下去没有意义。

　　我鼓励老王再坚持一会，身上能翻出来的补充能量的东西几乎都吃了，包括老王的葡萄干、巧克力、山楂片。

　　午饭后又骑行了一会，在著名的 3838 千米处休息拍照。老王嘴上说不走了，决定原地休息，等候搭车。

　　我看老王真的是太疲乏了，看里程还有 20 千米的逆风上坡，但时间还早，我决定独自骑完这一段，挑战一下自己，便勉力跟着前面两个骑得稍快的骑友，把老王扔下了。

过程不多说，艰苦是异常的。总共爬坡 9 小时后，终于到达今天的海拔最高点——安久拉山垭口，景色平常得让骑友们灰心，就是一片草场、路边一些经幡及显示海拔高度的标牌。

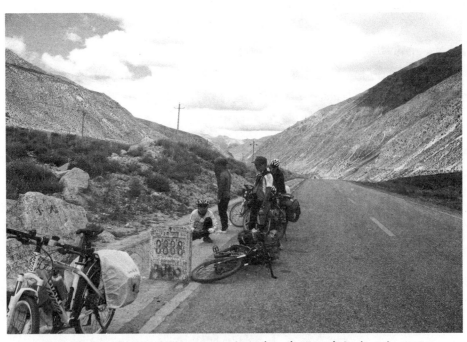

男性骑友必需的留影地，3838 号路碑，在这，我把老王扔下了

但历经辛苦骑上来的人还是拍照留念。

这时，一辆车顶满载自行车的面包车开过垭口，我猜老王一定在里面，便不在垭口停留，马上下山。

下山20千米也无风景，可能是审美疲劳或者是真的疲劳吧。

只有远处雪山在，逆风依然很大，下坡也抵消成了平路，依然需要体力。

最大惊喜留在了今天骑行的最后，在距离然乌镇不远的时候，路两边山势突然急陡起来，下坡亦急，车速突然加快，也没了逆风。路两边也不似高山草原离得那样远了，而是刀劈斧削的石壁从头顶直压下来。河水也咆哮起来，为了防止落石，有几段路都被防护长廊保护起来，看来是经常落石的路段。

长廊里，阴森森的，很恐怖的样子，只希望加速通过，好在是下坡。

待转过一处石崖，眼前突然一亮，一片开阔的景色展现在眼前。仿佛电视上常见的瑞士小镇风光：远处雪山，真正的雪山，近处湖泊，再近是开得正艳的油菜花及碧绿的青稞田。

路牌显示，然乌镇到了。

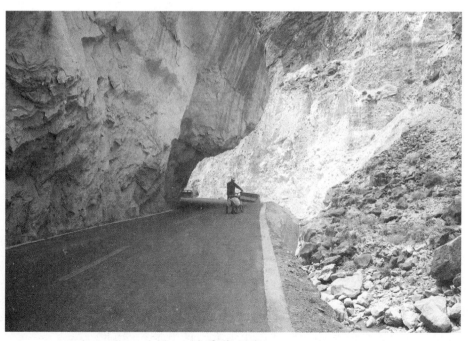

这是什么路？

镇子很小，只有一条穿镇而过的318线，几百米长的样子，5分钟绝对能走一遍。除了旅店就是饭店，满大街都是骑友、驴友打扮的人。

找了家小店，谈好价格，30元每人，回头找老王，应该早到了，咋没发现呢？我站在街上张望。

一个骑友刚好达到，知道我和老王是一起的，他说："老王在后面，马上就能骑到。"

不一会，老王高大的身影出现了，我笑着向他挥手。

我很佩服老王，他没有选择搭车，在这种条件下，坚持骑过来了，62岁的年纪。在搭车还是不搭车的那一刻，老王想到了什么呢？才让他下定决心骑下来。我后来也没有问原因，但我只想到了那个古巴老渔夫圣地亚。

明天要好好休息一天，看看然乌湖。

推荐书目：

[美]海明威.老人与海.上海：上海译文出版社，2006.

第二十三天：果然很黑的然乌湖

2012年7月11日，然乌休整

关键词：然乌湖；藏地川菜；饺子；咖啡

"16岁少年的心暂时是孤独的，今天，拉萨，扎西德勒。"

希望越大，失望越大。

休整一天，当然要到著名的然乌湖去看一看。

早饭在然乌宾馆吃的，很美味。因为有了骑行以来第一次真正意义上的白米绿豆粥，不是之前那种难以下咽的剩饭烧的稀饭。馒头也蒸得很熟，惊喜的是还配有油炸花生米，这更是久违的吃食。

10 元一份的早餐，让我和老王一致决定明早还来这。

中国人一直说早餐要吃好，不然一天没精神。

可不是所有人都认这个理，日本有一家伙就唱反调，他提倡不吃早餐，说这样可以提高人体的免疫力和自然治愈力。理由是早上起来身体中还残留有前一天的多余水分及毒素、废物等，因此早上与其吃进去，不如先排泄出来。

据说是科学研究之后的成果。

出然乌镇右拐就是湖的方向。离开了 318 线，也马上就变成了砂石路。

噩梦重现，路竟然在修，一个巨大的工地。我们幻想，往里走一段，靠近湖中心区会好的。可是越往湖区骑，路况越差。一有车辆经过，马上尘土飞扬，几米之外不见人的那种尘土飞扬。几辆车过后，我俩身上已满是尘土。再好的风景也没了兴致，无处躲藏的尘土。

问旁边一建筑工人，前面路如何，答曰："路越来越糟，前面路上

傍晚的然乌湖

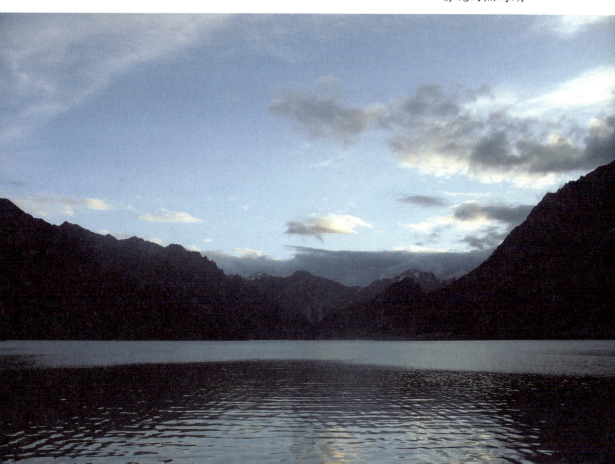

尘土有半尺厚"。

我和老王决定，抓紧逃离，这样的景致不看也罢，况且我们已进入湖区边缘。

然乌湖据称是山体滑坡形成的堰塞湖，狭长夹在山间。仔细一看，湖水"果然很黑"，真的和工地很相称，就好似水泥灰浆。

逃回镇里，马上洗车，只前后不到半小时，已全身泥土，车子上也满是土。洗完了车，洗人。又咳了好一会，才觉得嗓子清爽了一些。

还是老老实实地躺在床上，实现真正的休息吧！

> **点评**：长途骑行，休息的重要性毋庸置疑，那么怎样才能实现真正的休息呢？我和老王无疑做了在当时条件下最正确的选择——躺在床上，不活动。这样才能实现精力和体力的尽可能的恢复。川藏骑行的每一个队伍都有休息计划，大多是每骑行1周左右选择休整1天。由于选择的休息地大多为知名风景点，所以许多队伍安排了就近短途骑行。这要根据队伍成员年龄、体力情况而定。毕竟川藏线上，所有景点几乎都在山上，爬山是不可避免的。这样一来，能否达到休息的目的就难说了。

闲着也是闲着，说说这一路的吃吧。

成都出发直到然乌，一直是川菜的天下。看情况，这种趋势会一直持续到拉萨。虽然偶尔有藏餐馆、藏茶馆，但我们一直没有合适的机会进去尝一尝。那著名的糌粑、酥油茶，到拉萨看有没有机会吧。

由于路上经过的县城皆不太大，都是一条街的格局，川菜馆的情况也都差不多。早餐情况，前面我都大致介绍过。中午，我和老王一般以面为主。高原地区，所有面条均需用高压锅才能煮熟。以挂面居多，很少有手工面。配上四川特有的辣子，饥饿、疲劳之下，也觉得美味。由于午饭大多在路边小店解决，卫生状况极差。苍蝇飞舞不说，多数厨房是脏得无法进入。地面大多垃圾遍地，墙面乌黑，上面的挂历已看不清何年何月。

这种情况我早有心理准备，出成都就买了一斤大蒜。一般情况下，每天午餐的标配是老三样：一碗面（加辣子），一头蒜，一杯咖啡。当然咖啡和杯子都是我自带的。

这类小店大多以货车司机和驴友为主要客人，配有充足的免费开水。当然，老三样的日子昨天结束了。我检查存货发现，咖啡只剩最后两袋，还是留到拉萨吧。于是从今天开始午餐的饮品改为自带的蒙古奶茶，一尝才发现，竟然味道不错。

晚上一般会入住稍大一点的镇子或县城，偶尔有在荒野客栈中过夜的情况。我和老王一般选择双人间，能洗澡最好。晚饭是一天中唯一的正餐，所以我俩要好好补充一下，一般是川菜馆，两菜一汤，菜则荤素各一。

川菜中，典型的荤菜是回锅肉，后来都吃腻了。素菜一般现场选择新鲜的。一路上，饭店大多无菜谱，就一堆菜摆在那，在城市叫明档点菜。因为有辣子、有豆瓣酱，所以川菜很下饭。每次都是满满一大盆米饭随便吃，按人收米饭钱，一般每人2元。所以在巨饿巨疲之下，饭量都是平时的几倍。所有骑友都如此，老板早就见怪不怪了。

再说菜价，菜价在一般饭店只有三种（特殊菜除外，我们一般也不点），即荤菜、素菜和汤，简单易操作。

沿318线一路骑来，以回锅肉为例，菜价呈上升趋势，从最初的15元，直到20元、25元，到然乌已经涨至30元。真不知道这样的趋势会否继续下去。

今天中午，由于没骑行，便计划节省一些，也是对然乌菜价的抗议，去小店买了泡面、黄瓜、大饼，自己在房间解决。

老王带了盐，我带了蒜，宾馆借了一个大碗，拍个黄瓜是很简单的事情。

可惜没有拌拉皮。

点评：黄瓜在沿海等地区是最普通不过的吃食，即可当水果，又可作为蔬菜，生熟皆可实用。维生素是种奇怪的营养素，首先是人体必需的，而且是每天必需的。说他奇怪是因为维生素在人体内不能储存，不是说你今天多吃些，明天就不用再吃了。无论你今天吃多少，身体留够自用的，其余的就排泄掉了。因此，人体每天都要补充维生素，每一种都不能缺，水果和蔬菜是各种维生素的主要来源。也就是说，理论上人每天都要吃一定量的水果和蔬菜。川藏线上既然不可能每天都遂人愿，于是带些泡腾片、维生素片之类的就成了必须。

关于吃，再讲几个我记忆深刻的小事。

1. "牛逼"的饺子

在八宿到然乌的路上，中午饭是在吉达乡吃的。同样是一家川菜馆，但我看见玻璃门上广告文字显示本店有饺子。我是东北人，做饺子、吃饺子是我的本行。问价，15元每份，20个，毫不犹豫要了一份，当时由于太饿，又要了一份面（红汤）。

饺子味道令人惊喜，这可是我进藏以来第一次吃饺子，我掏出自己的大蒜佐餐，绝配。很是满足，面条也端上来了，更让我惊喜，竟然不是挂面，而是手工面。那个筋道，仿佛自己手擀面一样，结果中午吃了两个人的饭量。自嘲道，下午还要爬坡，逆风，消耗大。老王一碗蛋炒饭，也吃得满意。一抬头，看见饭店墙上骑友涂鸦——"牛逼的炒饭"。

我真想也涂一句"牛逼的手工面""牛逼的饺子"。

2. 中午的咖啡

左贡到邦达的路上，午餐在田妥村解决。黑暗的土房内，里边都是用工地篷布遮挡间隔出来的，苍蝇多得无以复加。照例是一碗面，老板娘很实在，煮了好大一碗挂面，我真没敢到厨房去看一下她是如何煮出来的，害怕吃不下。

一只手拿筷子夹住面往嘴里塞，另一只手挥舞着驱赶苍蝇，稍慢一点就会有苍蝇落在面上。其余几个骑友几乎都是同样的吃饭动作，风卷残云吃完了面，也松了一口气。

我掏出自带的杯子，倒入速溶咖啡，转身从地上拿起热水瓶，看了一眼杯口并无异常，开水便倒了下去，接近满杯，卡布基诺，浮起一些泡沫。我放下热水瓶，端起杯子，正要闻香入口，赫然发现泡沫里浮着一只苍蝇，显见是刚进去的。

好快的身手！我赞叹。

再能够适应环境，我也不能忍受这样的咖啡啊！

这个中午无咖啡。

推荐书目：

[日] 渡边正 . 早餐的革命 . 北京：中信出版社，2008.

第二十四天：帕隆藏布江伴我行

2012 年 7 月 12 日，骑行第 18 天

　　骑行数据：然乌→波密，里程 132 千米，最高海拔 3960 米，爬升海拔 0 米，上坡 0 千米，下坡 132 千米，耗时 9 小时。

　　关键词：安目错湖；波密；雪山；爽下坡

　　"拿出行动来，拉萨有姑娘在等你。"

然乌果然很黑。

　　旅店第二天竟然没有水，洗澡就别提了，幸好昨天一到就洗了澡。上厕所当然也没法冲。

　　一早起来也就无法刷牙洗脸。

　　其实，人类洗澡的历史并不长，也经历过认识的变化，人们也一度远离浴室。具体见前面推荐的《洗浴的历史》。

　　近些年，在一定程度上达成共识，适当洗澡有益健康。

　　前提是要有条件。

起得早，昨天吃早餐的那家然乌宾馆没开门，只好去一家小店。只有面条，12元一碗。

端上来一看，碗不大，面不多，上面贴着几片青菜叶。

没办法，吃吧，唯一开业的小店。还有 100 多千米路呢。

今天虽然有 130 多千米路，但却是骑行以来最轻松的一天。因为路虽长，海拔却是一直下降的，偶有起伏，绝大多数路段是下坡。今天亦破天荒，使用了大牙盘，有时会飙到 30 码。

> **点评**：骑行中，如果不是比赛，即便下坡，也不赞成使用大牙盘。因为整个西藏骑行过程中，一直维持较低的齿比在骑行，身体各部分特别是大腿和膝盖已经适应了这样的节奏和压力，突然地换大盘，加速，即便是有点小下坡，也会对膝盖产生不同于往常的刺激，容易引起关节不适，甚至受伤。

今天也是 130 千米长的景观大道，在其他地方怎么会有这样的大手笔。早上 7：30 一出然乌就开始下雨。318 国道旁是十几千米长的安木错湖。它与然乌湖性质成因其实是完全相同的，两湖亦有季节性水道相通。水泥灰浆般的湖水本应如镜面般反光，但细雨中，原本如厚质丝绸般凝滞的湖水亦起了涟漪，别有韵味。

抢拍了一些照片。

随着海拔下降，稍宽且平静看不出流淌迹象的湖水突然下泄，一个小小的瀑布出现了。当然，从现在开始也就不能称为湖，安目错湖结束了。

一条顺山谷而下的激流出现了，一整天的骑行也将沿着这条激流——帕隆藏布江。

一整天，路旁都有雪山，雨下了一上午，山间云雾缭绕，景色奇幻如仙境。山谷中林木繁茂，318线穿行在密林中，波密似乎应该叫林密。

中午时分，雨停，但云雾依然在，雪山更加清晰。进入波密境内，藏民居似乎也突然发生了变化，原来的平顶土墙配木窗的风格不见了。取而代之的是红或蓝顶，起脊式的房屋，看路旁一些宣传文字知道，这些都是广东省援建的。

红蓝屋顶的房子点缀在山谷间，配以远处的雪山、松林，加之溪流、河谷，本应是绝美的画面，可我总觉得那些红蓝有些刺眼，可能是因为刚建成，油漆新刷没多久吧。

　　河并不是纯粹的河，河谷中有许多树。许多树龄估计在百年以上。老树不高，大多10米左右的样子。树干却很粗，有的需两人合抱，甚至更粗，好似一个个巨大的盆景摆在河谷中。

　　波密是第一代藏王的故乡，是冰川之乡，冰川大都距离318线有一段距离，不便骑行过去。一整天都在风景画中骑行，山高林密，几乎很少有危险落石路段，下坡也很舒缓，没有让人心惊胆战的陡坡，几乎没怎么用到刹车，真正地实现了自己行走的车，只有要停下拍照或休息的时候才刹车。

　　总之，骑行很爽的一天，谋杀相机内存无数。

　　骑行9小时后，我们进入了号称"西藏江南"的波密县。可以毫不夸张地说，这里绝对是入藏以来风景最美、城市人口最多、城市布局最合理、最干净整洁也是最繁华的县城，真正雪山环抱的县城。日落时分，雪山尖顶闪出金光，周边白云幻成彩色，别有一种庄严肃穆，还透着神秘。

　　波密县城餐饮业非常发达，有规律地形成了餐饮一条街，川菜一

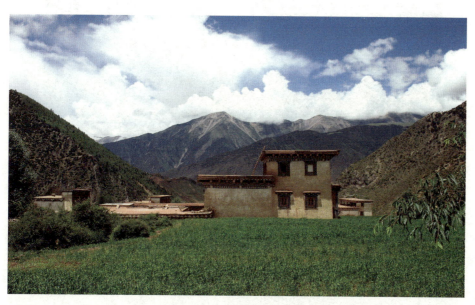

典型的藏民居

统江湖的局面被打破，形成了川菜、藏餐、陕西风味、新疆风味平分秋色的局面。

由于海拔又降至 2700 米左右的饮酒安全区，我和老王决定犒劳一下自己。于是去超市买了拉萨啤酒，去卤味店买了酱牛肉、酱猪耳，最后坐在陕西面馆，要了两份烩面片、两个肉夹馍。

美美地大吃了一顿。

有人说，保暖思淫欲。我们骑行的人可不兴那个，只求一饱，然后一倒（睡觉）。

吃得好，想想更好的是可以的。在一处，除了本地菜系外，另外还有比较兴盛的做法精致的外地菜系的话，该处多半为经济发达地区。

224

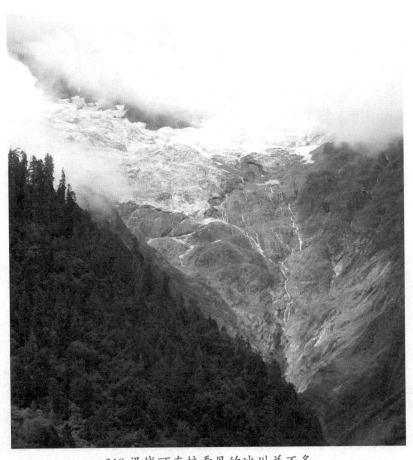

318 沿线可直接看见的冰川并不多

在国内，做法最为精致讲究的首推粤菜。在 318 沿线，我是没有看到粤菜的影子。

粤菜最负盛名的有两个代表性的家族，一个是谭家菜，一个是太史菜，都发源于广东南海。现在为人熟知的是谭家菜，原因是谭家菜离开广东南海北迁后，已经融合各菜系发展成顶级官府菜。谭氏官府菜现在是让普通人望而却步的奢侈品。

只有太史菜一直在恪守粤菜传统并发扬光大，成为羊城食坛第一家。从最初的江太史第到后来的北园，到现在的新北园，名字在变，太史菜的精华传统没变。江太史的后人（孙女）江献珠女士对美食特别是对太史菜研究颇深，有多部美食专著并在报社开有美食专栏。关于家族太史菜，著有《钟鸣鼎食之家——兰斋旧事与南海十三郎》。欲了解粤菜，这是一本不能越过的书，印象最深的是对太史蛇羹的记述。若有机会去广东当按图索骥，一晌贪欢。

吃得好，心情好，再说今天的几个小插曲。

1. 爆胎专业户

老王今天又爆胎了，已经是骑行以来的第四次了。补胎时，大家也正好借此休息，我戏称老王是"爆胎专业户"。老王身手很快，6 分钟完成换胎。看来无论爆胎还是换胎都是有经验的，是经历过磨炼的。

2. 磕长头

骑行中第二次遇到了磕长头的藏族人。两个年轻人，正好在雪山脚下。路过的游客、自驾车纷纷停下拍照看新奇。两人神态自若，不受影响，想必是见多了，继续前行，膝盖处外衣已磨出两个洞。遇到路人问话，皆停下坦然做答。

两人在我面前经过时，我竖起大拇指："加油！拉萨见。"

奇怪的是，两人面色并不似寻常藏族人那样黑红，身上也没带任何遮雨遮阳的东西，当然也没有行李。不知上午的雨他们是怎么过来的，或许在两人身后还应该有后援补给的人吧。

3. 打扮

美景太多，相机太老，五六年前买的老佳能"傻瓜"机，只能识别 2G 的 SD 卡，已无法适应长途旅行，在前面受骗后，已不敢再买电子产品。但波密很有沿海地区县城的气势，市场繁荣，也出现了专门的电脑商行。于是走进去一家，准备买个U盘，把相机中的照片先存一部分到U盘里。这是太普通的玩意了，该没有人作假了吧。

为了防止万一，防止不可挽回的损失，我说"骑行，身边没电脑"（也是实情），让老板娘现场用她的电脑帮我拷贝照片，也是检查一下U盘的真假。

从交谈中，老板娘知道我和老王是骑自行车的人，很是惊讶。她说，在她印象里，我们应该是自驾车或跟团旅游的人，因为我们太干净了，穿着及面色都干净。她遇到的骑行者大多不修边幅，身上污秽不堪。

老王介绍我说："这是大学教授，怎么能是那个样子。"

我开玩笑说："就是要改变你们的惯有印象，为什么不能干干净净地骑行到拉萨呢？"

确实，沿途好多骑友，似乎以邋遢为炫耀的资本。或许真的是骑行太累了，或许有些人真的不善于打理自己。

但绝对有些人是故意的。

今天还有一件事值得记录：在拉萨火车票极端紧张的暑期，好友帮我网上定到了软卧返程票（只有软卧了）。

23号的票，拉萨直达上海。

按照骑行计划，正常应该18号到拉萨，有好几天可以尽情逛拉萨。

推荐书目：

江献珠.钟鸣鼎食之家——兰斋旧事与南海十三郎.广州：广东教育出版社，2010.

骑行，健康才是正经事

第二十五天：排龙天险行不行？
江边温泉我看行

2012 年 7 月 13 日，骑行第 19 天

骑行数据：波密→排龙，里程 109 千米，最高海拔 2725 米，爬升海拔 0 米，上坡 0 千米，下坡 109 千米，耗时 9.5 小时。

关键词：通麦天险；排龙天险；温泉

"川藏线上的姑娘加油！"

今天是超计划的一天，什么都超出了预期。

县城早餐奇贵无比，私下一打听才知道，"内外有别"，当地人吃饭是另一个价格。这可能也该归入近些年盛行的潜规则系列，我"被潜"了。所以骑友、外来客都"被潜"了，但却没见出什么乱子，这可能就是吴思说的"隐蔽的秩序"。

我和老王是可以忍的，因为我们奉行"出门在外，多一事不如少一事，安全第一"的原则。这要是换了武松、李逵等梁山兄弟可就不是这样的结果了，即便走出去 20 里知道了这样的潜规则，也必杀将回来，讨个说法。因为这家小早餐店如果放在《水浒传》里应该归入黑店一类了。说到这，插进来介绍下今年春节期间读的一本书，叫《水浒的酒店》，读了之后，才知道学问还可以这么做。

该书作者研究《水浒传》，确切一点说是专门研究《水浒》中的酒店。作者通过文本细读（当然就不是常人当作小说来读了），发现《水浒传》中酒店之多，令人吃惊，小说的主要情节几乎都与酒店有关。以武松为例，关于武松的故事几乎都是发生在酒店的，如景阳冈醉酒打虎、狮子桥下酒店杀西门庆、十字坡酒店结识张青和孙二娘、快活林醉打蒋门神等。然后，作者便对《水浒》中的酒店进行了详细的梳理分类，

包括酒店的规模、经营、服务、种类及特殊作用等众多方面，最后竟然得出了北宋时期酒店及其经营情况。

这是一种独特的研究方法，对于整天嚷着没题目可选的人是一个启发。除了酒店，该书中还有许多不同角度的关于《水浒传》的统计数据，让人眼界大开。

还是回到现实吧。

考虑到今天以下坡路为主，且只有92千米，便只吃了大饼稀饭，也没带补给。

7：20上路了，一直阴天，时有小雨。

上午的景色如仙境，云雾盘绕在山腰。帕隆藏布江一出波密，江面便宽阔起来，水流也平缓许多。由于早上温差所致，江面上水汽蒸腾，加之两岸都是原始森林，亦有许多树木倒伏在江中，恍惚有九寨沟的感觉。不同的是这里江水依然如水泥灰浆般的灰白色，并不清澈。

美景让我们流连不前，行进速度很慢，虽下坡，也只有10千米/小时的速度。

在密林中穿行着，江水离我们时远时近，随着318线起起伏伏。接近中午，下起雨来，景色亦无变化，便不再拍照，专心赶路。

一直以为这条路上补给点很多，可临近中午11点，都很饿了，依然是群山峡谷、没有人烟的样子。我和老王都有些心急，便给自己下目标：如果下一个坡爬上去再不见村子，便下坡后吃干粮。所谓干粮，只不过是前几天剩下的一袋饼干。

黄瓜和大饼在10点钟就吃掉了。

爬上目标中的坡后，见许多骑友已坚持不住，在坡顶啃大饼之类的，我和老王按计划下坡，决定再赌最后一次，赌坡下有村庄，当然就有小店。

结果刚骑了不到500米，转过一个弯，便看见有路牌，上写"过境路段，小心驾驶"。

凭经验，这是前面有村庄的标志。果然，几百米外就有一个村子，当然也有小店。

不一会，从藏族老阿妈手里，我们接过了热气腾腾、盼望已久的午饭——一碗泡面。

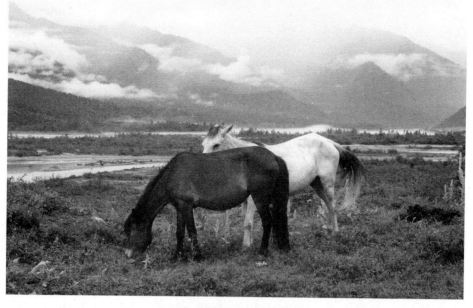

波密到排龙，路边的马

点评：鄙视自己，又一次犯了自以为是的错误。错误地估计了路程的难易程度，简单化了攻略上所谓的一直是下坡的描述。多带一点补给食物永远不会错。

心满意足后，继续上路，仙境不见了。

我们进入了川藏线上第一处号称天险的路段——通麦天险，这是一段土路，著名的 102 塌方区所在地。

雨继续下，塌方区最怕雨天。

路如何险不说，2010 和 2011 年，在此路段的 4081 和 4083 千米处，都有骑友不慎或者失控飞下悬崖，尸骨无存。附近果然也发现许多悼念的涂鸦。

在最大的那处塌方区，山体全塌，整个路基都冲了下去，当然也就没了路，是临时用木材支撑起来的路面，路上只有单车道，其实就是两道车辙，几十米长的样子。我目测了一下，车辙两边都是烂泥，一侧是山体，另一侧是近在咫尺的刚塌方下去的山体。车辙里有泥水，骑行应该可以通过，推车反倒不行，因为无处落脚。

我骑了上去，速度很慢，努力控制着车把。这时，对面转弯处一

骑行后你该记住的事——健康骑行实战点评

辆货车出现了，司机当然看见了我，但一如某些司机的习惯，并没有停车让我先通过的意思，而是不减速直接开过来。开上了塌方区那用木材支撑的路，我已没有退路，好在我是在靠近山体的一侧车辙，万一有刮擦，我可以迅速倒向山体，最多一身泥罢了。

那司机虽不减速（本来就没多快，雨后的土路），但却在有限的车辙内尽量往外躲了十几厘米，他也不敢躲太多，轮胎轧上烂泥可不好玩。我紧盯着眼前只有十几厘米宽的一点路，靠近货车一侧的手已不敢如平时那样抓车把边缘，怕刮到货车厢。司机虽无理，但技术很高，直直地行进，因为有一点晃动就可能剐蹭到我。穿着宽大雨衣的我从没感觉汽车离自己如此之近，我在倒向泥水和刮擦汽车之间保持平衡。雨衣绝对刮到了汽车，但我们相安无事，都通过了，货车扬长而去，我停车回头，后怕不已。老王在后面看到了这一幕，估计亦心惊。

路上还发现几处塌方，显然是刚塌方不久，好在我们有心理准备，加倍小心，安全通过。

当看到通麦标志的时候，我们松了一口气，天险，有惊无险。

> **点评**：所谓天险，应该是对货车司机说的，路窄且不平，上上下下，拐来拐去，司机需专心自己的车、眼前的路。于是，危险就来了，当然是对于骑友的，因为司机有时根本无暇顾及你的存在。我们的处置是对的，许多会车地段，我们都选择了下车躲避，不争一时。顺利通过是根本，不要成为故事（事故）的主角。

按计划，我们就住在这镇子，可找到旅馆却找不到老板，无法入住，可能还不到入住的时间吧。一看时间，才下午2：30。有骑友说，17千米外的下一站排龙有免费温泉。

温泉的诱惑。

我也早知道，这17千米就是川藏线上的第二处天险路段——排龙天险。现在恰好雨停了，天气不错，我考虑能早一天通过排龙天险最好。万一今晚下雨，明天路况会更糟，甚至可能中断。

点评：事后才知，我们的决策是正确的，虽然身体受累多些，但当天顺利通过了排龙天险。据说，当晚因为下雨又发生了塌方，后面的骑友都受阻了一段时间。危险和疲劳，当然首先要选择远离危险。

我和老王一商量，继续上路，不就 17 千米嘛。

于是我们进入排龙天险路段。

先过了文物般的通麦大铁桥，只能单向通行的大铁桥，有武警官兵在桥两头指挥。

以前都是纸上攻略，这回亲自见识了。骑行期间，我都怀疑我们是否走错路了。我两次问过路的司机，这是否 318 线，得到了肯定的回答。

再看这条路，根本和公路搭不上边，这怎么可能是那著名的 318 国道呢？似乎就是在悬崖上临时开凿出来的便道，而这正是 318 线号称天险的路段。我看根本就没法修成两车道，现在的路，很多路段只能单车通行，根本就没有会车的空间，即便骑行和汽车都难以同时通过。有几次，我被逼得身体贴在崖壁上才躲过对向的来车。

我不敢在另一边骑行。说是另一边，其实就在两三米外，那一边是悬崖，崖下几十米处是湍急的江水，掉下去肯定瞬间无影无踪。

路窄倒也罢了，路上还乱石成堆，颠簸不已。更可怕的是上下坡起伏剧烈，上坡陡得可怕，我本已力疲，多数时候只好推车，费劲全身力气推上去。有几次推车时，车把已高于我的头部，可见坡之陡之难。下坡更陡不说，还多数很短，下去之后马上急转弯，连续急转弯，绝对的高山速降，有性命之险，不敢丝毫分神。

那些在大城市繁华街道上，开着豪车，轰着马达，到处炫耀的"富二代"们，有种就来川藏线试一下，这里广阔天地，大有作为。

在通麦买的一袋水果（李子），我拴在车把，待我在一处坡顶停车喘气的当口，才发现，不知何时，那袋水果已颠飞了，老王从后面赶上来，说也没发现路上有李子啊，那么多李子。太专注骑行了，哪敢分神啊！

从来没遇到的烂路、危险路，头顶山崖压下来，脚下的路仅有几米宽，真不知那些货车司机是如何会车的，佩服之至。

路上有多处过水，塌方路段在修，有几处塌得厉害，无法用土石修复，只好在悬崖上架铁桥，铁桥周边经幡飞舞。

桥，当然是悬空的了。

骑行经过亦心惊，不知货车经过啥心情。

17千米天险路，我看根本无法拓宽成双车道，估计只能考虑从别处挖隧道通过了。走到一半，又下起雨来，我车子用的是光胎，路面变得更加危险，雨后光胎容易侧滑，也不敢急刹车，万分小心地终于熬到了排龙乡。

排龙乡是帕隆藏布江和雅鲁藏布江的交汇处，下面即是著名的雅鲁藏布江大峡谷。

排龙虽说是乡，但街面只有十几户人家，开有几家旅馆、饭店。我们选择在一家有免费温泉的人家住了下来。20元一晚。

今天原计划住通麦，却多骑了17千米天险路，身体和精神极度疲乏。但时间还早，不到5点钟，加之慕温泉之名而来，于是去离旅店1千米之遥的温泉享受一下。

温泉很是震撼，就在雅鲁藏布江边。老板只是简陋地修了几个露天水泥池，很是淳朴天然，温泉水温适中。江水很急，翻着白浪，咆哮声震耳。温泉池就在江边，由于高原、下雨，气温估计只有十几度，所以温泉池冒着水汽。而由于温泉太过近江水，不时有浪花溅出落在身上。这种感觉从未有过：泡在温泉中，身边江水奔腾，白浪翻滚，两岸林木茂密，天空黑云低垂，下着小雨。

温泉极耗体力，我们享受了半小时，已浑身瘫软，不敢再流连。

回到店里，顾不得床上的怪味，把自己扔到床上，瘫在那里。

老板送来一壶热水，马上泡了一杯奶茶，香甜无比。

今天的经历够我俩消化一阵的了。

推荐书目：

1. 吴思 . 隐蔽的秩序：拆解历史弈局 . 海口：海南出版社，2004.

2. 吴思 . 潜规则：中国历史中的真实游戏 . 上海：复旦大学出版社，2009.

3. 王彬 . 水浒的酒店 . 北京：东方出版社，2010.

第二十六天：用雨水刷牙，用石锅炖鸡

2012 年 7 月 14 日，骑行第 20 天

骑行数据：排龙→鲁朗，里程 54 千米，最高海拔 3285 米，爬升海拔 1355 米，上坡 54 千米，下坡 0 千米，耗时 7.5 小时。

关键词：过水路面；鲁朗镇

"洞里有妹子。"

昨晚下了一夜的雨，真担心那两处天险，虽然我们已顺利通过，可后面还有骑友呢？

一早起来，雨依然没有停的意思。

找不到厕所，也没有地方洗脸。平生第一次主动接房檐滴下的雨水洗脸刷牙。

那水的确很干净，屋檐是木板，并非泥土。而且老板家的水缸就在屋檐下，里面的水已经滴满，或许昨晚的蛋汤就是用的这缸水，也一定是，因为再没见到别的储水物。如果科学人士见了肯定说不卫生，比如

方舟子知道了，可能会引经据典痛说雨水家史。不去管方舟子的其他事情。但他的科普文是值得一看的，真正的学为所用。许多人忽略的，那本《科学成就健康》，我曾买了许多本送人。

吃了一大碗炒饭就上路了。今天一路上坡，54千米。

雨一直下。在骑行了10千米的大烂路后，前面终于出现了柏油路。我和老王都大喊一声："我们胜利了！"

因为攻略上讲，从此以后直到拉萨，就都是好路了，也没有所谓的危险塌方区了。有的只是海拔变化需要你去克服，而经过多天的磨炼，每天爬升1000米海拔已经习惯了。

今天，烂路上有一处过水路段。由于持续下雨，路面水流很急，且水深近一尺，强行加速也是骑不过去的，还可能摔倒。我们几个骑友根据情况一商量，只能脱掉鞋子推车通过，幸好我一直带着塑料拖鞋。我先做示范，鞋子、袜子拿在手上，赤脚，挽起裤腿至膝盖上，推车进入激流。水比我想象中要冰冷很多。在水中，人几乎站不稳。拖鞋当然更危险，脚要迎着水流方向，不然稍有偏差，拖鞋就会消失得无影无踪，那样一来水下的砾石就可能划伤脚掌。

10多米宽的水流，好像走了很久。几辆自驾游的越野车正好从对面开过来，看我们几个骑行人过水流，便停车等候，车上游客趁机下车拍照，记录我们过河。

我通过后，老王还在另一边，正好越野车司机主动要求替我把拖鞋带过去给老王。老王也如法炮制。有惊无险；我拍照留念。

点评：就骑行装备来说，确切讲是生活必需品，带一双拖鞋是有必要的。在今天的过水路面，拖鞋就派上了另外的大用。我们没有贸然通过，而是利用过往机动车的协助安全通过，是个成功的案例。骑友们可以参考。另外，骑行用鞋，建议用单层帆布鞋，不建议用厚重的登山鞋。比如今天路面或者雨天，若用登山鞋湿透了很难再干，而脚一直泡在潮湿的鞋里，容易磨起泡，继而容易磨破和感染。

今天一天都在森林中穿行，在号称森林养吧的色季拉国家森林公园里穿行，路旁就是我们一直逆流而上的奔腾咆哮的东久河。

昨天，我以为这就是雅鲁藏布江。我弄错了，看地图才知道，东久河和帕隆藏布江汇合后流入的才是雅鲁藏布江。而著名的雅鲁藏布江峡谷大转弯也离排龙不远，需买票后徒步过去。

森林氧吧名不虚传，加之海拔不高，不到3000米的样子，所以我们一直呼吸顺畅，没有4000米以上高原骑行时的气闷感。

下午4点钟到达了有"东方小瑞士"之称的鲁朗镇。

由于雨一直下，影响了观景效果。但高原草场，野花遍地，牦牛、马群和黑色可爱的小藏猪悠闲地在草原上觅食，远山云雾缭绕，藏式农舍散落在草场间。这时的东久河水流并不急，在草原上弯曲着，似乎是故作姿态。

旅游总有遗憾，有人可能会说，现在要是蓝天白云就好了，那才像瑞士。这也可能就是旅游或者骑行的魅力，同一个地方，不同的人，不同的时间，看到的景致或经历的事情肯定不同。比如同样的通麦塌方区，我们昨天有惊无险通过了，而今天就有消息传来，那里又发生了塌方，交通一度中断。这样，我们就会有完全不同的通麦天险经历，讲述的故事也会不同。

所以，骑行、旅游，讲求随遇而安。遇到什么样的天气、风景都是偶然，也可以解释为一种机缘。如此一来，每个骑友都有自己的318故事。

鲁朗镇只有一家小店可以住宿，没的选择。镇上似乎是在拆迁，只有几家饭店和一家商店还在营业，都是卖石锅菜的。看来本地石锅很有名，但据说很贵。

据镇上人说，鲁朗镇正在推倒重建，估计有高人规划过吧，怎么也得和"东方小瑞士"名实相符啊。

而现在镇上只有几栋已拆了一半的房子和几家饭店，有些破败，与周边风景很不搭。

推荐书目：

1. 方舟子 . 中医新世纪大论战——批评中医 . 北京：中国协和医科大学出版社，2007.

2. 方舟子 . 科学成就健康 . 北京：新华出版社，2007.

第二十七天：川妹子的炒饭，
　　　　林芝的西瓜

2012 年 7 月 15 日，骑行第 21 天

　　骑行数据：**鲁朗→八一（林芝）**，里程 71 千米，最高海拔 4559 米，爬升海拔 1274 米，上坡 39 千米，下坡 32 千米，耗时 7 小时。

　　关键词：林芝；大城市；色季拉山

"心系梦想，爱在边疆。"

　　房间没有电，窗子没有帘。

　　窗子渐明，鸟鸣声亦传了进来。

　　我知道该是早上 5 点钟了，于是起床，推开窗，一股凉气弥漫进来，不是寒冷的那种。窗外草场、远山已依稀可见。天上多云，但没下雨。我暗自高兴，今天是个适合骑行的好天气。

　　老王也起来了，室内未全明。摸索着熟练地整理东西：穿骑行服、长裤，绑脚带，戴围巾、口罩，打包，装车，准备妥当。这时，老板娘已被我们吵醒了，起来开始准备早餐。

　　说是老板娘，其实是一个漂亮的四川小姑娘（可能已婚），丰满白皙，根本不似在藏地生活的样子，要么是防晒做得好，要么是属于根本晒

不黑的那种。反正是进入西藏以来见过的最白净的一个女孩子，身材娇小的川妹子。

房间很差，20元一晚。

我第一个和她说，"两份炒饭，外加煎蛋"。进入林芝地区以来，早饭就没有了稀饭、馒头、泡菜这老三样。已经连续两天早上吃炒饭了。

第一个吃饭，当然第一个出发，但每天都免不了被人追上的命运。

我们自嘲：慢鸟先飞。

天气阴沉，云雾在山间。山谷中，村庄已升起炊烟，草场上已有牛儿、马儿在吃草，一幅典型的藏区田园风光图。

但我们并不轻松，开始即上坡。

由于出发时只有7：30，天刚刚亮，路上几乎没有汽车经过，就我和老王一前一后奋力爬坡。路两边是原始森林，松树居多，高的有近百米，如果说直插云霄绝不为过。往上看有几十米，由于路盘山而上，所以往下看亦看不到树根。昨天刚下过雨，路边树下草丛中许多蘑菇露头。休息时，我便去拍照，让老王猜是否有毒。

清晨的森林非常幽静，只有山泉潺潺、鸟鸣阵阵，使得山林更显清幽。这么好的风景理应坐下来好好享受，但很不搭调的是我和老王在奋力踩单车，爬坡，脸上汗如雨下，山势在以每2千米上升100米海拔的速度变化着。爬坡异常艰苦，为了缓解疲劳、转移注意力，在每一处路碑休息时（我们一般是每2千米或1千米休息一次，以路碑为标记。加之，自行车没有脚撑，只能靠路碑站立），我都去旁边草丛、树林中拍摄野花。野花种类繁多，每次停下来都有不同的花要拍。但我不知道哪一种才是大名鼎鼎的格桑花。

按：一周后，我在拉萨漫游，逛新华书店时，发现一本叫《西藏野花》的书（图谱）。据该书作者言，里面收录了西藏所能看到的所有野花，我翻看，果然似曾相识的很多，要么我拍过，要么我看过，但目录里没有格桑花。好奇怪。

点评:艰苦的长上坡，如何自我调节，去发现骑行的乐趣，是个问题。大多数骑友以拍照作为调节或者缓解疲劳的方法。这是个不错的选择。另外，如果能在骑行的一开始就计划，比如我这一次骑行要专门关注路边的野花，这样，骑行就又多了一层意义。甚至也可以带着学术问题去骑行，比如关注环保、考察教育等。

老王也爬得很辛苦，经常下来推车，又几次提出放弃这段路搭车，我则劝他坚持一下，况且已经远离了危险路段。由于这一段路属于鲁朗风景区，森林山谷景色异常美丽，许多自驾的游客和旅行团会从拉萨开车过来，所以在每一个观景点都有许多游客。他们会拉着骑行人拍照，大声说着佩服之类的话。老王因为年龄最大，被我们推到前台，成了拍照明星。

坚持，骑行，推一会，吃点东西，喝口水，拍照，再骑行……

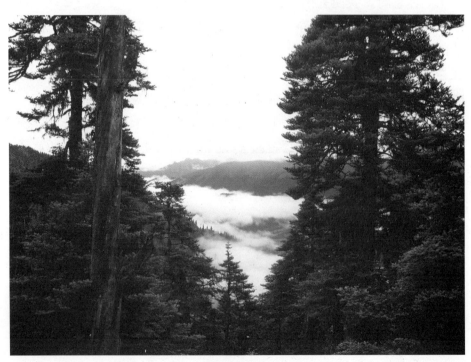

鲁朗的森林

骑行，健康才是正经事

终于，24 千米的盘山上坡路，海拔从 3285 米上升到 4559 米，我们足足爬升了 1300 米海拔，垭口到了。垭口上的标示海拔为 4700 多米，但我的海拔表只显示有 4400 多米。这就是色季拉山，拉萨路上最后一座海拔 4000 米以上的高山。

这里游客更多，老王更成了明星，合影众多，无法分身。

后来老王跟我说，他到山顶时激动得流下了眼泪。我很惊讶，说没看到。即便看到了，也会以为是风吹的，因为垭口风大，骑行中流鼻涕、流眼泪很正常。老王说是因为自己终于坚持爬到山顶了，也有那些人合影的鼓励，没想到自己还有那么大的模范作用。

毫无疑问，下坡的路就一路顺风了。

海拔一下从 4500 米降至 3000 米左右，路不像怒江 72 拐那样急弯骤降，天没下雨，风景又极好，有几处观景平台，我们都停下拍照。远远看见山谷底端是一处大平原，西藏地区第二繁华的城市（第一当然是拉萨），今天的目的地，林芝就坐落在那里。

这里说的林芝是指林芝地区。林芝地区的首府设在八一镇，另外还有一个林芝镇，离八一镇 10 千米的样子，一个普通的镇子，惯常说的林芝其实是指八一镇那里。

一路直冲下山，1 小时便到了山底，先进入林芝镇，由于离八一镇已不远，10 多千米的路程，况且已到下午 1 点钟了，午饭还没解决。

我们便先到一家川味小吃店。一碗担担面，一碗红油水饺，没想到量大得根本和小吃不符，撑着我和老王了。摇摇晃晃地骑行上路，好撑啊。幸亏小下坡，也不远。

> **点评**：骑行的进食和休息原则掌握得不好，已经看见大城市就在眼前，不该吃得过饱。另外，吃饱后马上骑行当然不利于消化，容易引起胃痛，甚至恶心。一个简单的比喻：人的营养和能量吸收后是靠血液输送到全身各处的，一般哪里需要，哪里就输送得多一些。比如骑行时，当然血液供应下肢多些。这时，如果你刚吃饱饭，提供给胃蠕动来消化食物的血液就会相对减少，结果呢，影响消化，时间久了，胃病等着。

骑行后你该记住的事——健康骑行实战点评

走不远，便进入林芝（八一镇）城郊，路变成了高大的白杨形成的林荫大道，路两旁也都是蔬菜大棚。我以为是平常蔬菜，但路边遍布的西瓜、香瓜摊让我们明白，此地盛产西瓜。

这怎能错过，于是在一瓜摊前停车，2元一斤，不算贵，马上切开一个。虽然瓜甜、水分足（可能与我们20多天没吃到西瓜有关），只有5斤重，但也让我和老王犯了难，刚刚饱餐了一顿，根本没消化呢。

努力了一下，还是剩下三块。于是我们就在瓜摊前坐等，顺便休息，和摊主攀谈。不一会，一个骑友（不认识）从后面赶上来，我招手示意停车，指着西瓜说："给你留的。"

骑友亦不客气："多谢。"

于是我和老王继续上路，留下骑友一个人吃西瓜。

林芝绝对有大城市的模样，绝对不输任何沿海二线城市，我们又看到了久违的出租车、公交车、红绿灯及十字路口的警察。还有几层甚至十几层高的大楼，整齐的街道，宽至四车道，还有非机动车道和人行道的大街。

在红绿灯面前还真有些不适应，看着不断变小的秒数，恍若隔世。路上还有人力三轮车，收废品的小车，当然也有摩登女郎。各大银行、保险公司的招牌林立。还有一家数字电影院，上面的海报一看就知道是最新的电影。

我边骑边拍照，这些之前在上海、杭州熟视无睹的再平常不过的事物，现在变成了我镜头下的珍贵记录。

竟然还有香港街、步行街，各种娱乐场所。我进一家大酒店问价格，标间两三百元。

而我们之前住的大多是10～20元一个床位。今天早上，连脸都没的洗，牙也没的刷。

宾馆林立，我们感叹，选择多了也是痛苦，本打算来林芝改善一下，吃点特色，可这满大街的宾馆饭店，几乎集中了全国各地名吃，选哪一家啊？

最后，我们选定了一家招待所，似乎叫惠阳招待所，标间100元。

可以洗澡，已经两三天没洗了。

骑行，健康才是正经事

再说几个小故事吧。

1. 执着

路上，一骑友和我说，另有一骑友，为看南迦巴瓦峰（号称世界最美雪山、冰峰，据说天气晴好时，在鲁朗来林芝路上的色季拉山顶可以看到），已经在鲁朗住4天了，一定要等晴天才出发，一定要看到南迦巴瓦峰。

而我昨天和美丽的小老板娘聊天得知，鲁朗这几乎一个月没晴天了，她这一段日子就没看见过太阳。

2. 养狗

宁波出发的一个骑友，也是我路上遇到的唯一一个骑大行SP18走318线的人。他先是骑318线，后来遇6月24日的塌方，便改道去了亚丁、稻城，又从云南骑滇藏线进藏。他在云南遇到一只流浪狗，给了小狗点吃的，小狗便开始跟着他。几百千米后，在芒康，小狗被一群小孩追打，逃入河中，受凉生病。他见无法继续带狗骑行，便把小狗送给了当地人。

3. 鲁朗，瑞士

据沿途观察，似乎是广东省援建林芝地区。藏式民居一般是木板屋顶如瓦一样铺就，上面压石头。而广东人来了之后，房体细节变化似乎不大，唯有屋顶一律换成红色或蓝色的铁皮（也可能是别的什么建筑材料）。据路边广告牌得知，鲁朗地区在倾力打造国际旅游小镇，不用说，是打造东方的瑞士小镇。

明明一个极具特色的藏族小镇，为什么要打造成瑞士小镇？笔者不太明白。

241

骑行后你该记住的事——健康骑行实战点评

推荐书目：

土艳丽.西藏野花.北京：科学普及出版社，2012.

第二十八天：做好事要留名，
烩面片要加辣子

2012 年 7 月 16 日，骑行第 22 天

骑行数据：林芝→工布江达，里程 130 千米，最高海拔 3330 米，爬升海拔 400 米，上坡 130 千米（缓），下坡 0 千米，耗时 9 小时。

关键词：工布江达；烩面片；格萨尔

"骑行就是修行。"

今天无风景，今天有故事。

今天 130 千米的路程一直沿着尼洋河谷风光带逆流而上，怎么会没有风景呢？

说没风景是因为 100 多千米的风景几乎无变化，和头一天也无区别。严重的审美疲劳，所以今天一直在骑行，很少拍照。

故事还是有的。

1. 小心驾驶

林芝是个大城市，早餐如愿吃到了豆浆、油条，熬得很有味道的二米粥，当然还有卤鸡蛋、咸鸭蛋。

很丰盛就是了。

但对大城市已经不适应了，便早早出城。

在出城登记处，一排汽车都停在路边，司机、乘客挨个登记身份证，当然，司机还要检查驾驶证，通行比较缓慢。

我也只好推着自行车排在队伍中，老王把身份证给了我一并登记。不一会，另外一个在维持秩序的警察看见老王站在路边（一看打扮就知道是骑行的），便说道，骑行的就别排了，身份证给我看一下就可以了。

检查身份证后递还给我俩。

警察例行公事，亦是习惯使然，边递身份证边提醒我俩："小心驾驶，不要超速。"

众人笑。

2. 门巴族

今天路过门巴族聚居的村子，这可是一个神秘的民族，似乎善施毒。之所以这么说，我是从小说里知道的，前几年风靡的，何马写的《藏地密码》，我曾经追着看了两年，所幸何马写到第 10 本终于编不下去了，我也解脱了。

故事情节后来越来越玄幻，编得有些离谱，但还是很吸引人。抛却情节不说，书里的一些藏地史实、户外运动装备及经验显见作者是下了工夫的。我认为，这也是该书的亮点之一。

小说里记忆深刻的还有"巴河的疯子"。

巴河，是地名，这次骑行也经过。

从门巴村中骑行经过，路上行人不多，但未见异常。

3. 格萨尔王

路标显示前面有格萨尔古堡遗址。

盼望着，很是兴奋。难道是藏族史诗《格萨尔王》中所说的地方。阿来亦曾重写《格萨尔王》，反响也不错。

转过一道弯，上了一个坡，果然一座巍峨的城堡建在山间，不禁有些疑惑，怎么这么新啊，似乎是新建的，遗址怎么能这样呢？

拍照留念的时候，发现来了几辆旅游大巴，直接开到了山上。才明白，这并非遗址，真正的遗址在山上，是要买票的。

于是，继续骑行。刚骑了几十米，不舍地回头一看，半山腰露出一截高耸的建筑遗迹，现在看像烟囱了，也可能是一截城墙的残留，或者是城堡大殿的柱子，残破地伫立在那里。

这就是了，这才应该是格萨尔古堡遗址。忽然记起刚才广告牌上有照片，这样的柱子是有三根的。

4. 烩面片

午饭时间路过百多镇，依旧是几乎满眼的川菜馆。我用眼搜寻着，忽然，一个不起眼的店面吸引了我——循化饭店。

我找了好久的名字。

一般人只知道兰州拉面，其实真正拉面等清真面食做得好的地方是青海，具体说是青海循化一带。在西部城市，很少能见到兰州拉面字样，取而代之的是循化拉面。

没想到在西藏遇到了，马上招呼老王进店。没有想吃的刀削面，选择了更为地道的烩面片，当然是手揪的。

12 元一碗，感觉有些贵。

可当面上来时，顿觉胃口大开，满满一大碗，均匀的手揪面片，两厘米见方，配以牛肉、西葫芦、粉条、青椒丁等配料，不仅颜色讨喜，一尝之下，竟然就是那久违的味道——去年在西宁一条小巷中吃过的味道。马上又加了些桌上摆着的辣子，配上自带的独头紫皮蒜，那叫一个美。

老板见我加了好多辣子，过来介绍说，这是易贡辣椒。

我说："怪不得这么香辣呢。"易贡辣椒可是西藏最有名气的辣椒。前几天路过通麦一带，路边就有当地人把辣椒作为特产摆在小摊上向游客售卖，记得新鲜青辣椒的价格就高达 25 元一斤。

没想到今天尝到了，便又细细再品。

一碗烩面片吃得连汤都不剩，似乎不太喜欢清真饭店的老王也吃得精光。

余下还有 70 千米路，这下体力没问题了。

点评：就荤素结合、营养搭配、结构合理来说，清真的烩面片绝对排第一位。可惜路上碰到这样小店的机会不多。记得有一次去我一回族同学家里，里里外外，上上下下，夫妻两人齐动手，忙活了好一阵子，我在客厅看电视，思忖着一会该会是什么大餐啊，口水都抑制不住，不敢去想。1 个多小时过去，同学喊开饭了，结果很惊喜：只有一碗分量十足，配料、辅料多样的手揪烩面片。

5. 做好事要留名

工布江达县被宽阔湍急的尼洋河一分为二。河南面有318线通过，属于新区，路边布满旅游饭店、宾馆。河北面是老县城。连接两个城区的是两座新修的大桥，一座叫泉州大桥，另一座叫泉州二桥。桥头石刻显示每一座桥的造价似乎是700万元。很明显，这两座桥是泉州人援建的。

另外，泉州人也有创新，工布江达境内许多援建的藏族民居的屋顶是绿色和紫色的。不知是藏族人喜欢鲜艳色彩，还是泉州人认为藏族人喜欢鲜艳色彩。

推荐书目：

1. 何马. 藏地密码（1—10）. 重庆：重庆出版社，2008—2011.

2. 阿来. 格萨尔王. 重庆：重庆出版社，2009.

3. 降边嘉措，吴伟. 格萨尔王. 沈阳：辽宁教育出版社，2008.

第二十九天：明天就到拉萨了，爆胎王出现了

2012年7月17日，骑行第23天

骑行数据：工布江达→松多，里程98千米，最高海拔4170米，爬升海拔840米，上坡98千米（缓），下坡0千米，耗时10小时。

关键词：松多；爆胎王；藏餐

"坡坡坡坡坡，坡上还有坡，
问坡何时止，坡日骑到死。"

今天依然无风景，今天依然有故事。

骑行后你该记住的事——健康骑行实战点评

尼洋河太长了，今天98千米依然沿着尼洋河逆流而上。据说河的发源地就是米拉山——318线路上最高的一座山峰，海拔5013米，也是我到拉萨之前的最后一座山。

不似昨天下了3次雨，今天却一滴雨没下。日照强烈，害得我又有脱水的感觉。幸亏路上补给点很多，才不至于太难受。

明天就要到拉萨了，大部分人就要结束骑行了（有些继续骑行318线或者别的线路），所以可能是留恋也可能是突然的空虚，一早出门，之前你追我赶的现象没有了。大家都骑得很慢，典型的休闲骑，有点像环法比赛最后的荣誉骑行。

蓝天白云，山谷河流，草木葱郁。

尼洋河渐渐变得不安分起来，原来平缓流淌的样子不见了，水势渐急。很明显，海拔在逐渐升高，毕竟今天有900米左右的海拔要爬升。体现在身体上，就是踩踏吃力起来，得换小牙盘行进。

说起今天的景点，有名气的有两个。

一个景点是在骑行1小时后出现的"中流砥柱"，就位于山势突然抬高的地方。坡陡，当然水急。而在湍急的江水中，一根大石柱安立不倒，所以称中流砥柱。

另一个景点叫太昭古城。我远远地拍照，并未进去参观，似乎是一很古老的藏寨模样，吊桥，经幡。

今天的故事有几个。

1. 青椒肉丝炒饭

骑行了近一半路程后，午饭就在一个小镇解决。我还是去了家川菜馆。由于身上带着几个鸡蛋，所以点的是青椒肉丝炒饭。

炒饭的量很小，没办法，吃吧。

味道实在一般，又要了一碟辣子，不然没法吃下去。吃着吃着忽然想起，青椒是发现了，绿色的嘛，好分辨，可肉丝在哪呢？

于是开始找，没发现，又仔细找，终于发现，原来是肥肉丝，几乎一条瘦肉丝都没有。按理，肥肉切丝后，一下油锅炒就会化成油，而这份炒饭中的肥肉丝竟然没有化掉，那么细的肥肉丝混在白米饭中，如不仔细找还真发现不了，厨师刀工之好不说，这炒饭的功夫也很了得。

我马上怀疑，这肥肉丝没熟。

于是我马上认真地吃这份炒饭，极为认真地找出所有的肥肉丝，放在一边。

我无法向老板质疑，因为菜谱上没写青椒瘦肉丝炒饭。吃一堑长一智，下回再吃同类炒饭，一定要问明白是肥肉丝还是瘦肉丝。

事后问老王，老王说眼睛不好，没看见肉丝，反正都吃了。

炒饭12元一份。

我不知道这算不算是一种欺诈行为，谁都不想被人骗。究竟有没有弄虚作假，以次充好，其实消费者最清楚不过了。

提前掌握一些关于欺诈的知识是必不可少的。了解一下食物造假和欺诈的历史也很有必要。有专家把食物掺假的历史划分为两个阶段，是以1820年为界限的。1820年之前，不法商人肆无忌惮造假，因为没有约束。1820年，现代西方世界首次针对食品中添加有毒物质或添加剂的行为进行查处和打击。而这正是由1820年阿库姆撰写的《论食品掺假和厨房毒物》面世而引起的。

有兴趣的读者可以去看《美味欺诈：食品造假与打假的历史》。看看西方国家100多年前经历的触目惊心的造假，估计你们会有似曾相识的感觉，因为那一切似乎就发生在当下的中国。

中国食物打假比西方国家晚了190年，三聚氰胺毒奶粉、毒大米、地沟油以及各种非法添加剂横行于世。

老百姓只能寄希望于自己命大了。

上文推荐的方舟子的关于饮食健康方面的科普书《科学成就健康》还是值得好好读一读的。另外还有一本《大象为什么不长毛》，虽然不是完全关于饮食的，但里面有一个部分是写"健康与陷阱"的，整本书作为科普读物也十分可读。

2. 爆胎王

老王已爆胎4次。

今天，老王迎来了第五次爆胎。众骑友七手八脚地帮老王补好胎。

路面很平缓，没有太多石子，只能如我们所判断，老王的外胎太脆弱了，一个尖石子都承受不住。

于是我说，以后就叫爆胎王了。大家笑。

继续骑行，老王今天似乎很累，所以我俩渐渐落在后面。据老王讲是昨晚没睡好所致，服务员半夜莫名其妙来查水管。

午饭后不久，爆胎王迎来了第六次爆胎。这次，路上只剩下了我们两个，烈日高悬，路边亦无遮阴的地方，骑行时还感觉有些微风，停下来可不好玩，汗马上就流下来。

但胎也要换啊，幸好备胎多。拿出仅剩的一条备胎换上，开始打气。打着打着，老王说，坏了，外胎也爆了。

名符其实的爆胎王，这可陷入绝境了，我们都没有带备用外胎。

外胎是无法补的。

我们马上面临选择：搭车到下一站再说；在路上等，幻想后面有骑友，而且带了备用外胎，而且型号匹配。

我们决定，站在路上等，两手准备，先来方便车就搭车；先来备胎就换胎，继续骑。

时间一分一秒地过去，老王让我先走，我说没关系，如果老王搭

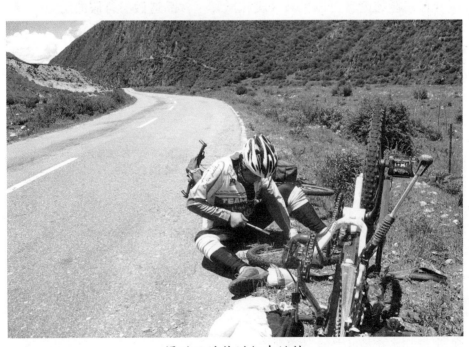

爆胎王的传说仍在继续

上车，剩下的路我自己骑过去，也用不了几个小时。如果有备胎来，我俩继续一起骑。

陆续过去了几个骑友，都没有备用外胎。也没有可搭的车过来。

正焦急中，又一个骑友骑过来，明显有一个备用外胎绑在货架上。我俩大喜，马上拦截，说明情况。

那骑友还有些不舍，说都带了一路了，万一自己后面用到呢？我们说："明天就到拉萨了，你不可能用到了，卖给我们，你也减轻负重。"最后我们成交，老王以原价60元买下了外胎。

安装后，继续上路。

> **点评**：老王为什么成了爆胎王，并非因为老王修车技术高而考验他。实际上另有原因：2011年，同一辆车，老王历时月余骑行的是青藏线。也就是说，老王的战车已经经历了一次考验。当然，那时没出现任何爆胎事故。于是，老王理所当然认为，好运气会延续。其实不是运气问题，是轮胎，主要是外胎老化问题。经历了两次进藏骑行，轮胎已不堪重负，人累了可以得到修正，而轮胎累了只有罢工。建议骑友：长途骑行前，装备尽量换新的，质量好的。

3. 路边的野果

早上路过一处村庄，位于半山腰的云雾之中，简直就是神仙居住的地方。

村庄内走出几个小孩，赶着猪和牛，沿着318线迎面走来。我赶紧停车拍照，忽然发现几个小孩在摘路边树上的果子吃。

我很惊讶，这几天沿途到处都是这样的野果，小小的，红色的。树也不高，就一人多高，很容易摘到。但我从来没想到这果能吃。我好奇地问："好吃吗？"小孩子嘴里嚼着，手里拿着，似乎在做着示范。

"给我一个尝尝"，我说。

一个小男孩递给我两个，我擦了下上面的露水，用手稍清理了一下，咬下半颗，不酸，微甜，果浆还弄到了骑行手套上。

老王喊我走。我说声"谢谢"，便骑行上路。老王说："人家吃得，你不一定吃得。"

前几天，我光顾拍照路边的野花了，没注意路边的野果。看来这山里好东西多了，后来我在小昭寺附近闲逛时，就看见一当地人在路边卖这小红果。

这一点，我们旅行的人应该学习叶广芩，人家在秦岭边走边记，边采风边做植物普查，后来竟然以小说家的身份写出了有科学价值的当代"本草"。

学着吧！

> **点评**：路边的野花不要采，路边的野果不要吃。不是绝对不能吃，自己熟悉的可以吃，当地人能吃的也可以吃。不然，食物中毒可是会要命的，在地广人稀之地，想救人都没地方。

4. 一场虚惊

爆胎王第五次换胎的时候，我去旁边草丛方便，似乎要拉肚子。

川藏线上除了高原反应很可怕之外，还有感冒和拉肚子也不可忽视，也有骑友因此中断骑行的，所以不可掉以轻心。

我去路边草丛蹲了一会，没啥事，就回来了。老王的胎也换好了，见我回来便问："这么快？"

我说："虚惊一场。"

老王及旁边的湖北骑友皆不解。

我解释道："没拉肚子，放了个屁。"

原来，昨天晚上吃了三样油炸食品，回宾馆后又马上吃了一个西瓜。所以我害怕由此引起拉肚子。

事实证明，真是虚惊一场，我带的大蒜一直在保护我。

5. 藏餐

一直没有想吃藏餐的想法，无奈今天到松多镇后，宾馆客栈都满员。最后只好选择这家藏茶馆兼客店，20元一个床位。我和老王占一个房间，虽然有四张床，但没有其他人入住。

不能洗澡，厕所也没有。

客房在二楼，卫生很差。相反，一楼茶馆或者说藏家的卫生看起来还很干净。老板娘带着两个小男孩在一楼忙来忙去，操持着接待业务，不见男主人。

房中间一火炉，燃着木材，老板娘正在炉子上烙饼，没有油的那种大饼。许多入住的骑友就围坐在炉火周边喝着酥油茶，一边也有人在揉糌粑。

一个骑友心急，茶加多了，最后糌粑弄成了糨糊。我也坐下来看热闹。旁边一骑友像模像样地捏成了一块，礼貌加炫耀地递给我吃。我也不客气，接过来品尝。真是平生第一次吃糌粑。由于已在西藏多天，因此酥油茶和糌粑的味道已经熟悉，只是一直没亲口品尝罢了。

糌粑口感尚可，还能接受，风味似以前北方家乡的油茶面。其实做法亦差不多，油茶面是面粉炒熟，冲水喝；而糌粑是炒过的青稞粉加少许酥油茶，捏成块吃。

后来，我和老王由于感觉太累（老王今天是身心俱疲，骑了10小时，外加爆胎），所以也没兴趣再出去找吃的，温泉也没去泡，便让老板娘烧了一碗牛肉汤（15元），配刚烙好的白饼，吃得亦满香甜。当然，酥油茶也要了一壶（10元）。

这也算一顿纯正的藏餐了。

推荐书目：

1. 叶广芩，党高弟．秦岭无闲草．长春：长春出版社，2011．

2. 方舟子．大象为什么不长毛．北京：海豚出版社，2010．

3. [英]比·威尔逊．美味欺诈：食品造假与打假的历史．周继岚译．北京：生活·读书·新知 三联书店，2010．

第三十天：米拉，米拉，拉萨，拉萨

2012 年 7 月 18 日，骑行第 24 天

骑行数据：松多→拉萨，里程 176 千米，最高海拔 5013 米，爬升海拔 843 米，上坡 27 千米，下坡 149 千米（缓），耗时 12 小时。

关键词：拉萨；布达拉宫；米拉山；纪念品；东北菜

"离我心中的天越来越近。"

今天是最兴奋的一天。

今天是骑行里程最长的一天——176 千米。

今天是骑行耗时最长的一天——12 小时。

今天要翻越川藏线最高峰——米拉山，海拔 5013 米，我骑行所能达到的最高点。

今天也是我骑行的最后一天，因为今天的终点，也是本次 318 线骑行的终点——圣城拉萨。

铁皮屋顶的好处就是外面下小雨，你在屋内能听成是大雨；而外面下大雨，你就会以为是在下暴雨。

但昨晚绝对是下暴雨了。

躺在不知多久没洗过的床铺上，头顶的铁皮屋顶响成一片。雨一直下，和衣而卧。海拔 4000 多米的地方，外面又下雨，窗子还漏风，只能钻到棉被里御寒，不管那里有什么味道。身体的疲乏是无法抵挡的，不一会就睡着了。

显然，这家藏族茶馆是援建的受益者，我一过客也享受到了援建的成果。

狗咬声，然后是连片的狗咬声，看表，凌晨 3 点多。应该是有骑友起来上厕所，小小松多镇上住了几十个骑友，昨天来镇上有些晚，竟然几家店都客满。

我所住这家茶馆兼旅店，院内根本没厕所。昨天来时就考察过了，因为我和老王都有半夜起来一次的习惯。结果，当时老板娘隔窗一指：那里。顺着她手指的方向，在房子后院之外几十米处，有一处厕所模样的小棚子，那就是了。再一看厕所周围草地上，四五条黑狗在打闹。于是我和老王决定，少喝水，半夜不起来为妙。

狗咬声停止后，我们又迷迷糊糊睡着了。

不知过了多久，又是连片的狗咬声，这时雨打铁皮屋顶的声音没有了，狗咬声显得更清晰。再一看表，5：30，于是起床。隔壁房间骑友的闹铃也响了，看来，都打算早些出发。

毕竟今天的路程有176千米，还有那米拉山，不是说说那么简单。

老板娘也已起来为我们准备早餐，有藏式的，当然就是昨晚的大饼、牛肉汤、酥油茶，还有最寻常的蛋炒饭。

这时，外面还漆黑一片，不一会就发现已有骑友打着前灯、尾灯，列队上路了。刚6点钟，没办法，谁让今天的终点是拉萨呢？谁不急切呢？

一份很难吃但不便宜（12元）的蛋炒饭下肚后，我们住在一起的6位骑友陆续出发。时间是6：40，天还暗黑着，但路已可辨，不用开灯了。

> **点评**：此处犯了一个严重错误，好在没有发生事故。在黎明或者傍晚，天还暗黑着的时候，虽然路还依稀可辨，但此时不开灯是个严重的错误。因为这个时候是人的视线最容易模糊昏花的时候，机动车司机更是如此。交警部门统计表明，这一时段最易发生交通事故。所以说，赶早骑行应该打开前灯、尾灯和头灯，也就是你车上所有发光的灯都要打开。在我们之前出发的一个队伍就做得十分正确：穿戴齐整，防护严密，开夜骑灯，列成一队骑行。

下了一夜雨的天很冷，冻手冻脚的。大家都骑得不快，与最后一天骑行或者上坡也有关。

28 千米的上坡路并没有预想中那么难，坡也没那么急陡，一路沿尼洋河逆流而上。

莫道君行早，更有早来人。不知当时怎么会想到这个词。起因是尽管我们起这么早，但我们不是最早的，路边、山坡、河谷中早已牛群遍布。当时，我又觉得这句话有些酸，便马上想到另一个通俗的说法：别以为就你起得早，比你早的多得是。

幸运的是，爬坡时一直是阴天。雪山在一个转弯后出现，融雪成溪，白亮着蜿蜒而下，这可能就是尼洋河的源头之一。

按计划，我和老王耗时 4 小时骑到米拉山垭口，已有大批骑友在那休息、看风景或者拍照留念了。

可能早已习惯，登顶后并没有气喘的感觉。老天也极为赏脸，太阳现身祝贺我们登顶。有骑友赤膊庆祝，山顶垭口出奇地竟然没有一丝风，暖洋洋的。

5013 米，是我骑行暂时所能达到的最高海拔，必须留下纪念物。当然不是在山顶买纪念品。我早已计划好了，在山顶捡了几块普通的石头。5000 米以上的地方，石头都是很难看的，毫无特色，不像在海拔 3000 ～ 4000 米的地方，路边溪流里经常能看到好看的鹅卵石，或者极为光滑平整的，或有着美丽图纹的石头。可米拉山山顶到处是暗红色的粗糙砾石。

没办法，这也算是特色吧。

我拿出签字笔，画上自行车，写上米拉山、海拔高度及登顶时间字样。然后拿着石头站在刻有海拔高度的大石前留影，证明此石采自米拉山山顶。

这时有游客大巴开上山顶，大批游客下车涌向观景台。有一女游客见我手拿有文字和图画的石头拍照，便问我哪里可以买到这样的石头。我大笑，手一指她身后的山坡："那里有好多，随便拿。"

东西很普通，写上字，拍了照片，带回家里或者送人，便有了意义。一份独特的、独一无二的只属于我的纪念品，回家我还要在石头上盖上我的印章。

希望有精明的小贩能够按照我的创意，在山顶收集一些石头，买

254

一些彩色签字笔，关键要立一个宣传牌，把广告语打好，比如"只属于我的米拉山纪念"。

今后若有人去旅游，看见有和我相同创意的旅游纪念品，那兴许就是受了我的点拨。

因为米拉山最高，也是到拉萨前最后一座山，骑友们停留的时间都比较长，尽情拍照。11点整，我和老王下山，毕竟还有140多千米的路呢。

除了最初的10千米左右的急下坡外，一直是缓下坡到拉萨。由于又逆风，需要蹬踏，太阳也很足，所以很耗费体力。

老王旅程中第一次买了红牛，最后一搏的架势，我竟然追不上，看来红牛真的很神。

> **点评**：不是红牛很神，是传说很神，又不是什么兴奋剂，这是精神作用。医学上经常见到的案例：某人总是怀疑自己得了什么病，谁说什么都不好用，于是去找医生看病，医生给开了一副特效药，吃过之后，病好了。其实，其家属事先和医生沟通过，特效药只不过是淀粉做成的安慰剂罢了。

米拉山下来后，形成一条小溪，后变宽成河，即著名的拉萨河，冲击成拉萨河谷，水草肥美，土地肥沃，沿途农牧业皆发达。

途中经过藏王松赞干布的故里墨竹工卡县，还有达孜县，大片的蔬菜瓜果出现，高原上的平原。

骑行耗体力，阳光直射，失水很快，补水开始给力，不再是矿泉水和饮料，而是西瓜，4元一斤，小贵。但冒烟的嗓子，吃几片西瓜，那是什么感觉，钱多少已不需要考虑了。

拉萨河谷似乎越来越平缓，越来越宽，山也离我们渐远。有一段路，拉萨河简直就变成了拉萨湖，具有了典型的湿地特征。路也平得出奇，但理智告诉我，顺流而下的路是有些缓下坡的。虽然极为不明显，但自我下米拉山后一直用大盘、6档骑行就是证明。

到达孜后，路标显示还有22千米，路面变得极为平坦，两旁高大的白杨形成了林荫大道，缓解了烈日的烧烤。对拉萨的渴望加之路的平坦，骑友车速大多提至 25～30 千米 / 小时。说一路飞奔不为过。

路碑上的数字逐渐变小，当然，距离拉萨越来越近，10 千米、9 千米、8 千米、7 千米……

终于，下午 7 点，已骑行了 12 小时。自行车转过一个山角，路有明显下坡，我正要冲下去，偶一抬头，赶紧急刹车。虽第一次来拉萨，但布达拉宫的形象不知看过千百遍，不会错，远处那个突出于城市众楼群的建筑就是布达拉宫，就是我们 1 个月来的目标——拉萨的标志。虽然天阴欲雨，但那个著名的金顶有耀眼的光线射来。

这是第一眼的布达拉宫，下坡后就看不见了，但川藏线最后一个路碑出现了，里程数是 4632，大家停下拍照，有些干扰交通也顾不得了。

随后过拉萨大桥进入市区，一派繁华大城市的景象，但已顾不得细看与其他城市的区别了，骑友都循着指示牌直奔布达拉宫——318 线骑行的终极目标。在第一时间拍下布达拉宫前的骑行照才是 318 线骑行最圆满的句号，所以必须赶在落日前到达。

19：30，我和老王骑至布达拉宫前，忘记了劳累疲乏、衣衫不整，各种姿势的拍照是必需的。

越来越多的骑友到达，拍照，不时有管理人员过来劝我们不要逗留。

然后才是找宾馆，洗漱，找饭店，庆祝。

多晚都不用考虑，因为我们骑行结束了。

318 线骑行胜利完成。

由于在松多没法洗澡，加之 176 千米的骑行，衣服上汗已结垢。拉萨这么大的城市，当然要找能洗澡的宾馆标间了。

老王去年骑青藏线来过拉萨，对拉萨有些了解。可我们忽视了大街上如织的游客，一个一个旅店问过去，太贵的无法接受，合适的都已住满，要么只有多人间和上下铺的青年旅社。一开始，我们还饶有兴致，找吧，就当逛街了，毕竟眼前的一切都那么新奇。但一次次碰壁后，加上身体越来越疲乏，几乎找遍了小半个拉萨，1 小时后，时间已近 9 点，我们准备放弃最初的条件，住进高级宾馆了。

有心人，天不负。在我们的执着下，一家一切都合适，闹中取静，

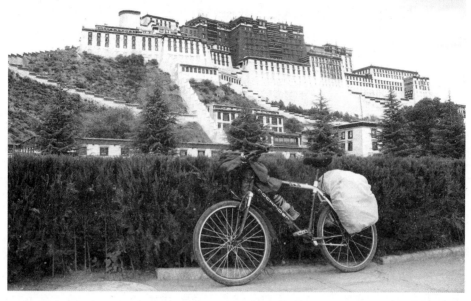

布达拉宫前，笔者的车

离大昭寺、小昭寺、布达拉宫都很近的小旅店被我们发现了。

　　按照我和老王的习惯，马上洗澡，洗掉所有脏衣服。时间已是晚上 10 点，我们开始出门找吃的，318 线骑行结束了，该庆祝一下了，可以适当喝酒，不用顾忌高原海拔（拉萨海拔 3650 米）。

　　点评：我和老王还是很谨慎，骑行在外，需要头脑保持一定程度的谨慎，一个队伍中至少有一个人非常理智，我们可不想最后关头感冒之类的。所以，酒只是象征性地喝了一瓶，没有不醉不归的想法。

　　上街才发现，许多饭店都关门了，几家大的在营业的店也人满为患，几乎没有位置，我们不想在太嘈杂的地方吃饭。或许是有某种机缘，我们找到一家看着不错的店，我们到拉萨的第一餐既不是藏餐，也不是"一统天下"的已吃了 1 个月的川菜，而是我的家乡菜——东北菜。

　　坐定后，我对老王说："东北菜，我太熟悉了。"老王也一贯的态度：

"你点菜吧。"

当然，几乎都不用看菜单，就典型东北菜了：两个凉菜，拌拉皮和炝拌花生米；一个热菜，酱骨架；主食是素三鲜馅水饺半斤；酒当然要有，而且必须是拉萨啤酒。

骨架味道之美，分量之大令老王叹为观止，两个凉菜也味道不错，下酒正好，饺子和啤酒就不用说了。318 线骑行结束了，如释重负又有些空的感觉，老王之前并未接触过正宗东北菜，真的是吃得酒足饭饱，不亦乐乎。

结账只要 78 元，更让我和老王大呼便宜，出门后还一度认为是算错账了。这是川藏线上 1 个月来性价比最高的一餐。吃得好，多少也抵消了之前满大街找宾馆所带来的不快。

回房间，睡吧，不用再考虑明天的攻略，不用再考虑明天路上如何安排。明天刀枪入库，马放南山，明天睡到自然醒。

睡前我又操了一会儿心。10 年前，易中天还没去品三国，还在中国一些大城市乱走，都是北京、上海、武汉、成都之类的大城市，品味了一番，凑了一本书，卖得还不错。

易中天靠三国搏得了更多的名声，但他除了对城市品读有一番见解外，还对男人和女人很有研究，他的《中国的男人和那女人》《品人录》《闲话中国人》和《读城记》是一个时代的作品，构成了他的"品读中国系列"。

说起读城，易中天是哪个城市都写，结果写得有些浮躁，当然，每个城市都需要这样的外人来读。其实，每个城市或地域都有代表性的作家，他（她）们就是土生土长的本地人，写起自己身边的事也得心应手。

一直有读小说的习惯，我有我的一套准则。

写上海的我喜欢王安忆，我看的最新的是《天香》，写上海顾绣历史及家族兴衰，有《红楼梦》的笔法。写武汉的我看池莉。写广州的我看张欣，10 多年就读她的《你没有理由不疯》，写尽了新时期广州的忧郁与迷茫。写山东的看莫言。写陕西的看陈忠实。写我东北老家的看迟子建。这几年，迟子建相继推出了《额尔古纳河右岸》和《白雪乌鸦》。

前者获茅盾文学奖；后者与我的专业有关，写的是伍连德和100年前东北那场鼠疫的故事。关于伍连德，我也曾发表过相关文章，那是从医学史的角度写的。迟子建是以小说的笔法展现的，但从其中展现的史料看，作者是下了不少工夫的，毕竟非医学专业的人写医学专业的事，不容易。

近两年，又发现了一个写山西的给我留下深刻印象的人，他就是曹乃谦。诺贝尔奖评委马悦然称他是中国最有希望获诺贝尔文学奖的人。要看山西乡土风情就看他那本《到黑夜想你没办法》吧！秒杀一切乡土写作。

推荐书目：

1. 易中天.读城记.上海：上海文艺出版社，2002.
2. 易中天.中国的男人和那女人.上海：上海文艺出版社，2002.
3. 张欣.你没有理由不疯.北京：北京出版社，1999.
4. 迟子建.白雪乌鸦.北京：人民文学出版社，2010.
5. 迟子建.额尔古纳河右岸.北京：北京十月文艺出版社，2008.
6. 曹乃谦.到黑夜想你没办法.武昌：长江文艺出版社，2009.

第三十一天：漫游拉萨之纪念品

2012 年 7 月 19 日，漫游拉萨第 1 天

关键词：拉萨；布达拉宫；八廓街；纪念品；老房子

"小倩，我回老家就娶你。"

漫游，是时间充足、慢慢看的意思。

一张地图是必不可少的。在沿海旅游城市随处可见的地图，在拉萨我找了几个街区都没买到。街上也没见到什么报摊（走的范围可能

有问题，后来发现也有报摊，但不多），最终在西藏族人民出版社"读者知音"（门市部）买到了地图。顺便逛了一下书店，店里关于西藏的书几乎占了一半。为了了解西藏，买几本西藏的书是必需的。

于是选择了三本书，廖东凡的西藏系列中选了两本——《西藏风俗》和《拉萨掌故》；还选了一本严肃的，赤列曲扎的《西藏风土志》。

正好在回程火车上读一下。

漫游，也不急。

布达拉宫的雄伟、神秘，大昭寺的香火旺盛及八廓街的人潮拥挤、商贾云集的相关描述及照片在网上可以很容易搜集到，我无法超越，也就不写了。

还是说几个小故事吧。

1. 拉大旗是不可以的

布达拉宫前广场管理很严，不允许长时间聚集逗留，我们昨晚到达时也是匆匆拍照便被要求离开。

今晚正和老王在广场散步消食，也和今天刚到的骑友聊天，通报信息。这时一个骑友骑过来说道，刚才吓死了。

事情是这样的：许多骑友多随身携带各自所属骑行俱乐部的旗子，到一处垭口或者景点前一般打开旗子拍照留念。布达拉宫当然不能错过，结果刚拍了一张，旁边马上就有四五个巡警（管理人员）冲上来。骑友说当时吓坏了，以为是来攻击他们的。结果并不是那样，巡警责令他们马上收起旗子，并要过相机删除了刚拍的照片。

2. 纪念品

真想带一件有拉萨特色的纪念品回家。

千万别和我说牦牛肉、藏饰、牛角梳。

因为现在物流发达，花钱能买到的在别的地方也能买到。

还有好多号称从印度、尼泊尔那边走私过来的化妆品、香水之类的东西。我对这些东西不懂，更不敢乱买。关于化妆品，我比较崇尚天然，记得小时候，奶奶在家自己做猪胰子、用北方腌酸菜的水洗头，都是我关于天然化妆洗涤用品的美好回忆，可惜现在没有了。

但孟晖女士帮我们找出了更多天然化妆品，确切地说是为女性朋友找出了。孟女士通过详细的史料梳理，经过细致的考证，为我们还原了一个中国古代女性的日常生活（化妆、生活、清洁、洗涤）世界。

孟晖的这本书叫《贵妃的红汗》，书中有真真正正老底子东西的呈现，比如澡豆、皂荚、胰子、冬灰及胭脂等。古代女性用的各种香粉、香油（不是吃的）、涂的胭脂，在书中都有详细的做法。许多方子传自宫中，有太平公主的澡豆做法、武则天用过的美白粉、杨贵妃浴后用的香粉等。

现代女性想着驻颜美容，许多人还崇拜昂贵的国外化妆品，结果导致将各种各样化学产品涂抹在可怜的脸上，早上涂，晚上洗掉，第二天再涂，再洗，周而复始，乐此不疲，劳民伤财。既然现在都崇尚自然、天然，为什么不向中国的老底子要答案呢？自己动手制作天然化妆品还有多多乐趣。《贵妃的红汗》就是一本古代女性生活大全。有人评价说这是一本关于身体的书，一本关于性感的书。不为过。

跑题了，还是回到拉萨。

我看好了布达拉宫周围来朝拜的人放置的玛尼石，上面有经文或者图案，有大有小，小的只有巴掌大，很有特色。这是朝圣的人放置的，严格说来谁都可以放，当然你也可以拿走（我猜想的，没求证过）。

但后来我忍住了，虽然我拿一个不一定会有人在意，但这块石代表了一个人的心愿和寄托。放的人肯定不希望被人拿走。

就好比你和爱人在黄山上一起锁了一把连心锁，后来知道被人破坏了，那是什么心情。

还是让那些玛尼石就在那吧，它们已成为布达拉宫的一部分。

3. 老房子

八廓街（也称八角街）人潮汹涌，以藏饰品为主，摊贩店铺一个接着一个。对这些，我不感兴趣，因为我知道，许多藏饰出自义乌。

我对旁边小巷里的老房子很感兴趣。这才是值得看的地方，当地人的生活才是值得了解的内容。虽然我对藏式建筑不懂，但那些斑驳显出历史的白墙，配上暗红的屋顶、装饰花纹的窗子，在蓝天白云下，显出别样风情，让我着迷，相机内存耗费了不少。

不时有酥油茶的味道传来，我知道，那里一定有一家藏茶馆，这在藏族人居住的小区中很是常见，而且生意总是很好。虽然我并没有欲望走进去一尝。

4. 胡耀邦

早上在买地图时，顺便看了"读者知音"的社科书架，在标示社科书的那一排架子上，并没有发现任何常规意义上的社科图书，似乎都是学生课本、看图识字之类的。类似的只有一本，很不显眼地摆在那里——《胡耀邦传》，也不是很新的样子。

后来在市区骑车恰好路过青藏、川藏公路纪念碑，发现就是胡耀邦的题字，时间显示是 1984 年 12 月 25 日。

> **点评**：长途骑行结束，不是什么都结束了，紧绷的神经、紧绷的肌肉都需要放松下来，在没有专业人士帮助放松的情况下，走路、无目的的漫游是不错的选择。

推荐书目：

1. 张黎群，张定，严如平，等.胡耀邦传（第一卷）（1915 — 1976）.北京：人民出版社，2005.

2. 孟晖.贵妃的红汗.南京：南京大学出版社，2011.

第三十二天：漫游拉萨——谁规定到拉萨一定要进布达拉宫？

2012 年 7 月 20 日，漫游拉萨第 2 天

关键词：布达拉宫门票；博物馆

"车轮承载着梦想，青春挥洒在路上。"

谁规定到拉萨一定要进布达拉宫？

问这个问题的人往往透着心酸与无奈，因为他搞不到布达拉宫的门票。

自 6 月 1 日以来，拉萨进入旅游旺季，布达拉宫的门票也就由 100 元涨到了 200 元。弄到门票有三种方式：一是旅行社团体票；二是西藏企事业单位团体预订；三是散客提前预约。

我当然是散客，每天大量的散客之一。据说，每天限额 700 张门票供应散客。这还要视团体票预约的情况而定，一般只会更少，不会增加。而每天仅骑行到拉萨的人就有近百人，票的紧张程度可想而知。

散客只有通过预约才能买到门票。

据说，每天凌晨 2 点即有人在布达拉宫预约点排队，如果你三四点钟来可能就没有机会了。当然要一直排到 8 点钟人家上班才会给你号码，这只是得到了买票的许可，然后再根据预约单上的时间去另一处排队买票，并在票上显示的时间（一般是第二天）之前 1 小时入场，候场进入。当然不排除今天没多少人排队，你一去就预约上了的情况。

这也就催生了代排队的生意，据说要 200 元的费用。我虽然长于早起，但凌晨两三点可不是一般的早，想想要在寒冷中站立五六个小时，还是放弃了去排队的想法。

旅行社我咨询了，只有参加拉萨一日游才能弄到门票。现在的行情是 700 元，包括参观布达拉宫、大昭寺、西藏博物馆和藏医药博物馆。其中，西藏博物馆和藏医药博物馆本就免费，大昭寺门票 85 元（不排队即可买到，随时可以进去），外加旅行社团队午餐，总共按 100 元算，等于一张布达拉宫门票加价 400 元，与抢钱无疑，我这么有正义感的人，怎么能纵容这种行为呢。

于是这条路也死了。

机关团体票就别提了，拉萨咱认识谁啊？除了几个骑友就是旅馆的老板娘。

布达拉宫，看来我只能每天围着你转经，仰望你的庄严与神秘，想象你内里的奢华与排场。

在拉萨，许多景点对藏族人是免费的，有的只是象征性收费，比如大昭寺收我们 85 元，藏族人只需 2 元；小昭寺 10 元，藏族人免费；

罗布林卡也是藏族人免费。

我和老王在小昭寺门口见许多藏族人出入，并未验票，而我俩也模仿着往里走，马上就被拦住，要求买票。

后来我俩想，当然是装束出问题了，人家一眼就看出我们是游客，那如果买一身藏族或喇嘛服装，一手摇经筒，一手捻佛珠不就可以了吗？算一算置办这身行头要比门票的花费少多了。我还笑称，老王晒得最黑，换上衣服可以乱真。

这样的"好"点子不知是否真的有人去试过。

我和老王一早起来就去火车站托运了自行车，虽然有许多骑友选择拆卸后不花钱直接带到火车上，但我嫌麻烦，还是花 124 元直接寄回去了事。

接下来的几天就不用考虑自行车的问题了。

博物馆是我到任何城市旅游都要去的地方（前提是那里有博物馆）。今天托运完自行车，顺道就去了西藏博物馆。

没有太大惊喜，不多的显示西藏历史文化的出土陶器、铁器、古代往来文书及各种大印。当然也少不了大量的，我看得一头雾水的青铜藏传佛教造像，还有著名的唐卡。

留下印象的是一幅魔女仰卧图。传说当年文成公主入藏后，选址修大昭寺，征求文成公主意见，公主看了一下吐蕃（今西藏）地图，发现整个地图就是一个魔女仰卧的模样，依中原五行风水，不吉。需想办法镇住，于是选址魔女心脏位置修大昭寺。

如果当下有人家娶亲，姑娘说这里有妖形，不详，需供佛镇之，必定会被斥为作女。

作女，文成公主乃始作俑者也。

点评：骑行计划不要轻易改变。在拉萨漫游期间，经常遇到骑友继续骑行去珠峰大本营或者尼泊尔。由于我们最初无此计划，身体和时间都没做好准备，所以选择了拒绝再骑行。如果受到骑友诱惑，继续去骑行，就等于毫无准备踏上一段完全未知的旅程，对自己的身体健康和家人都是不负责任的。

骑行，健康才是正经事

推荐书目：

中国藏学研究中心，中国社会科学院民族学与人类学研究所. 藏族
文物. 北京：中国藏学出版社，2008.

第三十三天：漫游拉萨——
康巴人的交易

2012 年 7 月 21 日，漫游拉萨第 3 天

关键词：登真；交易；人力车；八廓街

"孤单是一个人的狂欢，狂欢是一群人的孤单。"

先说一下我们最初队伍 7 个人的最终情况吧。

前文说了，老肖等 3 人和我们新沟一别后就再也没见到，没过几天，
就在巴塘折戟沉沙，亦因时间不足及塌方等原因，中断了 318 线骑行，
返回成都，继而返回各自出发地。

在雅江，我和老王因担心路况太差伤及自行车，选择了搭车到理塘，
麦子和小黑选择继续骑行，因此我俩就领先小黑他俩 1 天的路程。

事实上，小黑两人坚持骑行也遇到了很大的困难，后来也因车子
损坏选择搭车通过那段魔鬼工地。但他俩一直在我和老王身后一天的
路程。再后来，麦子因假期到期及其他原因，不得已就提前结束了骑行，
直接搭车到拉萨，已于 7 月 14 号返回杭州。小黑则加入其他队伍继续
骑行。

小黑曾努力追赶，一度追上我和老王，但由于体力透支等原因，
不慎感冒，亦不敢继续骑行，中途休整 1 天后才继续，这样，小黑比
我们晚 1 天到达拉萨。

点评：小黑年龄不大，二十几岁吧，但很成熟，感冒后果断休整，停留 1 天，也没有拖累队伍，选择自己担当。虽有一定风险，但选择停留休息的地点是补给医疗相对完善的县城，是个聪明的选择。

老王由于去年来过拉萨，便没有停留太久，昨天上午和我托运完自行车后直接乘火车返回上海。

这样，小黑在拉萨，但和别的队伍住在一起。从昨晚开始，我则孤家寡人在拉萨。

昨晚，我就下了决心，不管怎样，今天也要早起去排队买票，万一排不到也看看排队的盛况。

不争气的是，由于骑行任务已完成，加之昨晚看书、看电视，今早醒来已是 7 点钟。与我预想的 5 点钟起床赶往布达拉宫相去甚远，遂打消了去的念头。明天再说吧，即便明天真的预约到了，也要后天去看，后天中午是我返程的日子。看来布达拉宫的内里还要继续对我保持神秘。

真的是无事可做，于是就往城外走。地图显示，拉萨城北是一大片湿地——拉鲁湿地。走了半个多小时，按地图显示这里应该就是湿地了，可明显是居民区，放眼望去，居民区也看不到头。由于已在城郊，便不想去寻找了，估计也不会有印象中的草长莺飞的景象。

于是往回走，街角看见西藏自治区新华书店，于是走进去翻书，时间还早（上午 10 点），似乎就我一个顾客。显然，这里的书比"读者知音"全多了，当然营业面积也大好多，书的种类也齐全得很（相对）。饶有兴致地翻看了 1 个多小时，一本叫《格萨尔王传》的书吸引了我，因为作者是登真，我认识。

别误会，是昨晚看电视认识的，昨晚，西藏卫视在播一个节目，内容是寻找格萨尔王说唱艺人。登真是采访对象，他是西藏大学格萨尔研究所的前所长，已退休，属于专业研究人员。只是那个小姑娘嘉宾（似乎是个舞蹈演员），空有外形，年龄尚小，无法驾驭这样的采访主题，看了一会，便兴趣索然，一直担心美女嘉宾说错话，于是便提前关了电视。或许那美女主持个美食节目还可以，蹦蹦跳跳满大街找

骑行，健康才是正经事

吃的，动不动就："哇，好好吃哟！"

记住的只有登真和说唱艺人的传奇经历。没想到在书店碰到了登真的书，由于之前已买了3本书，够这几天看了，便没有再增加行李的负担。

后来又翻看旅游攻略类的，什么拉萨多少个必去的地方之类的，典型的快餐书，一会就翻完了，记住了几个地方，马上去体验。

体验就有故事。

1. 交易

八廓街依然人潮汹涌，当然绝大多数是顺时针方向，这是转经藏族人的方向。

在一块稍大的空地上，一大群藏族男人站在那里，或独立或三五成群，说什么当然听不懂。每个人脖子上都挂着藏饰，一串或者几串，也有的拿在手上，但都不多，和平常佩戴一样。但旁边不时有藏族人不经对方同意，便直接拿起对方的藏饰，用手揉捏，凑到近前仔细端详。

由于刚刚看了攻略，知道这是康巴藏族人的一种交易方式，交易的就是身上佩戴的珠宝玉石之类的饰品，以天珠、绿松石等为主，当然许多饰品我并不认识。很独特的交易方式。我们都习惯于摆摊交易，店主站在那，货物摆在那，顾客上前询价。而这群人都是没有摊位的，货品也不多，甚至只有一串珠子，这应该是西藏最原始的交易方式吧。

我来了兴趣，凑前去观看。这个群体里很少有外地游客，几乎都是藏族人，是否康巴人我看不出来。因为服装没那么统一有特色。

一个藏族人拿着3只一样的木质银芯的碗（木碗是藏族人的常用品，根据贫富、地位不同，个人用的木碗的价格也不等。据说贵的木碗可以换几头牦牛；而便宜的木碗仅几元钱，是穷人用来喝茶吃饭的工具，现在已成为旅游工艺品。拉萨街头有许多木碗店，有相配的银托和银碗盖，价格也不菲）。我很感兴趣，在旁边看了好一会，他们似乎在讨价还价，但没成交。那银木碗似乎是古货。

我拉过身旁一个藏族人私下问什么价格。藏族人很友好，对我说："3个，卖家要1万元。"

我一听，笑笑，表示很贵，便走开去旁边另一伙讨论热烈的交易中去看热闹。一个藏族人脖子上只有一串挂珠，经过这几天的闲逛，我认出有几个天珠串在中间（西藏三宝：天珠、红珊瑚和绿松石）。攻略上说，八廓街绝大多数藏饰是赝品，我不识货，当然也不会出手。曾经看游客在八廓街小摊上买藏饰，大多几十到几百元不等。一猜就是假的，珠宝怎么会这么便宜，纪念品罢了。

我看着那个藏族人脖子上的天珠，学着其他藏族人的样子，直接拿起来，端详了一会，又摸了摸，很内行的样子指着其中一个稍大的天珠问价。

那藏族人说了一个数字，让我尴尬，2万5千元一个。

我又确认了一次，证实没听错，2万5，这是我无法还价的数字，马上笑笑离开了。

他并未理会，继续站在那等待交易。

2. 人力车

天不知不觉黑了下来，乌云压城，马上下起雨来。八廓街的小商贩们马上训练有素地打开遮雨篷或者铺上塑料布并固定。但也有几家因忙生意没能及时挡好。我也闲着没事，而且个子也高一些，便帮身边的几家小摊主铺展塑料布。摊主连声说谢谢，并拿出凳子让我坐下来。因为雨越下越大，我没法走出去。

阴天下大雨，气温马上就降下来。我出来时艳阳高照，并未穿太多衣服，身体很快就冻得发抖。看天空，雨不会马上停下来，高原感冒可不好玩。可八廓街离我住的地方还有近1千米的路程，好天气走走就到了，可现在，跑步肯定会淋湿透。等在店里也很冷，路边倒是有几家藏茶馆，进去一看，竟然早已人满为患，藏族人早都躲在里面喝茶了。空气、光线、气味都不好，又不知道如何点茶喝，傻站着也不好，只好退了出来。

这时，拉萨特有的人力三轮车出现在视野里。不是旧社会黄包车般人在地上拉那种，而是三轮自行车。车夫像骑行一样，并不费力。三轮车都有顶棚，可以避雨。这时，三轮车也很紧俏，我看准机会，抓住有游客正在下车的空当，马上就上了车。

我向师傅说了一个地址（已经在拉萨几天，附近路很熟了），师傅张嘴说 8 块，我很熟练地说："那么一点路，5 块，快走吧，不少了。"

师傅没再坚持，便出发了。我暗自庆幸，自己行情掌握正确。

师傅是个乐观的藏族人。我冻得瑟瑟发抖。他由于一直在骑行，需要体力，当然不冷，还一边骑一边唱歌。是我并不熟悉的歌曲，可能是藏歌吧。

我说这天气生意肯定好，问他一天能赚多少。

他说："100 多吧。"

推荐书目：

廖东凡 . 西藏风俗 . 北京 : 中国藏学出版社，2008.

第三十四天：漫游拉萨——别人的故事

2012 年 7 月 22 日，漫游拉萨第 4 天

关键词 : 西藏大学；狗患

"见过你的美，我还能爱谁。"

睡到自然醒。

今天办了一件事，有两个故事。

出发时在工具包中除了必要的修车工具外，还带了把瑞士军刀，那是在香港花了 300 多元买的。

一早听说，在火车站，各种刀具均不可带上车，也不能托运。于是去邮局，可邮局说了，只有藏刀才可以作为工艺品邮寄。其余刀具，无论大小都不行。

这下可好，骑行带来的刀，无法带回家了。

不用说，民航管理更严，况且我买的是火车票。

无可奈何中，在拉萨街头闲逛。在拉萨，几乎每个街角都有便民

警务站。我看到了"便民"两字，心里一动，我走进了就近的一个警务站。民警非常热情，让座，倒开水。我说明情况，一民警马上说，上面的规定要执行，他们也没办法。但他说，可以通过快递公司，走物流通道，并马上打电话给他认识的快递公司，让帮忙关照。

很快就联系好了快递公司，民警还详细地告诉我该怎么走，如何最近路。按照民警指示的路线，很快就找到了那家快递公司。最后花40元将军刀寄回杭州。

1. 西藏大学

寄完小刀，没事就沿着大街走，顺路就到了西藏大学老校区。

老校区不大，在江苏路上，只有校门装饰和建筑风格很有藏族特色，校内楼群及功能区和其他大学没什么区别。

教学楼、继续教育学院、文体中心、运动场，不同的是运动场背景是不远处的山脉，蓝天白云。

竟然还有一片网球场，在高原走路都不敢快走的我，如果有机会尝试一下，我是想试试在高原挥拍上阵是什么感觉的。可惜正值暑假，运动场、网球场空无一人。

校园里一些左旋柳有规则地扭曲着，根据我在布达拉宫后面龙王潭周围看到的记录判断，这些柳树也至少百年以上，这也是这所大学历史的象征。

这些年，大学我倒游历了不少。我是指旅游到一个城市，就到那个城市著名的大学去看一下，不是去学习。

但让我来写大学，我是没资格的，我只是看了看外表，走马观花式的。

若论对大学之精神理解得最透的，表达得也最深刻的，写出来也最感人的，首推梅贻琦，清华大学终身校长。有人甚至认为他的书是可以拯救现时大学教育危机的作品。大学的精神是什么，去梅贻琦的书里找吧。

2. 进拉萨的方式

傍晚，我在街上闲逛，在疾病控制中心门口碰到一个骑友向我诉说了他的进拉萨的方式，他还向我展示了两只藏獒的照片、伤口及被咬破的裤子：

我幻象过许多种进入拉萨的方式，但绝没想到最终以这样一种方式进入拉萨。

事情还得从早上说起。

早上路过松多兵站，路上还没有行人，由于计划今天赶到拉萨，所以起得很早。兵站里养着许多狗，并没有拴，都在街上散着，也就是在318线上，在我的必经之路上。

几条狗见我骑过来，马上向我扑过来。上坡中，速度不快，加速已来不及，也没法加速。掉头往回骑也已来不及了。

6条狗（事后知道的具体数目）朝我右腿这一侧扑咬，加速逃离已不可能，我跳下自行车想用车体来阻挡狗势，但6条狗咬住了驮包死命往后拖。我尝试了一下，根本不是狗的对手，很快车子就失手了。于是我不得不放弃车子，因为几条狗已扑到我左侧，朝我身体扑来。我迅速看了一下周围地形，只有右边的兵站内可能有救星出现，左边、前后都是空旷地带，我是跑不过众狗的。

但跑了没两步，6条狗已放弃了车子把我围住，朝我膝盖处狂咬，虽然我戴着护膝，但还是感觉到被咬中了几口。我双手高举大喊救命。万一被咬到手臂就可能被拖倒，那就性命休矣。我拼命遮挡，朝唯一可能有人救我的兵站大门跑去，赌那里有人值班。

我挣扎着跑向那道铁栅栏门。我很幸运，里面有士兵，或许狗咬声已惊动了里面的士兵，一个士兵边穿衣服边跑了出来，制止了狗的攻击。

我脱险了，如果再晚一分钟，我被扑倒的话，就不止膝盖、大腿被咬了，可能小命都没了。

再仔细看，6条狗中，有2条藏獒、3条黑狗和1条白狗。

士兵很热心端水送饭，查看伤情，右膝处有几处咬伤，已渗出血来。当时根本就没想到找狗主人算账、赔偿，只想着赶快打狂犬病疫苗，而在松多镇根本就没有这个条件。

松多距离拉萨有 176 千米，中间经过墨竹工卡和达孜县，有没疫苗不清楚，车是不能骑了，要在 24 小时内打上疫苗。

没办法，只好搭车直接到拉萨疾病控制中心。疫苗要连打三次，看来一周内是离不开拉萨了，因为余下的两针疫苗必须保存在冷冻库。

后来，搭车时，附近居民说，那是兵站养的狗，已咬伤了许多居民。

骑行中，我曾设想过许多种进拉萨的方式，骑行了 20 多天一次都没搭车。没想到，318 线骑行的最后一天以这样的方式进入拉萨。而且，医生说，打疫苗后，不能喝酒不能吃辣。

我这命啊！

记得我和老王路过松多兵站时，那几条狗也叫过，但狗在兵站内，并没有出来。我们加速通过了，并没在意。

其实在川藏线攻略上亦有提到注意狗咬，大多说是当地人养的狗，没想到我听到的第一个被狗咬的故事竟然是兵站养的狗。

在川藏线上有许多兵站。在我的印象里，几乎每个兵站都养着一些狗，且都不拴。当然当地人家的狗也大多散着。

骑行，健康才是正经事

> **点评**：综合看骑友被狗咬事件，得出以下几条警示：①独自骑行，没有同伴；②出门太早，当地人还没起床，正是狗值班的时间；③身上没带必要的防狗设备。该骑友被狗咬后，以下几点做得很正确：①呼救，寻找可能有救援人出现的目标，并向之靠近；②靠墙、护头，保护要害部位，防止跌倒；③简单清洗，没有纠结于可能没有结果的赔偿问题，争取时间，打上疫苗；④果断中止骑行，搭车赶往有医疗救助条件的地方；⑤了解打狂犬病疫苗后的饮食禁忌，并贯彻执行。

推荐书目：

梅贻琦.中国的大学.北京：北京理工大学出版社，2012.

第三十五天：离开拉萨：
雪山，草地，没有藏羚羊

2012 年 7 月 23 日，拉萨→上海，T166，返程火车上第 1 天

关键词：攻略；旅游纪念品

"饭量大，求包养。"

经过严格的安检，11：30，回程的列车启动了，著名的 T166 次。
全程需要 47 小时，当然那是准点的情况，要第三天中午到上海。

青藏铁路和青藏公路许多路段是相伴而行的。青藏铁路就是韩红
唱的那条天路，青藏公路就是老王去年骑过的青藏线。318 线进藏，青
藏线出，这回有机会一并看了。

出拉萨后，即开始高原草场的景色，海拔缓慢上升着，景色几乎
无变化，山峦起伏也不大，也没有盘山路了，火车走的路当然都很直，
不会有突然拐弯的地方。

第一站就是那曲，海拔已升至 4500 米，拉萨的海拔只有 3600 多米。
景色逐渐枯燥，植被越来越少。凭经验，我知道到海拔 5000 米附近了。
果然不一会，出现了唐古拉的站牌，没停，一闪而过，标示海拔没看
清楚（西宁至拉萨段的沿途车站站牌上都会标示海拔高度）。据老王讲，
唐古拉山是骑行青藏线的最高点，海拔 5000 多米，应该就在附近，但
火车上并没有看到公路的垭口。

远处出现连绵的雪山，给乘客带来惊喜，窗边拍照的人多起来。

这样的景色又看了 1 个多小时，一点也没有改变的迹象，便也兴
趣索然，一直没有盼望的惊喜出现。旁边的小乘客还在等藏羚羊。

于是我回到铺位（软卧上铺）上读《拉萨掌故》。廖东凡 20 多年
拉萨生活的经历凝结，拉萨历史、人事掌故娓娓道来。

我经过了 4 天的拉萨漫游，书中的许多地名、人物、街道很是熟悉，
发现许多地方、老房子，当时我都确切地从它前面走过，但无视而过了。

骑行后你该记住的事——健康骑行实战点评

我已记不清作者倾力描绘的旧宅模样，而书中却道出那样恢宏惊人的历史。越翻越发现，自己错过了好多，拉萨不是几天就可以漫游完的。想想人家是 20 多年的漫游所得，也就释然了。

当然，这也就提出了一个如何去旅游的问题。确切地说是去一地旅游要不要提前做功课，看详细攻略的问题。

现在只要稍有名气的景点，各类旅游攻略满天飞。有官方宣传，也有个人经验发布，网络上的消息更是满目皆是。几乎每个人出行前都计划好了该去哪些地方，看哪些景点，买哪些东西。

如果出行前详细地研究了别人的攻略，加之旅游时间有限，到目的地后就会受限于攻略的安排，甚至什么时间走到哪条街道都计划好了。这样的旅游只能按部就班，不会出现意外的惊喜。其实即便不去旅游，你也知道目的地是什么样子的，依然可以讲得头头是道。经常在旅游点看见有这样的游客，手拿地图及打印的攻略说明，在一处景点或建筑前，仔细比对，然后兴奋地大叫，找到了，就是这。然后拍照留念，而且乐此不疲。

这完全是在验证别人的经验。时下，这类旅游者占绝大多数。

还有一种旅游者，不会制订详细的攻略，当然更不会拿别人的攻略当圣旨，他会凭着自己先前的一些经验、信息（不是从攻略上得来的）信步去走，路上当然会惊喜不断，也一定会走出自己的故事来。按攻略来看，他会错失好多"该去"的地方，但他不会有错失的感觉。

攻略类旅游的人即便是回来写游记也写不出花样来，因为就连去一地到哪家饭店吃，点什么菜、菜的口味的描述都不会有什么差别。这类人旅游一般只去著名景点，他不会信步走到郊外无人的地方，也不会突发兴致和当地人打一局乒乓球，或者进入菜市场冒充当地人问问菜价。

当然，这类人喜爱买旅游纪念品，给每一个认识的人都买，当然一般是在当地特产、纪念品专卖店里买。

推荐书目：

廖东凡.拉萨掌故.北京：中国藏学出版社，2008.

第三十六天：又见青海湖，是在火车上

2012年7月24日，拉萨→上海，T166，返程火车上第2天

关键词：青海湖；哈尔盖

"成都辉哥征婚（男女不限）。"

睡梦中经过了神秘的让人神往的可可西里，当然也没有看到藏羚羊。

6点钟起床，窗外依然是高原景色，和昨天睡前毫无区别，让人怀疑火车昨晚是否真的往前开了。

但我知道，这里已经是青海省境内，再过不远就应该能看到青海湖、油菜花海，然后是西宁。

8点钟左右，火车经过哈尔盖车站，没停。去年暑假，我骑行环青海湖路过这里。这里是青藏铁路和环湖路唯一交汇的地方，记得公路桥从铁路上跨过，但正在修，我们只好走桥下便道从铁轨上推过。

还记得当时我在铁轨上拍了张照片。

列车驰过，丝毫不考虑我曾经来过这里。我一眼不眨，去年拍照

的那个公路桥已修好，但我还是一眼认出。过不多久，就发现有一队骑行人在走着我去年走过的路。

> **点评**：环青海湖骑行也是国内经典的骑行线路，路线里程不长，路况较好，较平坦，山路不多，海拔也不太高，景色极美，是想进藏骑行骑友的很好演练场。本人环青海湖的教训就是对高原日晒估计不足，晒伤了鼻子，骑行还没结束就开始脱皮，难堪了好一阵子。

进入黄土高原，天空已不那么蓝。但我应该珍惜，因为越往前，兰州、西安、郑州……天将越来越不蓝。

今天铺上读赤列曲扎的《藏族风土志》。所谓志，当然就不是通俗攻略类读物。有人把志作为枯燥的象征。但由于刚从西藏出来，其中关于藏族起源及一些文字考证反倒看得饶有兴致。该书作者曾任西藏

骑行，健康才是正经事

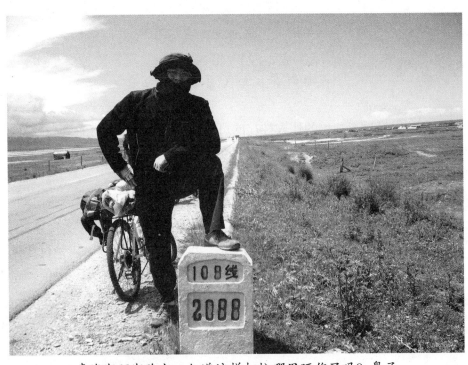

青海湖环湖路上，知道这样打扮哪里晒伤了吗？鼻子

族人民出版社社长、西藏博物馆馆长等职，光从经历就可看出功力不俗。这是可以作为西藏工具书摆在案头的。

可贵的是，书中插配了大量彩色西藏风土人情照片，好些地方和情景我也经历过，也拍了相同内容的照片，做些比较也很有意思。

近年，关于西藏的书读了不少，历史类以《格萨尔王》为代表，虚构小说类以《藏地密码》为代表，散文类当推祝勇的《西藏：远方的上方》。祝勇是一个行者，他行走在藏区，甘孜、江孜甚至珠穆朗玛都有他的足迹。我的骑行之旅有危险，但都有惊无险过去了，祝勇的行走中甚至多次在夜晚与狼相遇。

祝勇醉心于记录藏区的笑脸，以至于他的书中不时会有各类藏族人质朴的笑脸呈现。

祝勇的文字让你心静如水，同时又暗流涌动，我要去西藏。

正如祝勇所表达的，骑行至拉萨并不是进藏的终点，恰恰是一个起点。

推荐书目：

1. 赤列曲扎 . 藏族风土志 . 拉萨：西藏族人民出版社，2006.
2. 祝勇 . 西藏：远方的上方 . 南昌：百花洲文艺出版社，2010.

第三十七天：老婆来接站了吗？

2012 年 7 月 25 日，拉萨→上海，T166，
返程火车上第 3 天，到达

关键词：上海；福建女人；藏地司机；家

"哥一路向着拉萨，寻我心中姑娘。"

火车上怎么可能没故事？

软卧一个包间四个铺，另外三个是女人，30 岁左右的女人。

很遗憾，一路并没有香艳的故事发生，连苗头都没有。

有两个女人是带着小孩子回老家探亲的，一路上当然都围着孩子转了。孩子都好动，增加了她们的烦恼，当然也增加了我们的乐趣。

另一个女人来自福建，是到拉萨旅游的，时间到了，返回福建（拉萨没有直达福州的火车，她计划到上海转乘动车）。

她说："来拉萨，我想了 10 年。"而她，似乎不到 30 岁。

"福建女人"有故事，她似乎是教师，她是幸运的，因为她没太费力就排队买到了布达拉宫的门票，而且她带了教师证，半价，100 元。

她说，再也不来拉萨了，确切地说是再也不坐拉萨的中巴了（旅游中巴，拉萨很多，非市内公交巴士），那真是吓死人啊！

于是就有了司机的故事。

到拉萨旅游，圣湖纳木错湖是许多人的当然选择。拉萨距离纳木错湖 200 千米左右，需从拉萨包车前往。

于是她和同伴们参加包车，她坐在最前面，即司机的右边。去纳木错湖需要经过如怒江 72 拐般的盘旋山路下到湖区。骑行 318 线时，我知道，这样的路一般限速 30 千米 / 小时。她说，两车道本就不宽，虽然很平坦，但在山区，那有一面就是深谷悬崖。司机的时速保持在 100 千米 / 小时（她在前排不时在看着），已经不能用疯狂飞车来形容了。全车人几乎都在惊呼，都在朝司机大喊："慢点，慢点开。"

司机当然不会听，速度依然，即便前面出现了货车，依然不减速超过；遇到了迎面过来的同样疯狂的中巴车，中间夹着一辆小心翼翼开着的外地自驾车，两个中巴车司机则同时加速，争着抢先超过自驾车。用险象环生形容都有些苍白，反正"福建女人"说，一整天坐了 7 小时的车，吓个半死，看什么湖的心情都没有了，发誓再也不坐这种旅游中巴车了。

但她也说，车上也有当地人，是搭车回家或者圣湖朝圣，人家神情自若，从不大呼小叫司机慢点，认为这很正常。

路上，她们遇到了惨烈的车祸，是别人的车。是因为对向有来车，又都有一个中巴想超车，四辆车同时出现在双车道上，不减速，也来

骑行，健康才是正经事

不及减速，相撞是不可避免的了。据说，当场死亡两个。

"福建女人"说，在血的教训面前，她们车的司机依然不减速，就跟什么事都没发生一样。

> **点评**：我们不能批评"福建女人"怎么不骑行，那不就自己控制速度，不用担惊受怕了吗？即便是骑行去拉萨也存在这样的问题。拉萨周边景点很多，游客也很多，交通状况不佳，那么要不要去看这些景点呢？一定要去的话怎么去呢？我是哪都没去，想骑行去没了体力，想坐车去又不敢。骑行人坐车去旅游说出来让人笑话。

"福建女人"也带了书在车上读，后来我们交换。

于是，我火车旅行的最后一天（其实是半天）读的是《推拿》。

骑行20多天，每天踩踏10小时左右，大腿肌肉酸疼是不可避免的。每天骑完，我都和老王念叨："要是有人给按摩一下就好了。"可这期间没有人给我们按摩推拿，也找不到人给我们按摩推拿。

推拿，以盲人推拿最为专业。

而毕飞宇的《推拿》却是一本从未在阳光下呈现的书，也就是说，书中写的是一群盲人推拿师的故事，是看不见的世界中的故事。

美女金嫣问情人："你摸摸我哪里好看？"

徐泰来想了半天："你比红烧肉还好看。"

都红的美被来推拿的导演点破。于是，店里都知道都红是美女，但只是知道罢了，那是明眼人眼里的美。而老板沙复明却从此为"美"痴迷。

……

盲人只能在黑暗中想象光明，没有光明也要好好活。

我又一禀：难道这又是什么暗示，去程火车上遇到《简·爱》，追求灵魂自由的"简·爱"；回来车上却遇到"一班盲人"，根本就不知道，也永远不会知道美景是何物的盲人。即便骑行千万里，阅尽天下景色又能怎样？遇到盲人你又如何向他诉说？

难道这是老天在向我昭示色即是空的道理？

未出所料，列车晚点 1 小时。

出站便直接去领取已托运到站的自行车，熟练地检查车辆，放驮包，不同的是上海很热，马上让人流汗那种，不用穿那么多衣服。骑上自行车，平原骑行好轻松，就是路上行人太多了，哪来那么多的人呢？

可怜的上海人！

车站离家不远，不一会，就骑到家。

老婆早就电话来过：今天单位有事，脱不开身。

结尾一：

推开家门，一切井然，陌生又熟悉。

家里没人，也没变化。

不同的是花瓶里多了一束鲜花，瓶壁上贴有一纸片，上写"欢迎骑行川藏线的勇士回家"。

结尾二：

推开家门，一切井然，陌生又熟悉。

家里没人，也没变化。

忽然，浴室发出声响，正惊讶间，老婆推门露出头来。

"在家也不去接我？"我嗔道。

老婆："人家在洗澡嘛。"

推荐书目：

毕飞宇．推拿．北京：人民文学出版社，2011．

感憾 318

关于人——体重减轻了 10 千克

有人曾经问回到家的我："是否有脱胎换骨的感觉？"

骑行，健康才是正经事

根本没那回事，只不过一次时间较长的骑行罢了，艰苦一些，危险一些，景色也好一些。

书上或者网络上，经常有人说经历了巨大的人生打击，无法释怀，最后就想去拉萨，寻求解脱，那纯粹是文学作品，不可信。生活很现实，总要面对。

但信佛的和那些磕长头朝圣的人除外，信仰不可亵渎。

整个318线骑行全程，我身体未出现高原反应、感冒、腹泻等任何不良反应。唯有左手因长时间抓车把、捏车刹，半个月前便已现麻木症状，已无法操作剪刀剪手指甲，也无法承重，估计要一段时间才能恢复。

关于人，最大的也是唯一的明显变化就是体重减轻了10千克。

这令我有身轻如燕的感觉，后来骑行越来越轻松便是证明（虽然每天都很艰苦）。但我知道，如果回到城市生活，没有了高强度的锻炼，体重可能在1个月内就会恢复。

这也提示那些一直哭着喊着减肥却无效的人，或许骑行，或许川藏线是个选择。但行动前要看我的骑行笔记。

而老婆却说，骑行1个月，哪里都变了。

关于车——旧车，新装备

我最满意的就是车。

全程2000多千米，一次都没爆胎不说，连一次气都没打过。

羡慕死老王了。

我是用平时上班骑的所谓菜车，迪卡侬5.1改装的，只保留了原车的钢架，因为钢架弹性好，骑行舒服，况且我已骑了多年，熟悉。

然后从变速、传动、刹车我都换成了比较先进（并非顶级）的系统，还有新换的维格脚踏（170元）、新编的轮组（400元）、新换的内外胎。外胎是正新防刺半光胎，就质量来说，绝对值得推荐，但考虑安全因素，还是稳妥些，选相同质量的大齿胎为上。

这样，原车买时1000元，改装就花了2000元。所以我的车一路没故障，只是换了一次后刹车皮。对了，我用的是V刹，因为我对碟刹不感冒，万一坏了我修不上。

281

骑行后你该记住的事——健康骑行实战点评

告诫骑友，骑长途一定要换新装备、好装备，这样会降低路上抛锚的概率。

爆胎王就是吃了外胎老化的亏，去年骑行青藏线没问题，不代表今年骑行川藏线就没问题。

修车工具——必带

链条油、补胎套装必带，理由不说了。

打气筒一定要带巨大的那种，法嘴、美嘴都有的，因为会有别的骑友求你帮忙。好打气筒真是给力，打气时，眼看着车胎就鼓起来了。

你再看那些小巧精致的便携式的，纯粹样子货，有得你烦恼了。

其他修车工具参考网上攻略，自己取舍。

行李——个人选择

我最满意的是那件在迪卡侬买的长雨衣，布料很厚，有袖，类似城市中常见的雨披，穿上站起来，长至膝盖，骑行时前摆搭车把上，连雨裤都不用穿。最重要的，这厚实的雨衣很挡风，在山顶垭口时穿上它胜过几件衣服。我每次下山冲坡时都会穿上，腰里用绑绳系上，避免兜风。

再看那些带着一次性雨衣的人，则要狼狈些，经不起频繁的穿脱，挡风效果也不好。

其他行李则根据需要个人选择了。骑行一段时间后，感觉用不到的可以寄回家，或者增加需要的。

一个好的防雨性能好的驮包也是必需的。我对我的驮包非常满意，可拆卸三合一，带卡槽，根本就不用绑绳，直接就很牢地固定在后货架上。

其他装备——随你喜好

电子装备随你喜好，有人喜欢边走边发微博，有人喜欢拍照，有人喜欢录像，还有人每天不上网就难受。我没带任何高科技产品，只有一只能打电话和发短信的 100 元的手机，一台五六年前买的佳能"傻瓜"机。

我可能也是川藏线上少有的每天在纸上写日记的人。

然而，我有一块手表，SUUNTO 的 X-lander，可显示即时海拔，做到心中有数。这用处可大了，川藏线是爬坡不断的，经常有骑友问我："现在海拔多少了？"

比码表还好。

关于花费——丰俭由人

花费也是根据个人喜好和实力，丰俭由人。

明明路边有饭店，但有人就是坐在路上啃大饼，确实有些人经济条件有限或者预算有限，也有些人是想挑战 318 线花费极限。正如有人骑行 318 线就是为了挑战最短用时记录，那没办法，风景只好舍弃。

除去改装自行车的花费，笔者本次 318 线骑行总花费大约 6300 元，包括 37 天的路上消费 4500 元和 1800 元的往返卧铺票。

4500 元中没有非常详细的账目，只记得几次大的消费：托运自行车及刀具 160 元，回程买牦牛肉干 400 元，U 盘 120 元，书 110 元，纪念品 100 元。几次大的消费合计约 900 元，这样算下来，有 3600 元是路上 37 天一日三餐、半路补给及住宿的花费，折合每天花费大约 100 元。

骑行的意义

关键词：总结

中国人似乎很喜欢追问意义，在考试题目中就可见一斑，每一张文科类试卷（以历史和政治为最）都有若干道追问意义的考题。什么平型关大捷对抗日战争胜利的意义，18 位勇士爬过泸定桥的意义……

意义还分多少种，有理论意义、现实意义、社会意义、政治意义、战略意义……

骑行有什么意义？

这是一个很没意义的问题。

记得上学时，有老师讲教育的目的。说教育的目的是教育理论中最重要的最基本的问题，只有弄明白了这个问题，才可以继续研究教育基本原理。

那么，教育的目的是什么呢？

老师开始滔滔不绝：古往今来，许多教育家对这个问题提出过自己的见解，比如，咱先从中国的孔子和古希腊的苏格拉底说起……

希波克拉底、卢梭、马卡连柯、蒙台梭利、苏霍姆林斯基、赫尔巴特、布鲁纳、杜威……

看来，老师认识不少外国人。

在列举了林林总总的教育目的说之后，老师看看表，话题一转：还有人提出了教育无目的的说法，所谓无目的，就是说教育本身即目的。

"好，同学们回去好好思考一下，今天这个问题就讲到这里，下次课继续。"

"下课。"

一头雾水的我们两眼发直、面色沉重地走出教室，转向食堂。

我们也在思考着一个更加重要的问题：这都几点了？免费汤还有吗？

"别扯别的，我问你骑行的意义是什么？"

"刚才你没听课啊？不是说没意义了嘛！"

"怎么没意义啊？"

"就是骑行没其他意义，骑行本身即意义。"

骑行，健康才是正经事

推荐书目：

1. 张小砚. 走吧，张小砚. 北京：文化艺术出版社，2010.

2. 陈坤. 突然就走到了西藏. 上海：华东师范大学出版社，2012.

3. 江觉迟. 酥油. 兰州：甘肃人民美术出版社，2010.

4. [英] 怀特海. 教育的目的. 庄莲平，王立中译. 北京：生活·读书·新知三联书店，2002.

5. [德] 沃夫冈·布雷钦卡. 教育目的、教育手段和教育成功：教育科学体系引论. 彭正梅译. 上海：华东师范大学出版社，2008.

后 记

几年来，杭州心源茶楼黄龙店一直是我和编辑聚会讨论稿子的据点。后来，我们只要一说老地方会面就心领神会。并非黄龙店的茶及茶点多么出众（当然，还是不错的），而是因为这里是我和编辑都方便到达的地方。

讨论稿子经常需要"外脑"加入。于是，凡是曾经和我在心源茶楼黄龙店喝过茶的人都是我要感谢的对象，因为他们都对本书的最终付梓贡献了数量不等的脑细胞。

除编辑张鸽外，还有杭州市委党校的沈小勇、丁香园的李天天和浙江工商大学出版社的周敏燕等。

事关健康骑行，献计献策的当然少不了一众骑友：杭州下沙的张老师（张旭）、明月老师（沈姝君）、美利达下沙店的余筱峰、农民工老高、设计师花花、养驴的 JEEP（赵洧浦），还有杭州下沙喜德盛的冷饭等。

特别感谢小军。2013 年 9 月 14 日，刚从理塘回到杭州不到 1 小时，还饿着肚子就被我们拉着去钱塘江、盐官骑车拍照。本书中，作者简介上的照片，及内页中作者驾驭 LOOK 战车（背景为钱塘江）展示英武、伟岸、霸气侧漏形象的照片均为小军摸爬滚打的杰作。

本书初稿于 2012 年 8 月末就已写就，最初仅为川藏线骑行日记等部分内容，后几经讨论修改才成为现在的样子。毕竟，健康骑行经验能够化为大家所用才是正经事。书中涉及的具体医学、骑行内容，有小部分说法参考自学术论文或网络骑友智慧，限于行文要求，未做参考文献标示处理，在此一并向相关作者致谢并致歉。

实战点评即日记部分涉及篇幅较大，涉及人物及照片也众多，那些人伴我度过了难忘的 318 线骑行时日。本书涉及所有骑友及旅行中遇到的人（含照片）均未做化名处理，所涉及的事件也是仅凭本人记忆与感受，未经当事人允许、求证及校对，若当事人读到此书描述引起反感与不适，为作者之责，在此表示歉意并感谢您的宽宏大量。本书所有照片，未做特别说明的，均为作者本人骑行途中拍摄，当然，有本人形象的则为老王或其他骑友拍摄。

最后说说我伟大的战友老王同志，我们现在一直保持联系，在上海也一起骑车小聚多次。老王也多次关心本书的进展情况，并提供了一些照片资料，比如有我本人形象的川藏线骑行照片均为老王拍摄。限于排版等方面的要求，老王的照片在本书展示不多，对老王的文字描述也未经老王本人同意和校对，希望老王不要挂怀，任我涂抹你那久已闻名上海滩的英雄形象。通过老王，我亦结实了上海骑众的众多骑友，如解放日报的退休编辑老沈、骑界名人九爷等。

长途骑行，有时过的就像流浪狗一样的生活，但却是唯一值得过的生活。

慕景强

2013 年 9 月 15 日杭州下沙　牛人居

骑行，健康才是正经事

附录：川藏南线精确海拔图

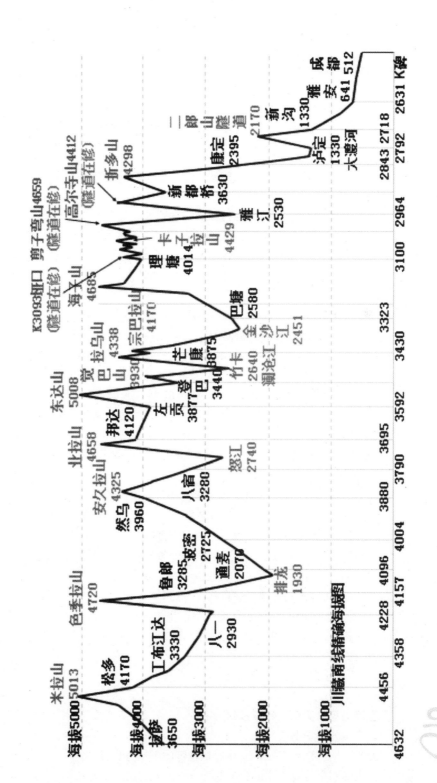

附录：川藏南线精确海拔图

287

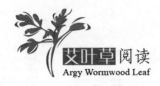

艾叶草阅读
Argy Wormwood Leaf

艾叶草·健康自我管理必备书

在阅读中收获健康，让"健康"成为一种习惯

什么是"艾叶草·健康自我管理必备书"？

世界卫生组织研究发现，个人的健康和寿命 60% 取决于自己。我们"艾叶草"图书的理念就是"健康地传播健康知识"。这个品牌的每一本书都是经过精心挑选、专家审核认定的，力求将科学的健康知识传递给您，充分挖掘您的健康潜能，为您和您的家人送去一份健康。

"艾叶草·健康自我管理必备书"的特点

1. 精选：通过专家审稿，将科学的健康知识传达给全民。

2. 悦读：以精练的语言、富有创意的形式传播健康文化。

3. 益身：通过阅读，健康潜移默化地成为一种生活的习惯，提高生活品质。

"艾叶草阅读"书目

《骑行，健康才是正经事》

《社区居民健康自我管理手册》

《标本兼治看胃病——30 年诊疗经验》

《那把柳叶刀——剥下医学的外衣》

《健康，几秒钟的事——数字里的健康密码》

《怎样吃才营养又健康——著名营养学教授的饮食指导》

《舌尖上的"毒食"——越吃越恐怖的 n 种食物》

《顺自然而动——最健康的自然养生法》

《一分钟自诊自疗，做自己的主治医生》

《癌症不可怕——30 年肿瘤诊治手记》

《植物药的识别及临床实用手册》

《中药治疗常见病速查手册》

在哪里可以买到艾叶草系列图书？

1. 全国各新华书店

2. 当当网、京东商城、亚马逊卓越等图书销售平台

3. 天猫图书专卖店 http://zjdxcbs.tmall.com